Manuale psychischer Störungen bei Kindern und Jugendlichen

Claudia Mehler-Wex

Depressive Störungen

Mit 20, zum Teil farbigen Abbildungen und 30 Tabellen

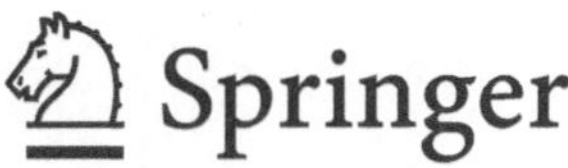

Professor Dr. med. Claudia Mehler-Wex
Klinik für Kinder- und Jugendpsychiatrie/Psychotherapie
Universität Ulm
Steinhövelstr. 5
89075 Ulm

ISBN 978-3-540-68324-7 Springer Medizin Verlag Heidelberg

Bibliografische Information der Deutschen Nationalbibliothek
Die Deutsche Nationalbibliothek verzeichnet diese Publikation in der Deutschen Nationalbibliografie; detaillierte bibliografische Daten sind im Internet über http://dnb.d-nb.de abrufbar.

Springer Medizin Verlag

springer.de

Planung: Renate Scheddin
Projektmanagement: Renate Schulz
Lektorat: Volker Drüke, Münster
Design: deblik Berlin

SPIN 12213702

Satz: CREST Premedia Solutions (P) Ltd., Pune, India
Druck: Stürtz GmbH, Würzburg

Gedruckt auf säurefreiem Papier 2126 – 5 4 3 2 1 0

Vorwort

Depressive Störungen im Kindes- und Jugendalter sind mitunter häufiger, als es die Symptompräsentation zunächst vermuten ließe. Auch Aggressivität und Reizbarkeit, somatische Beschwerden und Stimmungslabilität können Fassade einer Depression sein. Mehr denn je sind junge Menschen sehr früh vielfältigen Einflüssen ausgesetzt; die sozialen und schulischen Anforderungen steigen, die engen familiären Netze sind oft nicht mehr gegeben. Selbstbewusstsein, Abgrenzungsfähigkeiten, soziale Kompetenzen und Strategien zu Stressmanagement, Problemlösung und Konfliktbewältigung müssen erst erworben werden, und oft ergibt sich eine Diskrepanz zwischen den eigenen, schützenden Ressourcen und den Erfordernissen des Alltags, die auch rasch zur Überforderung werden können.

Dieses Buch will einen Überblick geben über die komplexe Symptomvielfalt dieser Störungen, die insbesondere alters- und entwicklungsabhängig stark variieren kann. Berücksichtigung finden aber nicht nur isolierte Depressionen, sondern auch das assoziierte Auftreten mit anderen psychiatrischen oder chronischen somatischen Erkrankungen, die häufig im Kindes- und Jugendalter zu verzeichnen sind. Ein wichtiges Augenmerk liegt des Weiteren auf potenziellen psychosozialen Belastungs- und Risikofaktoren, die zur Ausbildung einer depressiven Störung beitragen können.

Die ersten beiden Kapitel widmen sich der Geschichte (▶ Kap. 1) sowie der Definition, Klassifikation und Epidemiologie der Depression (▶ Kap. 2). Hier wurde der Thematik Suizidalität viel Raum gewidmet, da es sich Medienberichten zufolge um ein in der Häufigkeit scheinbar ansteigendes Phänomen bei Kindern und insbesondere bei Jugendlichen handelt. Die epidemiologische Entwicklung ist jedoch differenzierter zu betrachten. Insofern finden auch suizidale Verhaltensweisen im Rahmen nichtdepressiver Störungen Berücksichtigung sowie Hinweise zum konkreten Umgang und zu therapeutischen Strategien in der Interaktion mit diesen Patienten.

Neben psychologischen Modellen der Depressionsentstehung wird in diesem Buch besonderer Wert auf eine umfassende Darstellung der neurobiologischen Hintergründe und Zusammenhänge gelegt, da depressive Störungen eindeutig über pathophysiologische Korrelate verfügen und sich nicht nur, wie bei oberflächlicher Betrachtung oft angenommen, auf eine rein psychische Manifestation beschränken lassen (▶ Kap. 3).

Diagnostische Verfahren, die allgemein zur Depressionserkennung beitragen können, bis hin zu differenzialdiagnostischen Instrumenten, die auch zur Erfassung der eingangs beschriebenen kategorialen Vielfältigkeit und auch der häufigsten Komorbiditäten geeignet sind, werden in dem Buch systematisch vorgestellt (▶ Kap. 4).

In dem ausführlichen Abschnitt über Behandlungsmaßnahmen sind sowohl psychoedukative, psychotherapeutische und pharmakotherapeutische Therapiemöglichkeiten dargestellt als auch unterstützende kotherapeutische, psychosoziale und alternative sowie neue, sich in der Entwicklung befindende Ansätze aufgezeigt (▶ Kap. 5). Zu den Psychopharmaka finden sich nicht nur Beschreibungen der Wirkweise, erwünschten und unerwünschten Wirkungen, sondern auch eine Zusammenfassung der aktuellen Studienlage zu den verschiedenen Substanzen im Kindes- und Jugendalter.

Im letzten inhaltlichen Teil (▶ Kap. 6 und 7) wird ein Blick voraus gewagt, auch offene Fragen und Möglichkeiten der Therapieforschung kommen zur Sprache. Ein Anhang, u.a. mit wichtigen Adressen und Bücherlisten zum Thema, beschließt das Buch.

Insgesamt ist das Buch als umfassende Grundlage gedacht für diejenigen, die sich einen vollständigen, aktuellen Überblick über dieses Störungsbild speziell bei Kindern und Jugendlichen verschaffen möchten. Die Inhalte sind an den Leitlinien der Deutschen Gesellschaft für Kinder- und Jugendpsychiatrie, Psychosomatik und Psychotherapie orientiert. Fallbeispiele, pragmatische Hinweise und klinische Tipps sind zur besseren Orientierung besonders hervorgehoben. Dabei sind nicht nur Fachärzte, Psychologen und Psychotherapeuten angesprochen, die durch detaillierte Darstellungen wie etwa der »SSRI-Debatte« konkrete wissenschaftliche Informationen erhalten, sondern auch interessierte Laien und alle, die mit Kindern und Jugendlichen arbeiten. Ein schöner Erfolg dieses Buchs wäre es, durch bessere sachliche Kenntnis und ein tieferes Verständnis für das Störungsbild eine Achtsamkeit für depressive Symptome bei Kindern und Jugendlichen zu schaffen, insbesondere bei wichtigen Bezugs- und Kontaktpersonen des Alltags, also Familienangehörigen, Pädagogen, Beschäftigten der Jugendhilfe oder Kinder- und Allgemeinärzten. Denn ihre Beobachtung ist entscheidend, um früh die Weichen zu einer entsprechenden diagnostischen Abklärung und Behandlung zu stellen – und somit die weitere gesunde Entwicklung des Kindes oder Jugendlichen prognostisch günstig zu fördern.

Ich danke sehr herzlich dem Herausgeber dieser Reihe, Herrn Professor Helmut Remschmidt, für die Einladung, diese Monografie zu verfassen sowie für die inhaltlichen Anregungen (gemeinsam mit Herrn Professor Martin Schmidt). Großer Dank gebührt meiner Sekretärin, Frau Andrea Bäuerle, für die sorgfältige Unterstützung in der Skripterstellung, Herrn Dr. Frank Badura für das Gegenlesen und die hilfreichen Hinweise; den Patienten und ihren Therapeuten, mit deren Hilfe einige der Illustrationen dieses Buchs entstanden; sowie dem Springer-Verlag und dem Lektorat für die Hilfestellungen und formale Gestaltung des Buchs.

Ulm, im August 2008
C. Mehler-Wex

Inhaltsverzeichnis

1 Ein Blick zurück: Zur Geschichte der Depression im Kindes- und Jugendalter 1

2 Worum es geht: Definition, Klassifikation und Epidemiologie 7
2.1 Definition und Klassifikation 8
2.2 Charakteristische Symptomatik und Symptomentwicklung 14
2.3 Epidemiologie 20
2.4 Suizidalität 23
2.4.1 Epidemiologie 23
2.4.2 Geschlechterunterschiede 25
2.4.3 Risikofaktoren 26
2.4.4 Prävention 29

3 Was erklärbar ist: Ätiologie und Entwicklungspsychopathologie 33
3.1 Genetische Faktoren 34
3.2 Beteiligte Neurotransmittersysteme 35
3.2.1 Serotonin 35
3.2.2 Noradrenalin 39
3.2.3 Dopamin und Glutamat 40
3.2.4 Acetylcholin 41
3.3 Neuroendokrinologie 41
3.3.1 Schilddrüsenhormone 41
3.3.2 Nebennierenrindenhormone 41
3.3.3 Sonstige hormonelle Faktoren 42
3.4 Befunde aus der Bildgebung 42
3.5 Befunde zur Schlafregulation 43
3.6 Iatrogene Faktoren 46
3.7 Somatogene Faktoren 48
3.7.1 Chronische somatische Erkrankungen 49
3.7.2 Sinnesbehinderungen 53
3.8 Psychosoziale Faktoren 54
3.8.1 Belastende Lebensereignisse 54
3.8.2 Migration, Arbeitslosigkeit und Armut 57
3.8.3 Soziale Interaktionsprobleme 59
3.8.4 Dysfunktionen der Eltern-Kind-Interaktion 60
3.8.5 Psychisch kranke Eltern 62
3.9 Psychologische Modelle 64
3.9.1 Depressionsmodell nach Beck 64
3.9.2 Depressionsmodell nach Seligman 64
3.9.3 Depressionsmodell nach Lewinsohn et al. 65
3.9.4 Defizite der Problembewältigung 65
3.10 Saisonale Einflüsse 66

4 Der Blick auf das Besondere: Störungsspezifische Diagnostik 73
4.1 Symptomanamnese und störungsspezifische Entwicklungsgeschichte...... 74
4.2 Apparative Diagnostik, Labor- und Testdiagnostik 77
4.3 Psychiatrische Differenzialdiagnostik 81
4.4 Komorbidität und Begleitstörungen...... 84
4.5 Entbehrliche Diagnostik 88

5 Was ist zu tun: Interventionen 93
5.1 Auswahl des Interventionssettings 94
5.2 Psychoedukative Maßnahmen 94
5.3 Kranheitsstadienbezogene Komponenten 95
5.4 Der Umgang mit suizidalen Patienten 99
5.5 Psychotherapieverfahren 100
5.5.1 Kognitive Verhaltenstherapie (KVT)...... 102
5.5.2 Interpersonale Therapie (IPT)........... 108
5.5.3 Sonstige Psychotherapieverfahren 108
5.6 Weitere Therapieprogramme 110
5.6.1 Soziales Kompetenztraining 110
5.6.2 Familientherapeutische Ansätze 110
5.6.3 Entspannungstechniken 114
5.6.4 Spezifische Programme 116
5.6.5 Spieltherapie 117
5.6.6 Behandlung von Begleitsymptomen 119
5.7 Pharmakotherapie 122
5.7.1 Vergleichende Therapieforschung 122
5.7.2 Wirkungen und Nebenwirkungen 123

5.7.3 Studienlage zu Wirksamkeit und unerwünschten Wirkungen von Antidepressiva im Kindes- und Jugendalter .. 130
5.7.4 Die so genannte SSRI-Debatte 134
5.7.5 Pharmako-Epidemiologie und ein Blick ins Ausland 138
5.7.6 Metabolismus-Aspekte der Antidepressiva 139
5.7.7 Anwendung der Antidepressiva 140
5.7.8 Pharmakotherapie von Schlafstörungen 148
5.8 Ergänzende Behandlungsmaßnahmen bei Depression 151
5.8.1 Lichttherapie 151
5.8.2 Schlafentzug 152
5.8.3 Repetitive transkranielle Magnetstimulation 152
5.8.4 Kotherapeutische Maßnahmen 153
5.8.5 Schulische und berufliche Förderung 154
5.9 Besonderheiten bei ambulanter Behandlung 157
5.10 Besonderheiten bei teilstationärer Behandlung 159
5.11 Besonderheiten stationärer Behandlung 160
5.12 Jugendhilfe und Rehabilitationsmaßnahmen........................... 161
5.13 Entbehrliche Behandlungsmaßnahmen . 165
5.14 Ethische Fragen 165
5.14.1 Psychopharmaka-Studien im Kindes- und Jugendalter 165
5.14.2 Behandlung gegen den Willen 167

6 Der Blick voraus: Verlauf und Prognose 175

7 Was wir nicht wissen: offene Fragen 179
7.1 Symptomatik, Klassifikation und Diagnosestellung 180
7.2 Biologische Pathogenese................ 180
7.3 Therapieforschung 180

Anhang.................................. 183
A.1 Glossar 184
A.2 Juristische Grundlagen 186
Auszüge aus dem Kinder- und Jugendhilfegesetz nach Sozialgesetzbuch VIII ... 186
Auszüge aus dem Bundesgesetzbuch ... 188
A.3 Elternratgeber/Adressen von Institutionen und Selbsthilfegruppen.... 190
Depressive Störungen (Achse I).......... 190
Psychiatrische Erkrankungen mit häufigen depressiven Begleitsymptomen (Achse I) 190
Entwicklungsstörungen (Achse II) 191
Intelligenzminderung (Achse III) 191
Chronische körperliche Erkrankungen und Behinderungen (Achse IV) 191
Kindeswohlgefährdung, Misshandlung, Missbrauch (Achse V) 192
Migration (Achse V) 192
Seelische Behinderung 192
A.4 Leitlinien und empirische Datenbanken.......................... 192
A.5 Literatur................................ 193
Weiterführende Literatur................ 193
Lehr- und Handbücher (Auswahl)........ 195
A.6 Farbtafel 196

Sachverzeichnis.......................... 203

Ein Blick zurück: Zur Geschichte der Depression im Kindes- und Jugendalter

Die Existenz depressiver Erkrankungen bei Kindern und Jugendlichen wurde lange Zeit in Frage gestellt, was sicher im Zusammenhang mit der deutlich unspezifischeren Symptompräsentation im jungen Alter gedeutet werden muss. Je jünger die Patienten sind, desto mehr weicht das Bild von den mit klassischer Depression assoziierten Syndromen von Niedergeschlagenheit und Passivität ab. Zudem sind die Rolle der konservativeren gesellschaftlichen Vorgaben, das Selbstverständnis der familiären Integrationsfunktion und die mangelnde Kenntnis kinder- und jugendpsychiatrischer Erkrankungen früherer Zeiten mit in Betracht zu ziehen.

Zu Beginn des 2. Jahrhunderts v. Chr. konstatierte der griechische Arzt Rufus von Ephesus unumwunden, dass es melancholische Zustände bei Jugendlichen nicht gebe, diese selten jedoch bei Kindern und jungen Knaben beobachtbar seien (vgl. Jackson 1986). Das 1621 publizierte Übersichtswerk zur Melancholie von Burton ging nicht explizit auf depressive Störungen im Kindes- und Jugendalter ein, mahnte jedoch zu strenge, körperlich züchtigende und bedrohliche Erziehungsmethoden durch die Eltern an: »their poor children are so disheartened and cowed, that they never after have any courage, a merry hour in their lives, or take pleasure in any thing« (Burton 1827, S. 215). Auch nachlässige Erziehung sowie schwere Angst- und Schreckenserlebnisse wurden durch Burton als Risikofaktoren melancholischer Verstimmungen bei Kindern benannt; zudem beobachtete er im Sinne der Vererblichkeit, dass Kinder melancholischer Eltern oft ähnliche Stimmungsauffälligkeiten aufweisen.

Während das Melancholie- und Depressionskonzept im 19. Jahrhundert für Erwachsene zunehmend ausgearbeitet und differenziert wurde, fanden jüngere Altersgruppen in der Literatur kaum Berücksichtigung, allenfalls eine speziell bei jungen Mädchen auftretende hysterisch geprägte Erscheinungsform und ein pubertärer, durch Apathie und Verhaltensstörungen gekennzeichneter Subtyp (Tuke 1892). Dem gegenüber stellte der Psychiater Griesinger bereits 1845 fest, dass alle Formen der »Melancholie« auch schon bei Kindern entstehen könnten, u.a. in Form von Angst oder Hypochondrie, die insbesondere durch krankheitsängstliche Eltern aufrechterhalten werde. Crichton-Browne (1860) äußerte zudem erstmals eine Ahnung, dass Melancholie auch ohne äußeren Anlass bei Kindern in maskierter, schwer erkennbarer Form auftreten könnte. Maudsley bezeichnete 1867 die Melancholie als eine der sieben seelischen Krankheiten des Kindesalters, die auf einem konstitutionellen Defekt des Nervensystems beruhe, »whereby an emotional or sensational reaction of a painful kind follows all impressions; the nervous or cyclical tone is radically infected with some vice of constitution so that every impression is painful«. Zudem unterschied Maudsley (1895) vorausschauend eine entwicklungs- und altersabhängige Phänotypologie der frühen Melancholie, beginnend mit »primitiven« lautmalerischen Zeichen und Verhaltenssignalen der Unzufriedenheit beim Säugling, Ängsten und Traurigkeit bei jungen Kindern bis hin zur Suizidalität bei Jugendlichen. In Deutschland widmet sich in dem 1887 erschienenen Lehrbuch von Emminghaus zu psychischen Störungen des Kindesalters erstmals ein ganzer Abschnitt der kindlichen Depression. Ansonsten findet die Depression in kinder- und jugendpsychiatrischen Lehrbüchern vor Beginn des 20. Jahrhunderts kaum Erwähnung.

Entgegen der damals gehegten Annahme, dass Kinder nicht depressiv erkranken könnten, steht die extrem hohe Suizidrate von Kindern und Jugendlichen, die zwischen 1485 und 1714 in England bei 16% für unter 15-Jährige und bei 27% für 15- bis 24-Jährige lag (bezogen auf die Gesamtzahl der durchgeführten Suizide; vgl. Parry-Jones 1995, S. 17). Der Franzose Durand-Fardel (1855) und der Engländer Westcott

(1885) kritisierten angesichts der weiterhin häufigen Suizidereignisse Minderjähriger auch im 19. Jahrhundert sehr nachhaltig die zu strengen Erziehungsmethoden durch Eltern und Lehrer, die den emotionalen Befindlichkeiten der Kinder zu wenig Berücksichtigung schenkten. Maudsley (1895) vertrat die moderne Ansicht, dass Suizide bei Kindern und Jugendlichen jedoch meist nicht mit einer depressiven Vorgeschichte verknüpft seien, sondern als »a sudden impulse springing out of the sad mood of the moment and the most trivling motive« zu werten seien, »an outlet of temper or in an unthinking imitation of a suicide which has been lately heard or read of«. Insgesamt erfolgte in der medizinisch-psychiatrischen Sichtweise keine tatsächliche Verknüpfung der Themen »Depression« und »Suizidalität« im Kindes- und Jugendalter.

In der ersten Hälfte des 20. Jahrhunderts verschwand die Diagnose der Depression erneut nahezu vollständig aus den Publikationen: Das lag zum einen daran, dass depressive Zustände bei Kindern häufig als Entwicklungsschwierigkeiten subsumiert wurden, und zum anderen an dem vorherrschenden psychoanalytischen Modell depressiver Störungen, das auf einem anspruchsvollen Über-Ich gründete, dessen Existenz man den noch in Reifung befindlichen Kindern aber absprach: Die unreife Persönlichkeitsstruktur erlaubte quasi keine depressiven Störungen. Auch wenn das äußere Erscheinungsbild eine Depression vermuten lasse, könne man bei Kindern und Jugendlichen doch nicht von einer Depression im erwachsenenpsychiatrischen Sinne ausgehen, da es sich um unreife, »psychopathische« Vorgänge handele, die nicht als eigene, depressive Entität gesehen werden dürften (Bradley 1945; Gillespie 1939).

Homburger (1926) jedoch wies kritisch darauf hin, dass Faulheit, Passivität und Leistungsversagen sowie Gleichgültigkeit bei Kindern Ausdruck einer depressiven Störung sein können und pädagogisch nicht fehlgedeutet werden dürften. Auch in der Literatur schlug sich das Thema nieder: Autobiografische Werke, beispielsweise von Gottfried Keller, Friedrich Hebbel oder Thomas Mann, beschäftigten sich schon im 19. bzw. frühen 20. Jahrhundert durchaus mit depressiven Symptomen in jungen Jahren; der dänische Philosoph Kierkegaard beschrieb, schon ab seinem 4. Lebensjahr einen »unerträglichen Druck auf der Seele« verspürt zu haben (1922), und Rainer Maria Rilke dichtete, eingedenk seiner eigenen traurigen Kindheit, Verse wie:

> »Da wachsen Kinder auf an Fensterstufen /
> und wissen nicht, dass draußen Blumen rufen /
> an einem Tag voll Weite, Glück und Wind /
> und müssen Kind sein und sind traurig Kind.«
> (Rilke, zit. nach Nissen 2002, S. 187)

Erste bekannte literarische Beispiele für depressive Verstimmungen bei Minderjährigen finden sich beispielsweise in der Figur Hanno in Thomas Manns »Buddenbrooks« (1901), jenem Jungen, der aus dem Muster der erfolgsorientierten, sozial hoch anerkannten Kaufmannsfamilie durch neurasthenische und dysphorisch-anhedonistische Wesenszüge mit beeinträchtigter Leistungsfähigkeit herausragt. Oder in der von Hermann Hesse gestalteten Figur Hans Giebenrath (»Unterm Rad«, 1906), der als sensitiver Junge an den Leistungsanforderungen des strengen Vaters scheitert. Oder auch Friedrich Torbergs Roman über einen Schüler, der sich infolge von Leistungsschwächen und Lehrerdruck schließlich suizidiert (»Der Schüler Gerber hat absolviert«, 1930).

In der Fachliteratur tauchte das Thema »Depression bei Kindern und Jugendlichen« erst ab der zweiten Hälfte des 20. Jahrhunderts wieder verhalten auf: 1946 beschrieb der Wiener Psychiater René A. Spitz bei deprivierten Kindern psychosomatische Beschwerden, u.a. die Dreimonatskoliken und Säuglingsekzeme, als ein

Äquivalent depressiver Verstimmung. Er nannte diese Syndrome »psychotoxische Störungen« infolge schädlicher oder feindseliger Einstellungen der Mutter gegen das Kind. Bei Trennungserlebnissen im 2. Lebensjahr beobachtete Spitz ein progredient-depressives Zustandsbild der Kinder, geprägt durch Entwicklungsstagnation, Infektanfälligkeit, Appetit- und Gewichtsverlust, gestörten Schlaf-wach-Rhythmus und emotionale Labilität zwischen passiver Resignation und agitierten Schrei- und Weinkrämpfen, die »anaklitische Depression«. Ab den 1960er Jahren schließlich wurde depressiven Störungen bei Kindern und Jugendlichen vermehrt Aufmerksamkeit geschenkt und die Diagnose auch in der jungen Altersgruppe anerkannt. Einige Zeit hielt sich allerdings die Annahme, dass Depressionen im Kindesalter sich auf dem Boden negativer frühkindlicher Erfahrungen – wie Trennungserlebnisse oder unzureichende mütterliche Fürsorge – als prädisponierende Faktoren entwickeln (Kovacs u. Beck 1978). Infolge der erlebten frühen Frustrationen setze ein pathologisches Trauern ein, im Sinne einer Affektverdrängung und emotionalen Starrheit, die wiederum eine erhöhte Vulnerabilität für spätere erneute Verlusterlebnisse bedinge (»Verwaisungshypothese« nach Bowlby 1961): So werde der Verlust einer nahen Bezugsperson am empfindlichsten zwischen dem 10. und 15. Lebensjahr erlebt und könne bei entsprechender Prädisposition direkt in die Depression führen. Mithilfe epidemiologischer Studien der 1980er Jahre musste jedoch anerkannt werden, dass depressive Kinder und Jugendliche nicht signifikant häufiger als gesunde Kontrollpersonen frühe Verlusterlebnisse durch Tod zu beklagen hatten. Vielmehr nahmen zunehmend auch Scheidungen oder belastete familiäre Verhältnisse eine ätiologische Rolle depressiver Erkrankungen ein, so dass die Konzepte von endogener und reaktiver Genese zunehmend Eingang fanden (Roy 1987). Gerhardt Nissen legte 1971 mit seiner Habilitationsschrift die erste deutschsprachige Monografie über depressive Erkrankungen des Kindes- und Jugendalters vor und beschrieb darin zahlreiche psychische und psychosomatische Symptomkonstellationen in den verschiedenen Lebens- und Entwicklungsabschnitten. Nissen unterschied bei Kindern und Jugendlichen psychogene Depressionen (mit 75% die häufigste Form) von somatogenen (10 bis 15%) und endogenen (5 bis 10%) Depressionen.

Für Depressionen im Kindes- und Jugendalter wurden erst im Zuge der ICD-10 bzw. seit der Einführung des DSM-III die gleichen Kriterien wie für Erwachsene angelegt sowie einige zusätzliche Symptome festgelegt. Bereits zuvor war man aber davon ausgegangen, dass in jüngerem Alter somatische Erkrankungen wie Ausscheidungsstörungen oder auch Verhaltensauffälligkeiten Ausdruck einer Depression im Sinne des Konzepts einer »larvierten Depression« (Essau et al. 1999) sein könnten. Nissen (1974) betonte jedoch, dass die psychosomatischen Befindensstörungen bei Kleinkindern unbedingt als primäre, echte Depressionen zu sehen seien, da das junge Kind entwicklungspsychiatrisch noch nicht in der Lage sei, intrapsychische Konflikte zu intellektualisieren, sondern diese vielmehr in die Leibsphäre übertrage.

Heute gibt es keinen Zweifel mehr daran, dass Kinder und Jugendliche an depressiven Störungen erkranken können (◘ Abb. 1.1), wenngleich alters- und entwicklungsspezifisch differenzierte Symptomkriterien in den internationalen Klassifikationsschemata noch fehlen. Auch heute ist Maudsleys Sichtweise von 1895 noch aktuell: Nicht jeder Suizid beruht auf einer vorausgegangenen Depression. Nichtsdestotrotz bleibt kritisch zu beachten, dass heutzutage Suizide nach Unfalltod die zweithäufigste Todesursache bei Jugendlichen darstellen (Warnke et al. 2001). Insofern wird auch das Thema »Suizidalität« in diesem Buch Berücksichtigung finden.

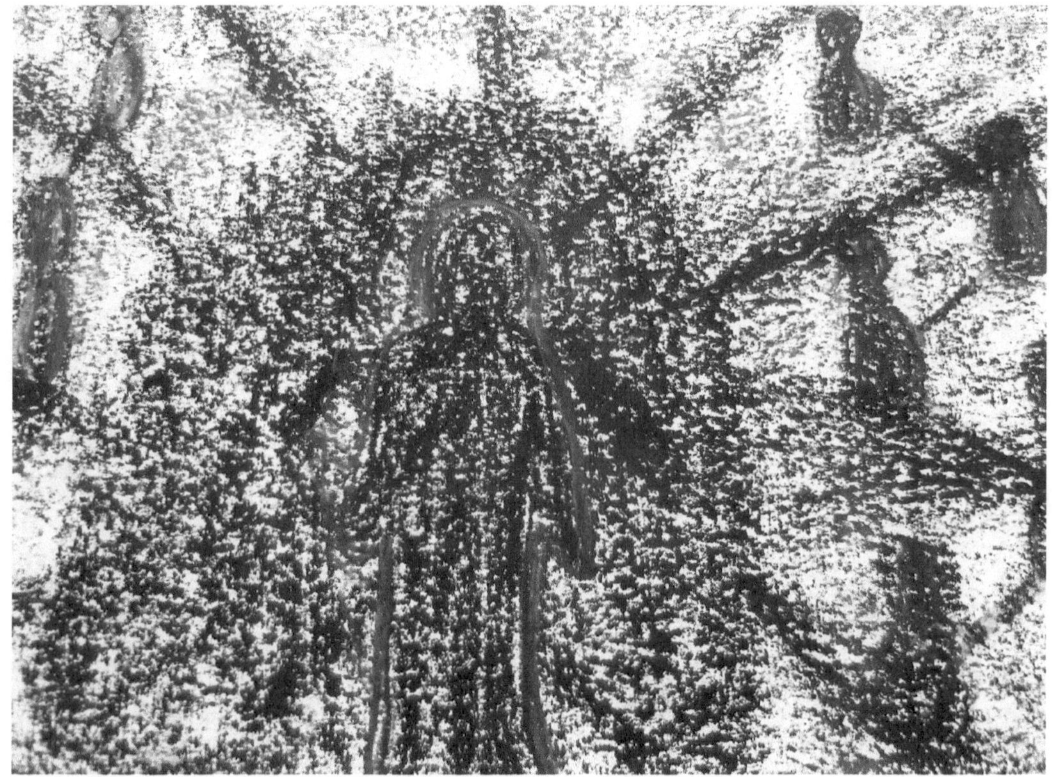

Abb. 1.1. Dasein im Dunkeln (▶ Farbtafel am Buchende)

Literatur

Bowlby J (1961) Childhood mourning and its implication for psychiatry. Am J Psychiatry 118: 491–498

Bradley C (1945) Psychoses in children. In: Lewis N, Pacella B (eds) Modern trends in child psychiatry. International Universities Press, New York, pp 135–154

Burton R (1827) The anatomy of melancholy, vol 1. Longman, Rees, Orme & Co., London

Crichton-Browne J (1860) Psychical diseases of early life. J Ment Science 6: 284–320

Durand-Fardel M (1855) Étude sur le suicide chez les enfants. Ann Med Psychol 1: 61–79

Emminghaus H (1887) Die psychischen Störungen des Kindesalters. Laupp, Tübingen

Essau CA, Conradt J, Petermann F (1999) Häufigkeit der Posttraumatischen Belastungsstörung bei Jugendlichen: Ergebnisse der Bremer Jugendstudie. Z Kinder Jugendpsychiatr Psychother 27: 37–45

Gillespie RD (1939) Psychoses in childhood. In: Gordon RG (ed) A survey of child psychiatry. Oxford University Press, London, p 66

Griesinger W (1845) Die Pathologie und Therapie der psychischen Krankheiten. Nachdruck 1964. Bonset, Amsterdam

Homburger A (1926) Psychopathologie des Kindesalters. Springer, Berlin Heidelberg New York Tokio

Jackson SW (1986) Melancholia and depression. From hippocratic times to modern times. Yale University Press, New Haven

Kierkegaard S (1922) Begriff der Angst. Gesammelte Werke, Bd 4. Diederichs, Jena

Kovacs M, Beck A (1978) Maladaptive cognitive structures in depression. Am J Psychiatry 135: 525–533

Maudsley H (1867) The physiology and pathology of mind. MacMillan, London, pp 159–293

Maudsley H (1895) The pathology of mind. MacMillan, London, pp 163–233

Nissen G (1971) Depressive Syndrome im Kindes- und Jugendalter. Springer, Berlin Heidelberg New York Tokio

Nissen G (1974) Larvierte Depressionen bei Kindern? Acta Paedopsychiatr 41(6): 235–242

Nissen G (2002) Depressive Störungen. In: Seelische Störungen bei Kindern und Jugendlichen. Klett-Cotta, Stuttgart, S 186–260

Parry-Jones WL (1995) Historical aspects of mood and its disorders in young people. In: Goodyer I (ed) The depressed child and adolescent. Developmental and clinical perspectives. University Press, Cambridge, pp 1–25

Roy A (1987) Five risk factors for depression. Br J Psychiatry 150: 536–541

Spitz RA (1946) Anaclitic depression. An enquiry into the genesis of psychiatric conditions in early childhood II. Psychoanal Study Child 2: 313–342

Tuke DH (1892) A dictionary of psychological medicine, vol 2. J. & A. Churchill, London

Warnke A, Hemminger U, Wewetzer Ch (2001) Angststörungen und Depressionen bei Kindern und Jugendlichen. In: Freisleder FJ, Schlamp D, Naber G (Hrsg) Depression, Angst, Suizidalität. Affektive Störungen im Kindes- und Jugendalter. Zuckschwerdt, München, S 33–46

Westcott WW (1885) Suicide: its history, literature, jurisprudence, causation and prevention. H.K. Lewis, London

Worum es geht: Definition, Klassifikation und Epidemiologie

2.1 Definition und Klassifikation – 8

2.2 Charakteristische Symptomatik und Symptomentwicklung – 14

2.3 Epidemiologie – 20

2.4 Suizidalität – 23
2.4.1 Epidemiologie – 23
2.4.2 Geschlechterunterschiede – 25
2.4.3 Risikofaktoren – 26
2.4.4 Prävention – 29

Literatur – 30

2.1 Definition und Klassifikation

Depressive Symptome sind weit verbreitet und auch innerhalb psychiatrischer Klassifikationssysteme vielerorts syndromal beteiligt. Insofern ist zu differenzieren zwischen der eigenständigen Diagnose einer Depression und depressiven Symptomen als Teil einer übergeordneten, anderen psychiatrischen Erkrankung. Um die Komplexität der Zuordnung zu verdeutlichen, muss Folgendes bedacht werden.

Depressive Symptome finden sich in den Klassifikationssystemen sowohl als eigenes Störungsbild als auch als Symptom anderer psychiatrischer Erkrankungen. Sie können Vorläufer bzw. Auslöser anderer psychischer Erkrankungen sein, z.B.

- Substanzmissbrauch als »Lösungsstrategie« für depressive Befindlichkeit,
- Verstärkung oder Manifestation von Ängsten oder zwanghaften Verhaltensweisen durch depressive Befürchtungen,
- Somatisierungsneigungen, das heißt Empfinden wechselnder körperlicher Beschwerden (Übelkeit, Schmerzen etc.) ohne organisches Korrelat, bis hin zu dysmorphophoben (Dysmorphophobie) oder hypochondrischen Befürchtungen (Hypochondrie) (nicht objektivierbare Annahme eines entstellenden äußeren Makels bzw. einer schweren Erkrankung),
- Essstörungen (übermäßiges Essen oder starker Appetit- und Gewichtsverlust),
- aggressive Verhaltensweisen im Sinne einer Störung des Sozialverhaltens als Ventil für das Unglücklichsein.

Depressive Symptome können im Sinne einer eigenständigen Komorbidität eine andere psychische Grunderkrankung begleiten, z.B.:

- Andere affektive Erkrankungen wie Angst- oder Zwangsstörungen: Hier ist zudem eine gemeinsame biologische Grundlage über Dysfunktionen des serotonergen Systems vorhanden.
- Anorexia nervosa: Zunächst ist für die nahezu regelhaft auftretenden, initialen depressiven Symptome eine durch das Untergewicht bedingte biologische Grundlage gegeben, so dass die Realimentation (erneute Nahrungsaufnahme) per se trotz Gewichtsängsten oft zu einer affektiven Besserung führt.
- Aufmerksamkeitsdefizit-/Hyperaktivitätssyndrome: Diese führen über Leistungseinschränkungen, impulsive Konflikte und soziale Ausgrenzung (»Klassenkasper«) teilweise zu einer ausgeprägt depressiven Stimmungslage.

Bei Anorexia nervosa kann erst dann von einer komorbiden Depression ausgegangen werden, wenn depressive Symptome auch nach Körpergewichtsstabilisierung persistieren. Erst zu diesem Zeitpunkt, nicht aber in der Kachexie, ist eine medikamentöse antidepressive Therapie zu erwägen.
Bei Aufmerksamkeitsdefizit-/Hyperaktivitätssyndromen (ADHS) bestehen in 30% der Fälle depressive Symptome. Da diese jedoch oft aufgrund fehlender Problemlösestrategien expansiv-aggressiv ausgelebt werden, werden sie häufig als solche nicht erkannt. In der Diagnostik sollte deshalb auch dieser Aspekt geprüft werden. Bei fehlender Frustrationstoleranz und Impulsivität kann es nämlich, in Verbindung mit einer depressiven Stimmungslage, insbesondere im jungen Alter zu impulsiven Selbstverletzungen und Suizidversuchen kommen. Oft kann die Behandlung des ADHS mit Stimulanzien, gegebenenfalls kombiniert mit sozialem Kompetenztraining und Vermittlung von Selbst- und Konfliktmanagementtechniken, sekundär auch eine affektive Stabilisierung ermöglichen. Ansonsten ist eine Komedikation mit Antidepressiva zu überlegen.

Depressive Symptome können auch ein anteiliges Symptom einer anderen psychiatrischen Diagnose sein, z.B.:

- Negativsymptome bei Schizophrenie, die sich durch Antriebslosigkeit, Interessenverlust, sozialen Rückzug, Passivität, Hypomimie und mangelnde affektive Schwingungsfähigkeit zeigen: Hier ist keine gesonderte Diagnose einer Depression zu stellen, jedoch ist eine unterstützende Behandlung mit Antidepressiva z.T. hilfreich.
- Störung des Sozialverhaltens und der Emotionen (ICD-10 F92.0): Hiermit sind oft depressive Symptome verbunden, die in gleicher Ausprägung wie die Störung des Sozialverhaltens auftreten (Kombinationsdiagnose).
- Anpassungsstörung mit kurzer oder längerer depressiver Reaktion (ICD-10 F43.20 und F43.21) oder mit Angst und depressiver Reaktion gemischt (F43.22): Hier löste ein konkretes Ereignis oder eine zuordenbare Gegebenheit (Schulwechsel, Todesfall in der Familie, Trennung der Eltern, famliäre Konflikte o.Ä.) eine Beeinträchtigung des allgemeinen Funktionsniveaus aus (Leistungsabfall, Verhaltensveränderungen und psychische – sehr häufig depressive – Symptome etc.).

Depressive Symptome können Folge einer anderen psychischen Störung sein, z.B.:

- Teilleistungsstörungen wie Legasthenie oder Dyskalkulie können vor allem bei fehlender Erkennung (und: schulischer Anerkennung!) über Misserfolgserlebnisse zu depressiver Stimmungslage bis hin zu Suizidalität führen.
- Asperger-Syndrom: Mit vermehrter Introspektionsfähigkeit ab dem Jugendlichenalter nehmen Betroffene ihre Schwächen in der sozialen Interaktion und Kommunikation sowie ihre Besonderheiten (Auffälligkeiten des Sprechens und der Sprache, motorische Defizite, ungewöhnliche Sonderinteressen) wahr und entwickeln mitunter einen massiven Leidensdruck.

! Ein autistisches Syndrom schließt eine depressive Erkrankung nicht aus!

Bezüglich des Schweregrades depressiver Symptome sind nach Seiffge-Krenke (2007) zu unterscheiden:

- depressive Stimmung mit Traurigkeit und Unlust, mit einer hohen Prävalenz im Jugendalter von bis zu 40%, jedoch vorübergehender Art und subklinischer Ausprägung,
- depressive Syndrome mit kognitiven und motivationalen Einschränkungen, somatischen Symptomen und Verhaltensänderungen (passiv, gehemmt oder agitiert, gereizt), mit einer Prävalenz im Jugendalter von bis zu 6%,
- depressive Störungen nach ICD-10 von psychiatrischem Krankheitswert.

Erschwerend kommt hinzu, dass verringerte affektive Auslenkbarkeit und Melancholie nicht immer als Depression gedeutet werden müssen, sondern vielmehr Teil einer Wesensart sein können. Die reduzierte Fähigkeit, Gefühle zu erkennen und wahrzunehmen, die bei Depressionen typisch ist (»Gefühl der Gefühllosigkeit«), tritt auch bei anderen Störungen wie Autismus, Borderline-Persönlichkeitsstörungen und dissozialen Persönlichkeitsstörungen sowie bei Schizophrenien auf, ist hier aber Teil des übergeordneten Krankheitsbildes, das heißt, es müssen mögliche Differenzialdiagnosen mit erwogen werden.

Eine Depression wird erst dann zu einer eigenen pathologischen Kategorie,

- wenn ein Symptomkomplex mit emotionalen, kognitiven und somatischen Zeichen vorliegt,
- wenn ein subjektiver Leidensdruck entsteht,
- wenn Alltags- und Sozialfunktionen nicht

mehr entwicklungsentsprechend erfüllt werden können oder eine inadäquate Außenfunktion ausüben.

Nach dem klassischen triadischen System der Psychiatrie sind drei Hauptgruppen depressiver Störungen zu differenzieren:

- Die **somatogene Depression** beruht auf organischen Ursachen (z.B. endokrinologische Störungen, Epilepsie) und wird dementsprechend körperorientiert behandelt.
- Die zweite Form ist die **psychogene Depression**, die auf bestimmten prädisponierenden Denkstilen und defizitären Verarbeitungsmechanismen bei gegebenenfalls äußeren Belastungsfaktoren beruht und demnach psychotherapeutischer Hilfe bedarf.
- Drittens ist die **endogene**, biologisch verankerte **Depression** zu nennen, die sich auch ohne äußeres Korrelat manifestieren kann, häufig erst im Erwachsenenalter auftritt und dann zumeist eine psychopharmakologische Behandlung neben anderen therapeutischen Maßnahmen erforderlich macht.

Die diagnostischen Kriterien der Depression nach ICD-10 fordern den Ausschluss folgender primärer Ursachen:

- vorausgegangene manische oder hypomanische Störungen,
- organisch-psychische Grunderkrankungen nach F00 bis F09,
- Missbrauch psychotroper Substanzen gemäß F10 bis F19.

Die Depression wird nach ICD-10 zusammen mit der Hypomanie (F30.0), der Manie mit und ohne psychotische Symptome (F30.1 bzw. F30.2) und den bipolar affektiven Störungen (F31) zu der unter F3 subsumierten Gruppe affektiver Störungen klassifiziert. Leitsymptome sind gedrückte Stimmung, Interessenverlust, Freudlosigkeit, rasche Ermüdbarkeit und Reduktion des Antriebs. Weitere Symptome sind in ◘ Tabelle 2.1 aufgezeigt.

Die depressiven Symptome müssen seit mindestens zwei Wochen vorliegen, bei Rezidiven sollten mindestens zwei Monate affektiver Beschwerdefreiheit zwischen den 3–12 Monaten währenden Episoden vorgelegen haben. Für Kinder und Jugendliche gibt es keine einheitlichen ICD-10-Kriterien bezüglich depressiver Syndrome. In dieser jungen Altersgruppe bestehen mitunter deutlich abweichende Symptompräsentationen; auch fehlt es bei besonders jungen Kindern an Introspektionsfähigkeit und Kenntnissen,

◘ Tab. 2.1. Symptome der Depression nach ICD-10

Hauptsymptome der Depression	Weitere mögliche Symptome
– Herabgestimmtheit, die meiste Zeit, fast täglich, seit mindestens zwei Wochen – Interessenverlust, Freudlosigkeit, Aktivitätseinschränkung – Antriebslosigkeit, schnelle Ermüdbarkeit, Müdigkeit	– kognitive Einschränkungen (Konzentration, Aufmerksamkeit), Unentschlossenheit oder Unschlüssigkeit – reduziertes Selbstwertgefühl, geringes Selbstvertrauen, Gefühle der Wertlosigkeit – unangemessene Schuldgefühle, Selbstvorwürfe – psychomotorische Agitation oder Gehemmtheit – Suizidgedanken, suizidales Verhalten – Schlafstörung – Appetitmangel oder -steigerung mit Gewichtsveränderung

die für eine bewertende Zuordnung des eigenen Befindens Voraussetzungen sind.

Mögliche depressive Symptome bei Jugendlichen nach ICD-10

- Angst
- Gequältsein
- motorische Unruhe
- Reizbarkeit, Stimmungslabilität
- Grübelneigung
- Verstärkung vorhandener phobischer oder zwanghafter Symptome
- histrionisches Verhalten
- Substanzmissbrauch

Bezüglich des Schweregrades wird in leichte, mittelgradige und schwere depressive Episoden sowie rezidivierende depressive Störungen unterschieden. Eine Übersicht gibt ◻ Abbildung 2.1. Bei schweren depressiven Episoden sind nach ICD-10 Todesgedanken und gegebenenfalls suizidale Handlungen, Verzweiflung und Unfähigkeit der Alltagsbewältigung zu erwarten – zusätzlich in der Regel ein somatisches Syndrom. Mitunter müssen psychotische Symptome wie wahnhafte Versündigungs-, Verarmungs- oder Schuldideen sowie Verfolgungswahn, nihilistischer Wahn oder Beziehungswahn verschlüsselt werden. Halluzinationen bestehen vor allem in anklagendem oder herabwürdigendem Stimmenhören,

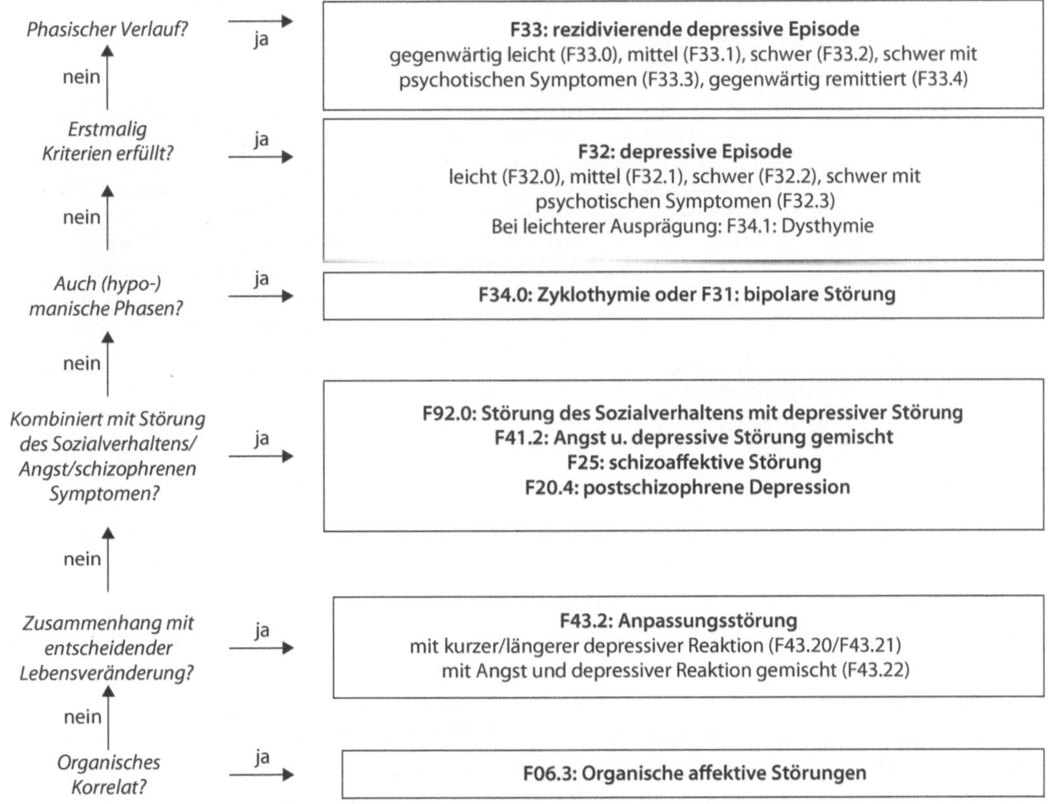

◻ **Abb. 2.1.** Klassifikation depressiver Symptome nach ICD-10

Tab. 2.2. Weitere Kategorien depressiver Symptome nach ICD-10

ICD-10	Bezeichnung	Hinweise
F32.8	sonstige depressive Episoden	Hierunter sollen somatisch-depressive Syndrome erfasst werden, die nicht die Kriterien für F32.0 bis F32.3 erfüllen (im Vordergrund stehen unspezifische Symptome wie Spannung, Verzweiflung, Besorgnis bzw. Schmerzsyndrome oder Müdigkeit ohne organische Korrelate).
F32.9	nicht näher bezeichnete depressive Episode	
F33.4	rezidivierende depressive Störung, gegenwärtig remittiert	Die aktuelle depressive Symptomatik erfüllt nicht den Schweregrad einer erneuten Episode.
F33.8	sonstige rezidivierende depressive Störungen	
F34.8	sonstige anhaltende affektive Störungen	klinisch signifikante, früher als „neurotisch" bezeichnete affektive Symptome, deren Schweregrad nicht die Kriterien einer Depression oder Dysthymie erfüllt
F34.9	nicht näher bezeichnete anhaltende affektive Störungen	
F38.10	rezidivierende kurze depressive Störung	kurze Episoden von unter 14-tägiger Dauer, einmal pro Monat im vergangenen Jahr
F38.8	sonstige näher bezeichnete affektive Störungen	keine Erfüllung der Kriterien F30 bis F38; z.B. saisonale affektive Störungen (diese fordern nach Rosenthal et al. [1984] depressive Episoden in mindestens zwei aufeinanderfolgenden Herbst- oder Winterphasen, typisch sind Heißhunger mit Gewichtszunahme, Passivität und erhöhtes Schlafbedürfnis)
F39	nicht näher bezeichnete affektive Störung	Restkategorie

affektiv neutralen Phänomenen oder Geruchswahrnehmungen von Fäulnis und Verwesung; der bizarre Charakter der Wahrnehmungen bleibt in Abgrenzung zur Schizophrenie aus.

Weitere Kategorien nach ICD-10 sind in Tabelle 2.2 dargestellt.

Eine Gegenüberstellung von ICD-10 und DSM-IV zeigt Tabelle 2.3. Während in der ICD-9 im Rahmen der Kategorie »spezifische emotionale Störungen des Kindes- und Jugendalters, mit Niedergeschlagenheit und Unglücklichsein« (ICD-9 313.1), »mit Empfindsamkeit, Scheu und Abkapselung« (313.2) bzw. »mit Beziehungsschwierigkeiten« (313.3) noch spezifischer auf die Depression bei Kindern und Jugendlichen eingegangen wurde, wurde in der ICD-10 darauf verzichtet. Die Kategorie »emotionale Störungen des Kindesalters« (ICD-10 F93) umfasst keine depressiven Symptome, vielmehr sind hier Trennungsangst, phobische Störung,

Tab. 2.3. Gegenüberstellung von ICD-10- und DSM-IV-Kriterien der Depression

ICD-10	DSM-IV
F32 depressive Episode F32.0 leicht F32.1 mittelgradig mit/ohne somtische Symptome F32.2 schwer mit/ohne somatische Symptome F32.3 schwer mit psychotischen Symptomen	**296.2 Major Depression, Einzelepisode** 296.21 leicht 296.22 mittelschwer 296.23 schwer ohne psychotische Symptome 296.24 schwer mit psychotischen Symptomen 296.25 teilremittiert 296.26 vollremittiert 296.20 unspezifisch
F33 rezidivierende depressive Störung mind. 2 Episoden, Episodendauer je ≥ 2 Wochen, mehrmonatiges symptomfreies Intervall F33.0 bis F33.3	**296.3 rezidivierende Major Depression** mind. 2 Episoden, Episodendauer je ≥ 2 Wochen, mind. 2-monatiges symptomfreies Intervall 296.31 bis 296.30
F34.1 Dysthymie Symptome meistens und monate-/jahre-/lebenslang, symptomfreie Intervalle (Tage bis Wochen), erfüllt nicht die Kriterien für F32.0 usw., Beginn im jungen Erwachsenenalter	**300.4 Dysthyme Störung** > 50% aller Tage, meiste Zeit des Tages, < 2 Monate Symptomfreiheit; bei Kindern und Jugendlichen Dauer > 1 Jahr
F32.9, F33.9 nicht näher bezeichnete depressive Episode bzw. nicht näher bezeichnete rezidivierende depressive Störung	**311 nicht näher bezeichnete depressive Störung**

emotionale Störung mit sozialer Überempfindlichkeit und Geschwisterrivalität subsumiert.

Die **Dysthymie** (ICD-10 F34.1) als leichtere Unterform der Depression ist streng genommen eine Kategorie des Erwachsenenalters, da sie sich nach ICD-10 über den Beginn im jungen Erwachsenenalter definiert. Das DSM-IV hingegen sieht diese Diagnose auch für Minderjährige vor, sofern die Symptomatik länger als ein Jahr anhält. Zu den mehr als 50% des Tages prägenden und die Alltagsfunktionen beeinträchtigenden Symptomen gehören neben depressiver bzw. reizbarer Verstimmung mindestens drei der folgenden (Deutsche Gesellschaft für Kinder- und Jugendpsychiatrie et al. 2007):

- Schlaflosigkeit oder gesteigerter Schlafbedarf,
- Energielosigkeit, reduzierte Aktivität bzw. Erschöpfungsgefühle,
- eingeschränkter Selbstwert,
- Konzentrationseinbußen und Entscheidungshemmung,
- Hoffnungslosigkeit, Verzweiflung,
- häufiges Weinen,
- Interessen- und Freudverlust,
- Unvermögen, die täglichen Routineanforderungen zu bewältigen,
- sozialer Rückzug,
- verminderte Gesprächigkeit,
- Zukunftspessimismus, Grübeln über Vergangenes,
- Appetitverlust oder -steigerung (DSM-IV),
- gereizte Stimmung (DSM-IV).

Davon abzugrenzen sind nach DSM-IV die schwerergradige Major Depression und die teilremittierte Major Depression, die im Laufe des ersten Jahres der Dysthmie nicht aufgetreten sein dürfen; manische Phasen dürfen ebenfalls nicht eruierbar sein. Nach mindestens zweimonatigem beschwerdefreien Intervall kann eine Dysthymie als neue Diagnose nach einer Major Depression gestellt werden, sofern im Vorfeld das 1-Jahres-Kriterium erfüllt wurde.

Zu berücksichtigen sind darüber hinaus **Mischformen mit manischen Symptomen**. Letztere definieren sich durch gehobene oder gereizte Stimmung (mindestens vier Tage in Folge), motorische Unruhe, mangelndes Schlafbedürfnis, gesteigerte Aktivität/Gesprächigkeit/Vertraulichkeit/Geselligkeit/Libido, leichtsinniges und verantwortungsloses Verhalten, Konzentrationsschwierigkeiten und erhöhte Ablenkbarkeit. Zu differenzieren sind:

- Bipolar-I-Störungen mit einer oder mehreren manischen Episoden mit mindestens einwöchiger gehobener oder reizbarer Stimmung und gesteigertem Aktivitätsniveau (bei der gemischten Episode treten im Wechsel von mindestens je einwöchiger Dauer manische Episoden und Major Depression auf),
- Bipolar-II-Störungen mit einer oder mehreren depressiven Episoden mit mindestens einer hypomanen Episode für die Dauer von mindestens vier Tagen,
- zyklothyme Störungen mit etlichen wechselnden Phasen hypomaner und subdepressiver Symptome, bei Kindern und Jugendlichen für die Dauer mindestens eines Jahres bei maximal zwei Monaten andauernder Symptomfreiheit.

Depressive Begleitsymptome können spezifisch mitverschlüsselt werden bei psychotischen Erkrankungen (schizodepressive Störung, F25.1; postschizophrene Depression, F20.4) sowie im Rahmen organischer Störungen (organische affektive Störungen F06.3, vorwiegend depressiv: F06.32).

2.2 Charakteristische Symptomatik und Symptomentwicklung

Die typischen Symptome der Depression, wie in der ICD-10 gefordert, unterliegen in ihrer Präsentation einer starken Altersabhängigkeit (◘ Tab. 2.4). Während **Kleinkinder** zunächst auf Frustrationen mit aktivem Protest durch Schreien, Unruhe und Weinen reagieren, können im chronischen Verlauf Desinteresse und Passivität immer mehr das Verhalten bestimmen, begleitet von somatischen Auffälligkeiten bezüglich Schlafen, Appetit- und Essverhalten.

Eine pädiatrische Studie einer gastroenterologischen Ambulanz zeigte, dass bei 400 Patienten im Alter zwischen 8 und 17 Jahren länger als drei Monate andauernde Bauchschmerzen in 15% mit pathologisch auffälligen Werten in Depressionsinventaren (Children's Depression Inventory) assoziiert waren (Little et al. 2007).

Auch andere diffuse Beschwerden (»Kränkeln«) können Manifestationsformen depressiver Grundsymptome sein. Differenzierte Selbstwahrnehmung und verbale Mitteilungskompetenz sind zu diesem frühen Zeitpunkt noch zu unzulänglich, um das Umfeld konkret über Missstimmungen zu informieren. Deshalb stehen die diffusen körperlichen Beschwerden ohne pathologisches Korrelat, vermehrtes Weinen, Quengeligkeit und gegebenenfalls Gedeihstörungen (Minderwuchs, Untergewicht) im Vordergrund. Diffuse Entwicklungsverzögerungen sind ebenfalls häufig zu beobachten. Bisweilen neigen die Kinder zu Jaktationen.

Bei **Vorschulkindern** sind reduzierter nonverbaler Ausdruck (Hypomimie, eingeschränkte Gestik), Lustlosigkeit, Introvertiertheit, gereizte Stimmungslabilität mit plötzlicher Aggressivität und weiterhin bestehende bzw. jetzt manifest werdende Entwicklungsverzögerungen auffällig. Die Kinder wirken allgemein psychomotorisch verlangsamt, sind zurückgezogen und zeigen Schlaf- und Appetitstörungen, oft mit Gewichtsverlust.

◘ **Tab. 2.4.** Altersabhängige Symptompräsentation der Depression. (Mod. nach Essau u. Petermann 2000; Knölker et al. 2000; Schulte-Markwort 2003)

Altersgruppe	Akute Frustration	Chronisch	Somatisch
Kleinkind	Schreien, Unruhe, Weinen	Desinteresse, Passivität, Apathie, Ausdrucksarmut; unvermittelte Weinattacken, Irritabilität und Agitation reduzierte Kreativität, Phantasie und Ausdauer Anhänglichkeit Albernheit selbststimulierendes Verhalten	Störungen des Ein- und Durchschlafens aufgrund unzulänglicher Selbstberuhigungsstrategien, Essstörungen und -verweigerungen mit Gewichtsverlust, erhöhte Infektanfälligkeit („Kränkeln")
Schulkind	Weinen, Trotz, Abwehr, (auto-) aggressives Verhalten	Selbstbericht über Traurigkeit, Lust- und Antriebslosigkeit, Desinteresse, Rückzug; Konzentrationsprobleme, Schulversagen Sorgen, ggf. erste lebensmüde Gedanken; Suche nach Zuwendung	Schlaf- und Essstörungen, somatische Beschwerden, regressives Verhalten
Jugendlicher	Teilnahmslosigkeit, Verzweiflung, Wut, läppischer Affekt, Verweigerung	Lust- und Antriebslosigkeit, Desinteresse, Rückzug; Verlangsamung von Denken und Handeln; Leistungsprobleme, kognitive Einschränkungen; Apathie, Angst, Ekel, Selbstunsicherheit, Selbstvorwürfe, Grübeln, Zukunftsängste, Suizidalität	Schlaf- und Essstörungen, psychosomatische Beschwerden, Morgentief, Früherwachen, Unfähigkeit zur Entspannung und Erholung

! Aufgrund von Zurückgezogenheit, Passivität, reduziertem Imitations- und Explorationsverhalten können generalisierte Reifungsstörungen im sprachlichen, motorischen und sozialen Bereich auftreten.

Ab dem **Schulalter** erfolgen erste subjektive Berichte über die Empfindung von Traurigkeit. Auch können konkrete situations- oder umfeldbezogene Sorgen geäußert werden, z.T. treten in dieser Altersstufe bereits erste suizidale Gedanken auf (◘ Abb. 2.2). Für jüngere Kinder ist es typisch, dass sie wenig Positives über sich berichten können und eher für ihre Stimmung und Symptomatik sowie für etwaige Probleme in der Familie sich selbst die Schuld geben. Ansonsten treten psychopathologische Phänomene wie Hoffungslosigkeit, Konzentrationsprobleme und Entscheidungsunfähigkeit (»Weiß-nicht«-Antworten) auf. Weiterhin typisch sind Appetit- und Gewichtsverlust sowie Schlafstörungen. Es kann auch passieren, dass Kinder sich besonders um ein erwünschtes Verhalten bemühen, um Selbstunsicherheiten und Angst vor Misserfolgen oder Ablehnung entgegenzuwirken. Verhaltensauffälligkeiten, die von Schule und Eltern als expansiv beurteilt werden, empfinden die Kinder oft selbst als unglücklich und depressiv.

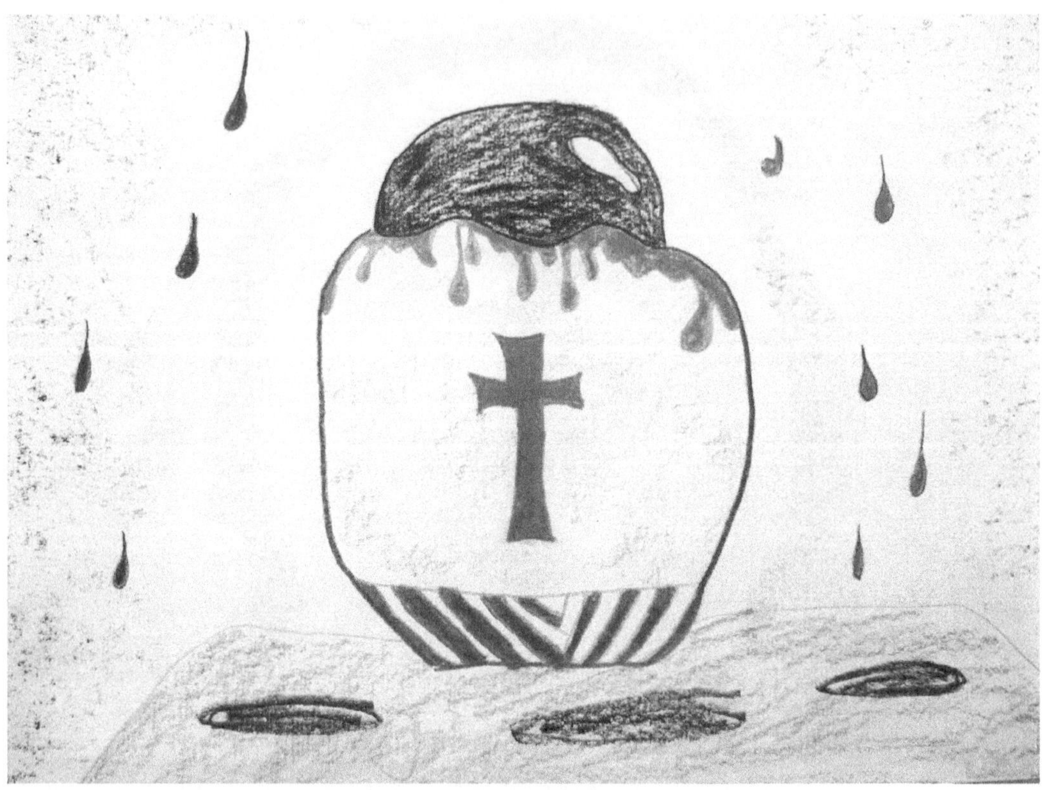

Abb. 2.2. Suizidideen eines Schulkindes (▶ Farbtafel am Buchende)

Hier sind also unterschiedliche Wahrnehmungen ins Kalkül zu ziehen, wobei die Eigenwahrnehmung eine zentrale Rolle einnimmt (Seiffge-Krenke 2007).

Im **Jugendalter** nähert sich die Symptomatik derjenigen des Erwachsenenalters an; Leistungsprobleme aufgrund von Konzentrations- und Gedächtnisschwierigkeiten, soziale Isolation durch Rückzug, Antriebs- und Interessenverlust sowie Zukunftsängste, Pessimismus, Selbstwertprobleme und gegebenenfalls Suizidalität bestimmen das Bild (Abb. 2.3 und 2.4). Die Betreffenden fühlen sich niedergeschlagen und beklagen eine emotionale Leere sowie somatische Beschwerden, Appetit- und Schlaflosigkeit. Sie können agitiert oder verlangsamt wirken, sind unkommunikativ und voller Selbstvorwürfe. Wichtige schulische und soziale Entwicklungsaufgaben des Jugendalters können nicht erfüllt werden. Pubertätsimmanente Schwierigkeiten (Identitätsfindung, Abgrenzungsprozesse, Selbstbewusstsein, Selbstsicherheit etc.) und depressive Erkrankung vermischen und potenzieren sich, bei Chronifizierung mit erheblichen Auswirkungen auf die gesamte weitere Zukunft: Eine unbehandelte Depression im Kindes- und Jugendalter kann durch eine dadurch bedingte schulische Beeinträchtigung die berufliche Perspektive beeinflussen, und zwar vollkommen abweichend vom tatsächlichen Begabungsniveau. Überdies prägen die mangelhaften Grundlagen für ein adäquates

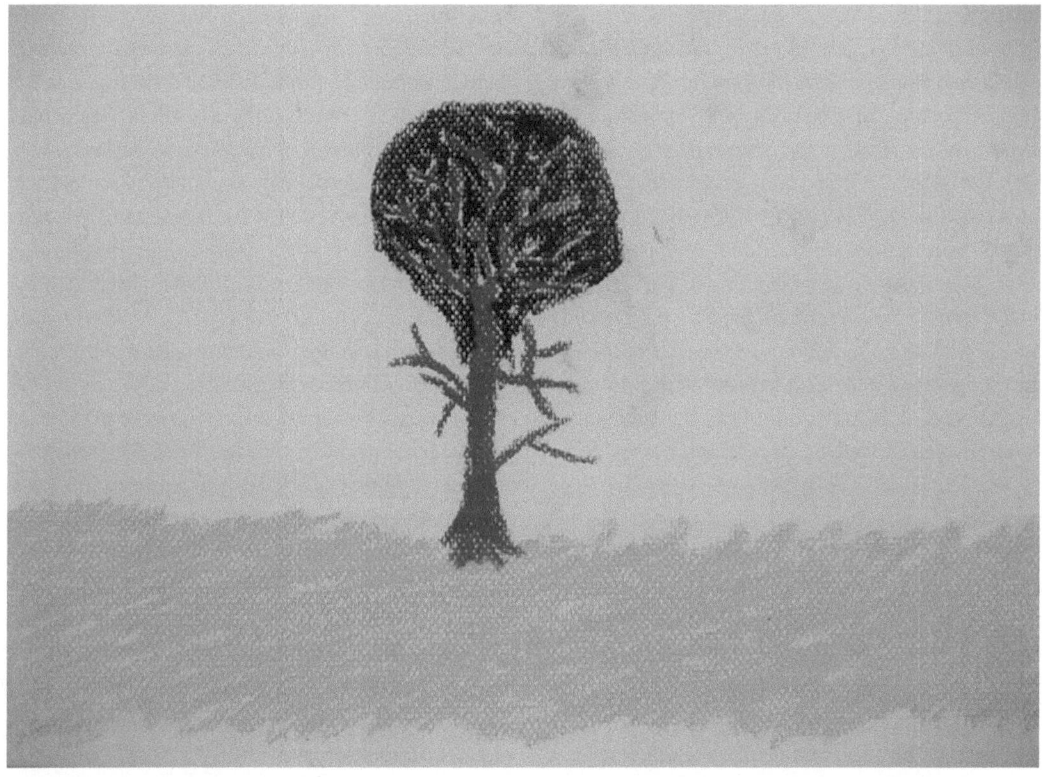

Abb. 2.3. Baumzeichnung einer 16-Jährigen: Emotionale Leere, Ausdrucksarmut und Perspektivlosigkeit (▶ Farbtafel am Buchende)

Sozialisationsverhalten das weitere Selbstverständnis in negativer Weise.

Der emotionale Ausdruck muss in jungen Jahren nicht dem klassischen depressiven Bild entsprechen, vielmehr stehen infolge der Wahrnehmung eigener Grenzen und Schwächen oft Reizbarkeit, geringe Frustrationstoleranz, Jähzorn und externalisierendes Verhalten im Vordergrund. Auch histrion anmutendes Auftreten kann im Jugendalter, sofern es nicht ein primärer Wesenszug ist, Ventil für eine zugrunde liegende Depression sein. Ängste können sich in Form von Phobien oder Generalisierung akzentuieren, wobei vor allem Ängste vor sozialen Interaktionen häufig sind, die wiederum Vermeidungsverhalten und somit eine Verstärkung der Randstellung bedingen. Des Weiteren können kompensatorisch, sozusagen um Kontrolle über die Situation zu erlangen, zwanghaft anmutende Handlungen auftreten. Die gewünschte, vermeintlich entlastende Passivität wird oft mit sehr aktiv imponierendem Bemühen durch Ausreden und Abwehrstrategien erreicht; die psychische Labilität zeigt sich nicht selten eher in unruhigem und sogar hyperaktivem Verhalten.

Beispiel

Trotz ausführlicher pädiatrischer Abklärung ohne organischen Befund musste die 3-jährige S. insgesamt fünfmal stationär in die Kinderklinik aufgenommen werden, da sie starke Bauchschmerzen signalisierte, Essen verweigerte, nachts kaum schlief und unaufhörlich schrie. Das Kleinkind wirkte völlig erschöpft, blass, apathisch und schwer krank. Zudem erschien es ungepflegt. Durch eine Sozialarbeiterin der Klinik, die nur zufällig einen kurzen Gesprächskontakt mit der ansonsten abwehrenden Mutter hatte, wurde ein Hausbesuch erwirkt, der verwahrloste Zustände offenbarte. Aufgrund des dringenden Verdachts auf Kindeswohlgefährdung wurde das zuständige Jugendamt eingeschaltet.

Beispiel

Der 6-jährige T. wurde von der Einschulung zurückgestellt, da er noch nicht reif sei. Die beteiligte Frühdiagnosestelle empfahl eine Vorstellung des sprachlich und motorisch leicht entwicklungsverzögerten Jungen beim Kinder- und Jugendpsychiater, da er still und passiv wirke, kein Interesse an Spielzeug und anderen Kindern zeige und wenig kreativ sei. Seine Bilder wirkten wie die eines 4-Jährigen. Bei der Vorstellung zeigte sich schnell, dass die Familie durch eine schwere unbehandelte Depression des Vaters belastet wurde, die nach dem plötzlichen Tod seiner Ehefrau und Mutter der drei gemeinsamen Kinder vor drei Jahren aufgetreten war. Der Vater hatte durch die Versorgungsnotwendigkeit der Kinder und seine eigene anspruchsvolle Berufstätigkeit für die Aufrechterhaltung der familiären »Funktionsfähigkeit« eigene Bedürfnisse völlig zurückgestellt; ein emotionaler Austausch mit den Kindern fiel ihm schwer. T. wurde daraufhin in kinder- und jugendpsychiatrische, stationäre Behandlung genommen, als Diagnose wurde eine Anpassungsstörung mit längerer depressiver Reaktion (F43.21) gestellt. Mit dem Vater konnte, in Ergänzung zu der multimodalen Therapie, die Einschaltung des Jugendamtes besprochen werden, um eine Hilfe zur Erziehung zu seiner Entlastung und Unterstützung aller Kinder zu etablieren. Zusätzlich wurde eine Haushaltshilfe organisiert, und der Vater begab sich selbst in psychiatrische Therapie.

Beispiel

Die 14-jährige L. fiel auf durch schleichend zunehmende zwanghafte Handlungen. So kontrollierte sie zuletzt bis zu 30 Minuten lang den Inhalt ihrer Schultasche auf Vollständigkeit, zog Hefte heraus und schob sie wieder unter vielfachem Glattstreichen zur Vermeidung von Knicken hinein. In der Schule mussten Stifte und Arbeitsmaterial sehr ordentlich und akkurat auf den Tisch sortiert werden. Sie äußerte abends und an Wochenenden mehrfach die Befürchtung, Hausaufgaben vergessen zu haben, und musste zur Kontrolle bisweilen auch nachts aufstehen. L. zog sich immer mehr zurück, wirkte oft gequält und erschöpft. In der kinder- und jugendpsychiatrischen, teilstationären Diagnostik zeigte sich, dass keine Zwangsstörung im Sinne des ICD-10 vorlag. Vielmehr standen massive Unsicherheiten im Sozialkontakt, Versagensängste, Weinerlichkeit, Freudlosigkeit, Appetit- und Schlafstörungen sowie große Konzentrationsschwierigkeiten in der schulischen Arbeit im Vordergrund. Im Depressionsfragebogen erzielte sie einen hochpathologischen Wert. Die Familienanamnese ergab eine hohe Belastung für endogene Depressionen.

Eine Konsequenz der Nichtteilnahme am altersentsprechenden Alltag sind ein Ausbleiben entwicklungsförderlicher Stimulation und ein Mangel an Erfahrungszugewinn, Reifung und Training eigener Kompetenzen, so dass allgemeine Entwicklungsverzögerungen im sprachlichen, (psycho-)motorischen, kognitiven und sozialen Bereich mit einem weiteren Verlust an Selbstwertgefühl und Selbstvertrauen resultieren. Prozesse wie Individuation, Erlangung von Autonomie, psychosexuelle Reifung und psychosoziale Integration verlaufen defizitär. Bei sehr frühem Beginn und chronischem Verlauf weisen die betroffenen Kinder dementsprechend ein geringes Vokabular und große Schwächen im sprachlichen Ausdruck bei monoton-leisem Sprechen auf. Sie wirken motorisch ungeschickt und zeigen kaum Mimik oder Gestik. Konzentration, Aufmerksamkeit und Gedächtnisleistungen

Wenn mich andere fragen, was ich habe, sage ich nicht, dass ich an einer Depression leide, sondern dass meine Stimmung schlecht ist und sich in relativ kurzer Zeit sehr stark schwankt *.

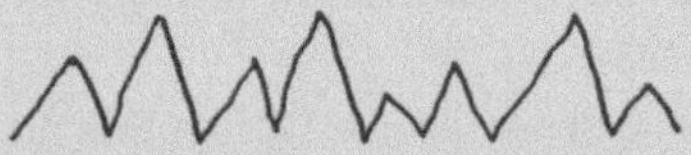

Dann fühle ich mich unwohl, alles ist zu viel und ich will nur noch alleine in meinem Zimmer sein. Erst wird alles verdunkelt und dann lege ich mich in mein Bett und ziehe mir die Decke über den Kopf und häufig kommt es vor, dass ich weinen muss. Über mehrere Jahre hinweg habe ich es gelernt mich vor anderen Menschen zu verstellen – ich bin eine sehr gute Schauspielerin – so dass mir kein anderer etwas anmerkt. Meine Eltern haben es aber gemerkt, weil ich früh am Morgen nicht mehr aus dem Bett gekommen bin, nicht mehr gerne zur Schule gegangen bin, mich nicht mehr mit meinen Freunden getroffen habe und meinen Hobbies (Sport, Geige spielen ...) nicht mehr nachgegangen bin. Ich habe in meiner eigenen Welt gelebt und lebe oft immer noch darin. Eine Welt die dunkel ist, voller Trauer und Verzweiflung, Angst und Antriebslosigkeit, dem Gefühl, dass man überflüssig ist und das Leben keinen Sinn mehr hat und dass es am besten wäre, wenn man nicht mehr leben würde. Doch jetzt bin ich in der Klinik und will dagegen ankämpfen und meinem Leben einen neuen „Sinn" geben.

weiblich 15 Depression

Abb. 2.4. Bericht einer 15-Jährigen über ihre depressive Erkrankung

fallen ihnen schwer, mit entsprechenden Leistungsschwierigkeiten in der Schule, wobei Versagensgefühle und Leistungsängste bis zur Schulverweigerung führen können. Diese Besonderheiten, verknüpft mit Desinteresse und geringer Begeisterungsfähigkeit, führen oft per se zu einer Randstellung in der Gruppe der Gleichaltrigen; soziale Ängste und Scham bedingen zudem den aktive n Rückzug, wodurch ein Teufelskreis entsteht, da wichtige Entwicklungsaufgaben – vor allem jene der Pubertät – nicht geleistet werden und auch nach Remission der depressiven Erkrankung die Rückkehr in gesellschaftliche Bezüge mangels sozialer Kompetenz eine große Hürde darstellt. Nicht selten kann dann, ähnlich wie bei anderen chronischen psychischen Störungen des Kindes- und Jugendalters, die Erkrankung attraktiver erscheinen als die Konfrontation mit der Realität und der Vielzahl ihrer Aufgaben, so dass Selbstabwertung, Misserfolge und Zukunftsängste bei erhöhter Sensitivität dieser Patienten zurück in die Depression führen. Oft sind Substanzmissbrauch und Suizidalität die Folge.

2.3 Epidemiologie

In den letzten Jahren scheint die Lebenszeitprävalenz depressiver Störungen insgesamt angestiegen zu sein, wobei Costello et al. (2006) in ihrer 10-Jahres-Erhebung für Kinder und Jugendliche de facto keine erhöhten Prävalenzen detektierten. Subklinische depressive Symptome sind besonders häufig bei Kindern und Jugendlichen zu finden. So ergab eine Studie an 15000 niederländischen Schülern (Diekstra 1995) bei 13% Einsamkeitsgefühle, bei 20% ein negatives Selbstbild, bei 19% Selbstmordgedanken und – auch in dieser nichtklinischen Stichprobe – bei 5% bereits durchgeführte Selbstmordversuche. Frühe depressive Symptome können Risikofaktoren für die spätere Ausprägung einer manifesten depressiven Störung im psychiatrischen Sinne darstellen, sofern sich ungenügende Coping-Strategien, mangelnder sozialer Rückhalt, Misserfolgserlebnisse oder weitere Belastungsfaktoren hinzugesellen. Es wird angenommen, dass 70–80% der depressiven Kinder und Jugendlichen unbehandelt bleiben (Cicchetti u. Toth 1998).

Die bislang größte epidemiologische Studie zur Prävalenz depressiver Erkrankungen im Kindes- und Jugendalter stellte im Jahre 1971 in Deutschland eine Rate von 1,8% fest (Nissen 1971). Vergleichbare Ergebnisse erbrachte u.a. eine 30 Jahre später durchgeführte Studie in den USA (Angold u. Costello 2000). Neuere deutsche Studien beziffern die Lebenszeitprävalenz für depressive Erkrankungen – allerdings bei Jugendlichen und jungen Erwachsenen – mit 16,2% bzw. 16,8% (Kessler et al. 2003; Wittchen et al. 1998).

Während in einer älteren Studie zu Vorschulkindern ein geringer Prozentsatz von 0,3% in den USA als depressiv detektiert wurde (Kashani u. Sherman 1988), schwanken die Prävalenzangaben für Grundschulkinder in den USA zwischen 1,9 und 3,4% (Kashani et al. 1987; Cohen et al. 1993), für Jugendliche in den USA zwischen 3,2 und – bei Mädchen – 8,9% (Angold et al. 1998; Cooper u. Goodyer 1993). Eine Querschnittserhebung an 231 Vorschulkindern in einer kinderpsychiatrischen Tagesklinik in New York ergab eine Prävalenzrate depressiver Störungen von 2% bei den Mädchen und 1,8% bei den Jungen (Gadow et al. 2001).

Nach aktuellen Erhebungen ist ein signifikanter Anstieg depressiver Episoden ab dem 13. Lebensjahr zu verzeichnen, mit einem Höhepunkt zwischen dem 14. und 16. Lebensjahr; insbesondere bei Mädchen ist innerhalb der Pubertätsjahre ein signifikanter Anstieg depressiver Erkrankungen auf fast das Doppelte zu verzeichnen, der nach der Pubertät wieder absinkt, wohingegen man bei Jungen einen kontinuierlichen

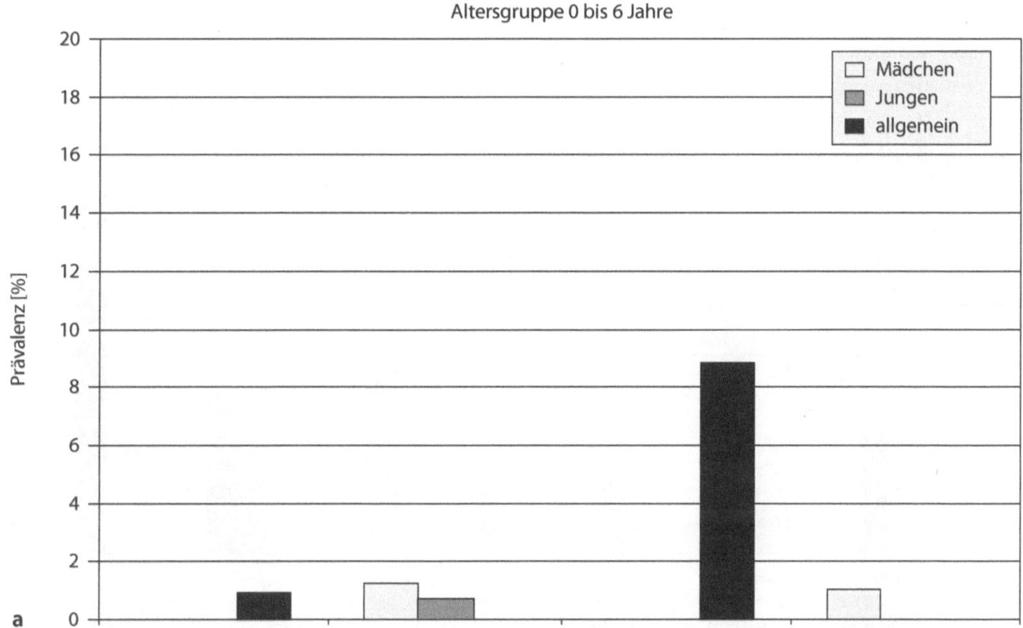
Altersgruppe 0 bis 6 Jahre
Mädchen
Jungen
allgemein
Prävalenz [%]
20
18
16
14
12
10
8
6
4
2
0
a
Kashani und Carlson 1987 (n=1000, USA)
Gadow et al. 2001 (n=531, New York)
Luby et al. 2002 (n=136, USA)
Keenan et al. 2004 (n=2451, USA)

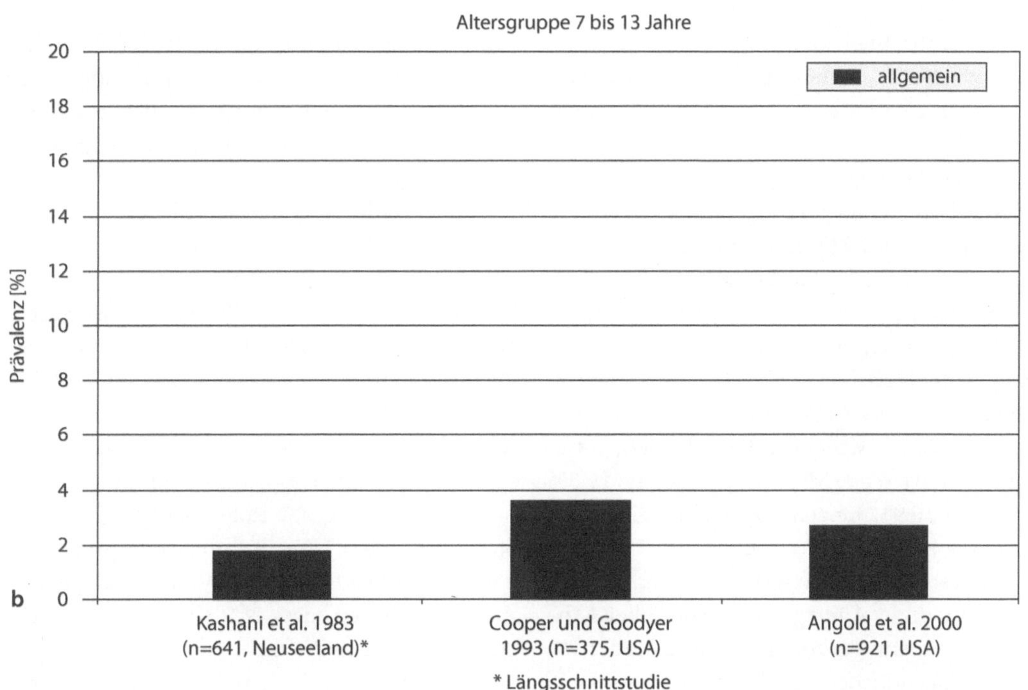
Altersgruppe 7 bis 13 Jahre
allgemein
Prävalenz [%]
20
18
16
14
12
10
8
6
4
2
0
b
Kashani et al. 1983 (n=641, Neuseeland)*
Cooper und Goodyer 1993 (n=375, USA)
Angold et al. 2000 (n=921, USA)
* Längsschnittstudie

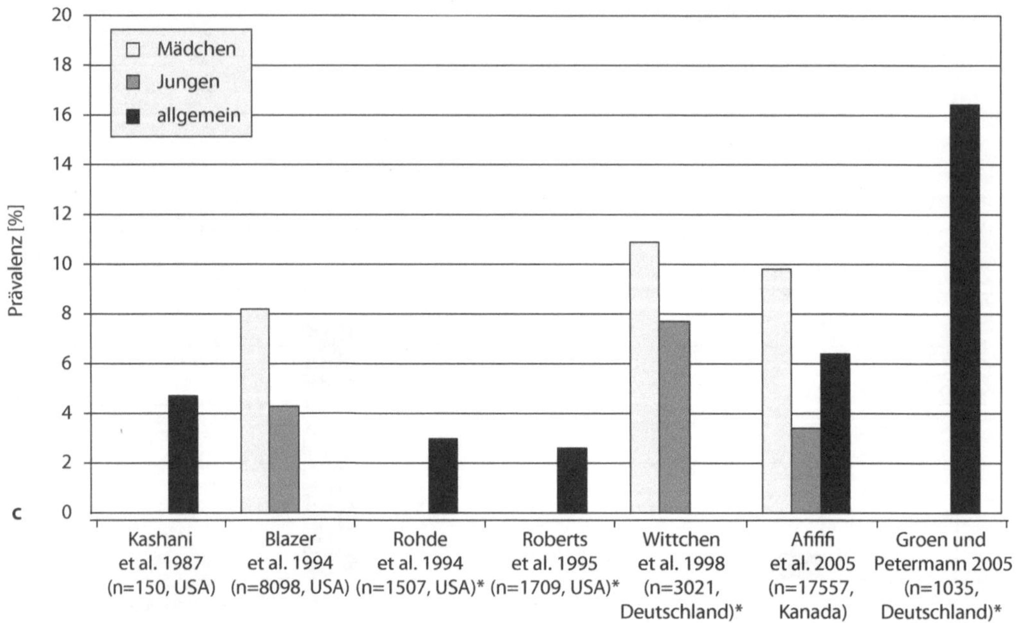

Abb. 2.5a–c. Epidemiologie nach Altersgruppen. **a** Altersgruppe 0–6 Jahre, **b** Altersgruppe 7–13 Jahre, **c** Altersgruppe 14–18 Jahre (*Längsschnittstudien)

Verlauf beobachten kann (vgl. Preiß u. Remschmidt 2007). Einen nach Altersgruppen gestaffelten Überblick geben die Abbildungen 2.5a–c.

In der Differenzierung des Schweregrades ergibt sich im Schul- und Jugendlichenalter eine Prävalenz von ca. 2% für mittelgradige bis schwere Depressionen, für leichte Depressionen von ca. 4%; in klinischen Stichproben werden weit höhere Raten (8–25%) angegeben (Blanz et al. 2006). In der epidemiologischen Studie von Wittchen et al. (1998) an 14- bis 24-Jährigen wurden Prävalenzraten von 2,5% (Mädchen: 3,6%, Jungen: 1,4%) für die rezidivierende Major Depression und 9,3% (Mädchen: 10,9%, Jungen: 7,7%) für die einmalige depressive Episode festgestellt.

Zu dysthymen Störungen gibt es nur wenige Daten für diese Altersgruppe, wobei bei Kindern von einem Vorkommen von bis zu 1,7% und bei Jugendlichen von bis zu 8% ausgegangen wird (vgl. Essau u. Petermann 2000). In der epidemiologischen Längsschnitterhebung von Wittchen et al. (1998) wurde die Prävalenz der Dysthymie mit 4,5% für Mädchen und 1,5% für Jungen angegeben.

Im Geschlechtervergleich gibt es insbesondere bei Mädchen emotionale Risikofaktoren, die eine Prädisposition für depressive Entwicklungen bedingen können (Tab. 2.5). Es wurde auch gezeigt, dass frühreife Mädchen mehr zu Depressionen neigen als normal entwickelte (30% vs. 22%; Lewinsohn et al. 1998; Seiffge-Krenke u. Stemmler 2002). Bei diesen Mädchen spielten ein negatives Körperbild und Beziehungsstress eine große Rolle (Seiffge-Krenke u. Stemmler 2002). Die Autoren interpretierten das beobachtete Phänomen als einen möglichen Ausdruck dessen, dass Mädchen im Vergleich zu Jungen gesellschaftlich weniger unabhängig erzogen und später in ihrer Verselbstständigung

Tab. 2.5. Risikofaktoren der depressiven Entwicklung bei Mädchen. (Mod. nach Essau u. Petermann 2000; Essau 2002)

Risikobereiche	Aspekte
Emotional	– frühere und stärkere Selbstabwertungstendenzen als Jungen – ängstlich-gehemmtes Temperament (gleichzeitig Risikofaktor für unsichere Bindungen) – höhere Sensitivität – höhere Misserfolgsbewertung – grüblerisch-introvertiertes Coping-Verhalten (bei Jungen: Ablenkung, Aktivität, Durchsetzungsversuche) – stärkere Belastung durch negative Lebensereignisse – hohes Angstniveau bei Anforderungen und Lebensumstellungen
Sozial	– Selbsteinschätzung stärker von Fremdbeurteilung abhängig – geringere Selbstbehauptungsfähigkeit – durch weibliche Sozialisation fokussierte Nähe, Vertrauen und Bindung (bei Jungen: Autonomie, Durchsetzungsvermögen)
Körperlich	– deutlichere, für die Selbstakzeptanz wichtige körperliche Pubertätszeichen – hormonelle Veränderungen

gefördert werden, was zu größeren Abgrenzungsschwierigkeiten und Rollenkonflikten zu führen scheint, insbesondere bei frühreifen Mädchen. Doch auch sexuell verzögert entwickelte Mädchen weisen eine höhere Neigung zur Entwicklung depressiver Störungen auf (34% vs. 22%; s. Lewinsohn et al. 1998).

Mädchen haben ein negativeres Körperbild als Jungen. Dies und die große Neigung, sich über die Sichtweisen anderer zu definieren und dadurch anfechtbarer zu sein, unterscheidet Mädchen von Jungen. Gleichzeitig kann die bessere Pflege eines sozialen Bezugssystems durch Mädchen andererseits eine umso größere Ressource zur Stressbewältigung sein (Seiffge-Krenke 2007). Der sozialen Ader der Mädchen kommt somit sowohl eine gefährdende, potenziell labilisierende, als auch eine mögliche protektive Bedeutung zu.

In der Regel verlaufen depressive Episoden im Jugendalter rascher als im Erwachsenenalter, was möglicherweise zur Unterschätzung der Häufigkeit führt. Die Angaben zur durchschnittlichen Dauer depressiver Episoden im Kindes- und Jugendalter schwanken zwischen zwei Monaten und 17 Monaten – im Mittel sind es acht Monate (Lewinsohn et al. 1998; Birmaher et al. 2006, 2007). Gleichzeitig ist bei bis zu 80% von einer latenten Persistenz bzw. von relativ hohen Rezidivraten auch für diese früh beginnenden Depressionsformen auszugehen: 25% rezidivieren nach einem Jahr, 40% nach zwei Jahren, 72% nach fünf Jahren (Blanz et al. 2006). Depressive Erkrankungen bei Kindern weisen häufig einen protrahierten Verlauf auf mit 3- bis 4-jähriger Dauer (Birmaher et al. 2007).

2.4 Suizidalität

2.4.1 Epidemiologie

Suizidgedanken sind ein Phänomen, dessen Prävalenz bei Schülern in Industrieländern auf bis zu 10% geschätzt wird, die Lebenszeitprävalenz von Suizidversuchen bei Kindern und Jugendlichen wird bei ca. 3–4% vermutet (vgl.

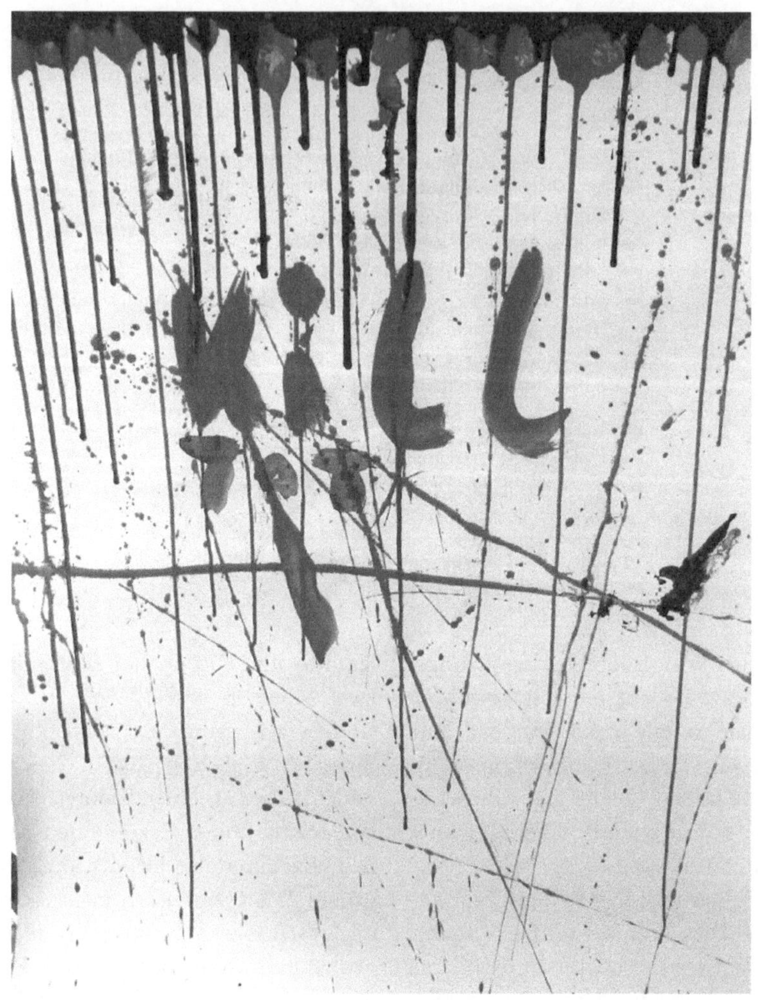

Abb. 2.6. Suizidalität eines Kindes (► Farbtafel am Buchende)

van Engeland 2001). Es ist von einer hohen Dunkelziffer auszugehen; nur ein Teil der Betreffenden wird kinder- und jugendpsychiatrisch vorgestellt. Jede dritte Todesursache bei 10- bis 19-Jährigen ist der Suizid (Arias et al. 2003). Die Mehrzahl der jugendlichen Suizidenten litt an einer psychischen Störung, insbesondere mehr als 50% an Depression (Ryan 2005; Abb. 2.6).

In bestimmten Altersstufen und bei entsprechender Peergroup üben Todesgedanken und Suizidversuche eine gewisse Faszination auf den Einzelnen aus – eine Faszination, die durch Medien und Internetforen verstärkt wird. Folge ist ein Experimentieren mit selbstverletzendem Verhalten, zunächst oft in leichter Ausprägung

▼

wie z.B. oberflächliches Ritzen. Die mögliche Gewinnung von Aufmerksamkeit kann als aufrechterhaltender Faktor wirken. Werden keine anderen, konstruktiveren Mechanismen zur Erlangung positiver Verstärkung erworben, gewinnt die Autoaggressivität an Stellenwert. Um die gewünschte Wirkung der Zuwendung zu bewahren, müssen die Methoden im Verlauf stärker gewählt werden, so dass tatsächlich schwerere Verletzungen und lebensbedrohliche Maßnahmen ergriffen werden. Bei Entwicklung einer Borderline-Persönlichkeitsstörung kommt dem selbstverletzenden Verhalten zudem die Bedeutung der Spannungsabfuhr bei innerer Anspannung zu; auch beschreiben die Patienten den selbst zugefügten Schmerz als einzige Möglichkeit, sich selbst noch zu spüren. Borderline-Patienten verfügen über ein geringes Schmerzempfinden und befinden sich während der Selbstverletzungsprozeduren in einem dissoziativen Zustand. Angst, Unsicherheit und Schreck als Reaktionen der Umwelt werden als verstärkendes Gefühl erlebt.

Bei Depressionen sind suizidale Gedanken sehr ernst zu nehmen und besonders gewissenhaft im Verlauf zu überprüfen und engmaschig zu verfolgen. Zurzeit wird in Deutschland von 18–20 Suiziden pro 100000 Todesfälle ausgegangen (vgl. Harrington 2001). Die Suizidrate für Kinder und Jugendliche zeigt sich seit dem Jahr 1982 relativ stabil (525 Suizide Minderjähriger in Deutschland) bzw. entgegen der öffentlichen Wahrnehmung eher abnehmend (1996: 222; 2001: 243). Jungen überwiegen Mädchen bezüglich erfolgreicher Suizide im Verhältnis 3 zu 1, wohingegen Selbstmordversuche deutlich häufiger von Mädchen durchgeführt werden. Auch hegen mehr Mädchen Suizidgedanken als Jungen, insgesamt schwanken die Prävalenzangaben hierzu zwischen 10 und 35% (Reicher 1998). In den USA suizidieren sich ca. 5000 Kinder und Jugendliche pro Jahr (Shugart u. Lopez 2002). Die Korrelation von depressiven Störungen und suizidalem Verhalten bei Kindern und Jugendlichen liegt bei 0,30 (Seiffge-Krenke 2007).

Die ethnische Zugehörigkeit ist auch zu berücksichtigen: Während in Nordamerika und Europa erfolgreiche Suizide bei Jungen häufiger sind, besteht in Lateinamerika und Asien ein ausgeglichenes Geschlechterverhältnis. Ansonsten überwiegen Suizide bei Mädchen (van Engeland 2001). Während Selbsttötungen vor dem 10. Lebensjahr sehr selten vorkommen, sind es pro Jahr im Alter zwischen 10 und 14 Jahren bis zu 40 Kinder, die sich suizidieren. Zwischen 15 und 19 Jahren tun dies in Deutschland bis zu 200 Jugendliche (vgl. Warnke et al. 2001). Eine deutsche Erhebung zeigte, dass Erhängen und tödliche Aufprallverletzungen die am häufigsten gewählten Suizidvarianten bei Kindern, Jugendlichen und jungen Erwachsenen darstellen (Schmidt et al. 2002).

2.4.2 Geschlechterunterschiede

Jungen

Aggressives Verhalten und Drogenkonsum sind psychopathologische Besonderheiten, die oft für männliche depressive Jugendliche zutreffen: Hier stehen eher extravertierte kompensatorische Mechanismen der affektiven Belastung im Vordergrund; Frustration und Enttäuschung führen zu Wut- und Ärgergefühlen, die sich dann entsprechend expansiv manifestieren. Zur Selbstberuhigung oder -entlastung werden Alkohol oder sonstige Drogen eingesetzt. Depressive Jungen streiten Traurigkeitsgefühle, Überlastung, Erschöpfung und Ratlosigkeit, das heißt Symptome, die für eine Depression sehr typisch sind, im direkten Gespräch oft ab – selbst dann, wenn der Druck und ihre Not schon sehr groß sind. Jungen führen weniger parasuizidale Handlungen durch, sondern greifen bei Suizidversuchen dann zumeist zu »harten Methoden« wie Erhängen oder Erschießen, wodurch die Gefahr eines vollendeten Suizids deutlich erhöht ist. Es mag an dem gesellschaftlichen Rollenverständnis liegen, dass Jungen das Eingeständnis von Schwächen und von einem aktuellen Mangel an Lösungsstrategien zur Selbsthilfe besonders schwerfällt. Das Gleiche gilt für die Mitteilung von emotionaler Befindlichkeit.

Mädchen

Mädchen neigen in der Depression eher zum Rückzug und Grübeln, sie empfinden oft Schuld- und Versagensgefühle und sprechen sich ohne Differenzierung oft gänzlich die Verantwortung für Misserfolge und für Erlebnisse des Scheiterns zu. Mädchen führen häufiger parasuizidale Handlungen durch und greifen meist zu »weichen Methoden« wie Tabletteningestion. Bei Mädchen wird häufiger auch das Umfeld einbezogen, sie teilen ihre schlechte Befindlichkeit engen Vertrauten durchaus mit, bisweilen auch ihre Suizidversuche (◻ Abb. 2.7).

Mitunter weisen Suizidversuche einen offensichtlich appellativen Charakter auf und sind primär zur Aufmerksamkeitssuche intendiert, was bei höherer Frequenz und histrion getönter Darstellung durch den Patienten selbst im Umfeld und eventuell auch beim Therapeuten zur negativen Gegenübertragung führt (Ärger, Ungeduld, Verharmlosung der Selbstschädigung). Jedoch müssen auch diese Suizidversuche (und der Patient) stets ernst genommen und vorwürfliche oder subjektiv emotional bewertende Bemerkungen unbedingt vermieden werden, wobei in Abhängigkeit der zugrunde liegenden psychischen Störung verhaltenstherapeutische Strategien einfließen müssen (z.B. bei Borderline-Patienten und Patienten mit histrionischer Persönlichkeitsstörung: Verstärkung gesunden Verhaltens und nur minimale, neutrale, sachlich-notwendige Handhabung autoaggressiven Verhaltens, etwa durch Wundversorgung).

2.4.3 Risikofaktoren

Zumeist zeigt sich ein präsuizidales Syndrom mit direkten oder indirekten Vorankündigungen und charakteristischen Veränderungen auf emotionaler Ebene und Verhaltensebene. Nach Löchel (1983) umfasst das präsuizidale Syndrom:

- Gefühle der Ohnmacht und des Unverstandenseins,
- mangelnden Selbstwert,
- soziale Isolation,
- Passivität,
- Autoaggressivität,
- konkrete Suizidpläne,
- Dysphorie,
- psychosomatische Beschwerden wie Müdigkeit, Appetit- und Schlaflosigkeit (vor allem bei Kindern).

Oft wird bei Kindern und Jugendlichen jedoch eher der Wunsch, eine unerträgliche Situation zu beenden bzw. eine Pause zu erlangen, als Trigger für Suizidversuche angegeben als ein tatsächlicher Todeswunsch (◻ Abb. 2.8). Hinweise auf das Vorliegen von Suizidalität sind in ◻ Tabelle 2.6 dargestellt. Besonders kritisch hinsichtlich weiterer Suizidgefährdung sind bereits vorausgegangene Suizidversuche (Apter u. King 2006), Suizide in der Familie (Brent et al. 2002) und zur Imitation verleitende Suizide in der näheren Umgebung (»Werther-Effekt«). Liegen solche Faktoren vor, ist

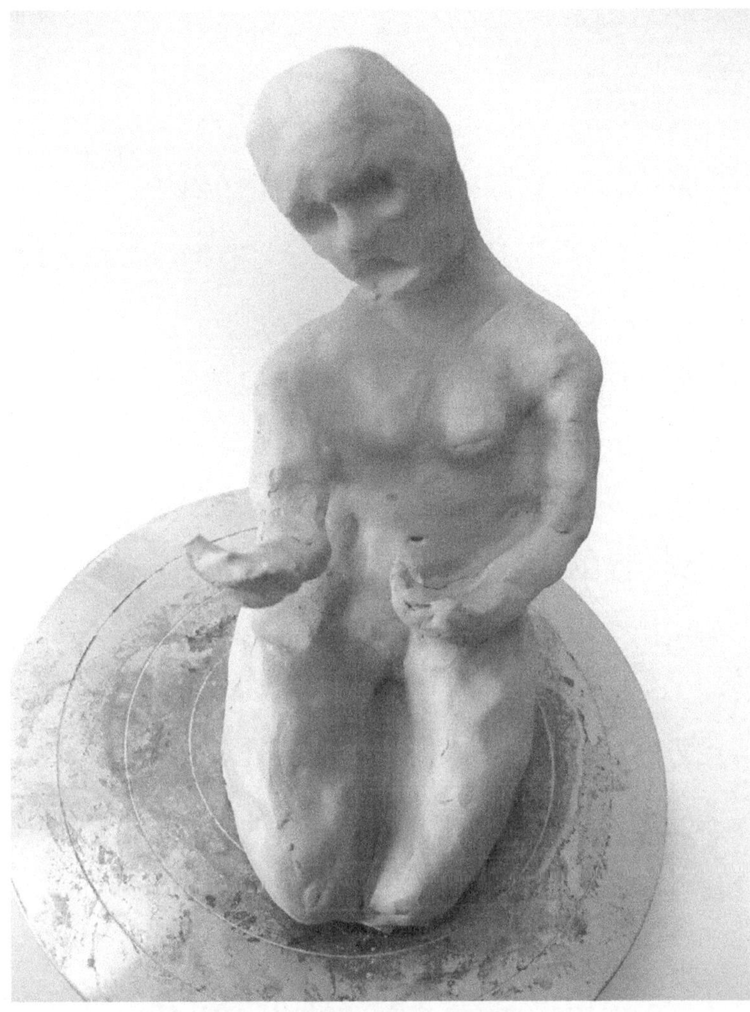

Abb. 2.7. Tonfigur einer 17-Jährigen mit selbstverletzendem Verhalten

von einem andauernden Risiko für die Dauer von zwei Jahren auszugehen. Dabei mag auch der Vereinigungswunsch mit einer verstorbenen geliebten Person eine wichtige Rolle spielen. Das höchste Risiko für wiederholte Suizidversuche liegt im ersten Halbjahr nach dem ersten Versuch (25%), die Wahrscheinlichkeit für Wiederholungen innerhalb eines Jahres bei 15% (Harrington 2001).

Suizidversuche, die mit längerem Vorsatz, vorgeplant und in Isolation, das heißt im Bewusstsein, mit hoher Wahrscheinlichkeit nicht entdeckt zu werden, durchgeführt wurden, sind höchst alarmierend und erfordern aufgrund akuter Selbstgefährdung den Schutz einer intensivierten vollstationären Therapie.

Ich fühle mich leer, wertlos.
Macht das Leben einen Sinn?
Wieso laufen alle mit einem Lächeln
auf den Lippen herum,
während ich mich in eine ecke
zurückziehe und traurig bin.
Mir ist zum Heulen zu Mute,
wo ist die Freude von früher,
wo mein Lebensgeist.
Nichts macht mehr Spaß,
~~das~~ alles ist total beschissen;
das Leben zieht an mir vorbei.
Werde ich wieder lachen
und Spaß haben können?
Und warum versteht mich
NIEMAND?

Add 2.8. Schwere depressive Episode einer 14-Jährigen

Wenn suizidale Gedanken nach vorausgegangenen Suizidversuchen anhalten, ungünstige psychosoziale Umstände vorliegen (soziale Desintegration, psychische Erkrankungen in der Familie, Belastungsfaktoren) und es an positiven Perspektiven mangelt (z.B. völliges schulisches oder berufliches Leistungsversagen), ist ebenfalls eine engmaschige Therapie

Tab. 2.6. Hinweise auf das Vorliegen von Suizidalität. (Mod. nach Essau u. Petermann 2000; Kerns 1997)

Umgang mit anderen	– sozialer Rückzug – Andeutungen von Todesgedanken – Verschenken wichtiger persönlicher Dinge, Klärung noch offener Angelegenheiten
Verhaltensebene	– Vernachlässigung des Äußeren – deutliche, für die Person untypische Verhaltensänderung – Pflicht- und Alltagsvernachlässigung – Substanzmissbrauch
Psychopathologie	– Depressionssymptome – starkes Grübeln – Leistungseinbruch – intensive Beschäftigung mit dem Thema Tod (Zeichnungen, Lektüre, Gedichte, Chatrooms etc.) – plötzlich gelöste Stimmung nach depressiver Phase (Suizid als anspannungslösende Idee)
Alarmzeichen	– Abschiedsbrief – konkrete Planungen zur Suiziddurchführung – vorausgegangene Suizidversuche

dringend anzuraten, vor allem zur akut kriseninterventorischen Entlastung im stationären Rahmen. Denn die basalen Gegebenheiten sind durch den depressiven Patienten ohne therapeutische Unterstützung nicht änderbar und führen somit zur chronischen Überforderung, die »Lösungsversuche« durch Suizid wahrscheinlich machen. Auch sollte der Wunsch eines Kindes oder Jugendlichen nach vollstationärer kinder- und jugendpsychiatrischer Therapie gehört und gewissenhaft differenziert abgewogen werden, da es sich meist um ein Warnsignal handelt.

2.4.4 Prävention

Viele Suizide finden nicht in der Phase der stärksten Depression statt, sondern in der Phase der »Besserung«, das heißt, wenn Energie und Antrieb gewonnen werden, die für die Umsetzung einer suizidalen Handlung vorher gefehlt hatten. Kindliche Suizide vor dem 12. Lebensjahr, die sehr selten sind, fanden zumeist in Korrelation mit traumatischen Ereignissen (z.B. Verlust eines Elternteils, Missbrauch) oder Alkohol- und Drogenmissbrauch in der Familie statt (Orbach 1990). Mangelnde Stressbewältungsmodelle in der Familie oder Imitationssuizide nach vorausgegangenem Suizid einer bekannten oder befreundeten Person sind vor allem bei Schulkindern und Jugendlichen riskante Ausgangsbedingungen, die präventiver Programme bedürfen (z.B. fachliche Betreuung von Schulen, in denen ein Suizid stattfand).

Zur Suizidprävention sind die Behebung oder Reduktion von Belastungsfaktoren und die Vermittlung von Problemlösestrategien zentrale Faktoren. Es gilt zu beachten, dass Kinder und Jugendliche auch nach Suizdversuchen zur Bagatellisierung ihrer Situation neigen und wenig offen sind. Umso wichtiger ist die Ausbildung eines Vertrauensverhältnisses zu einem festen Bezugstherapeuten, der kriseninterventorisch zur Verfügung steht bzw. mit dem Patienten einen Notfallplan ausarbeitet, welche Selbsthilfemethoden angewandt und welche Hilfsinstanzen konkret zu jeder Tages- oder Nachtzeit alarmiert werden können, um eine sofortige Unterstützung bei akuter Suizidalität zu erwirken.

Literatur

Afifi TO, Enns MW, Cox BJ, Martens PJ (2005) Investigating health correlates of adolescent depression in Canada. Can J Public Health 96: 427–431

Angold A, Costello EJ (2000) The child and adolescent psychiatric assessment. J Am Acad Child Adolesc Psychiatry 39: 39–48

Angold A, Costello EJ, Worthman CM (1998) Puberty and depression. The roles of age, pubertal status and pubertal timing. Psychol Med 28: 51–61

Apter A, King RA (2006) Management of the depressed, suicidal child or adolescent. Child Adol Psych Cl 15(4): 999–1013

Arias E, MacDorman MF, Strobino DM, Guyer B (2003) Annual summary of vital statistics - 2002. Pediatrics 112: 1215–1230

Birmaher B, Axelson A (2006) Course and outcome of bipolar spectrum disorder in children and adolescents: A review of the existing literature. Development and Psychopathology 18: 1023–1035

Birmaher B, Brent D, American Association of Child and Adolescent Psychiatry Work Group on Quality Issues (2007) Practice parameter for the assessment and treatment of children and adolescents with depressive disorders. J Am Acad Child Adolesc Psychiatry 46(11): 1503–1526

Blanz B, Remschmidt H, Schmidt MH, Warnke A (2006) Psychische Störungen im Kindes- und Jugendalter. Schattauer, Stuttgart

Blazer DG, Kessler RC, McGonagle KA, Swartz MS (1994) The prevalence and distribution of major depression in a national community sample: the National Comorbidity Survey. Am J Psychiatry 151: 979–986

Brent DA, Oquendo M, Birmaher B et al. (2002) Familial pathways to early-onset suicide attempt: risk for suicidal behavior in offspring of mood-disordered suicide attempters. Arch Gen Psychiat 59: 801–807

Cicchetti D, Toth S (1998) Perspectives on research and practice in developmental psychopathology. In: Damon W (ed) Handbook of Child Psychology. Child psychology in practice, 5th edn., vol 4. Wiley, New York, pp 479–583

Cohen P, Cohen J, Kasen S et al. (1993) An epidemiological study of disorders in late childhood and adolescence – i. Age and gender specific prevalence. J Child Psychol Psychiatry and Allied Disciplines 34: 851–867

Cooper PJ, Goodyer I (1993) A community study of depression in adolescent girls. Estimates of symptom and syndrome prevalence. Br J Psychol 163: 369–374

Costello EJ, Foley DL, Angold A (2006) 10-year-research update review: the epidemiology of child and adolescent psychiatric disorders: II. Developmental epidemiology. J Am Acad Child Psychiatry 45: 8–25

Deutsche Gesellschaft für Kinder- und Jugendpsychiatrie, Psychosomatik und Psychotherapie et al. (2007) Depressive Episoden und Rezidivierende depressive Störungen (F32, F33), Anhaltende affektive Störungen (F34). In: Warnke A, Lehmkuhl G (Hrsg) Leitlinien zur Diagnostik und Therapie von psychischen Störungen im Säuglings-, Kindes- und Jugendalter, 3. Aufl. Deutscher Ärzte Verlag, Köln, S 57–72

Diekstra RFW (1995) Depression and suicidal behaviors in adolescence. Sociocultural and time trends. In: Rutter M (eds) Psychosocial disturbance in young people. Challenges for prevention. Cambridge University Press, New York, pp 212–243

Engeland H van (2001) Suizidales Verhalten in der Adoleszenz. In: Freisleder FJ, Schlamp D, Naber G (Hrsg) Depression, Angst, Suizidalität. Affektive Störungen im Kindes- und Jugendalter. Zuckschwerdt, München, S 47–54

Essau CA (2002) Depression bei Kindern und Jugendlichen. Psychologisches Grundlagenwissen. Ernst Reinhard, München

Essau CA, Petermann U (2000) Depression. In: Petermann F (Hrsg) Lehrbuch der Klinischen Kinderpsychologie und -psychotherapie, 4. Aufl. Hogrefe, Göttingen, S 291–322

Gadow KD, Sprafkin JM, Nolan E (2001) DSM-IV symptoms in community and clinical preschool children. J Am Acad Child Psychiatry 40: 1383–1392

Groen G, Petermann F (2005) Depressive Störungen im Jugendalter: Verlauf und klinische Prädiktoren. Z Klin Psychol Psychother 34: 10–18

Harrington RC (2001) Kognitive Verhaltenstherapie bei depressiven Kindern und Jugendlichen. Übersetzt und bearbeitet von Jans T, Warnke A, Remschmidt H. Hogrefe, Göttingen

Kashani JH, Carlson GA (1987) Seriously depressed preschoolers. Am J Psychiatry 144(3): 348–350

Kashani JH, Sherman DD (1988) Childhood depression: epidemiology, etiological models, and treatment implications. Integr Psychiatry 6: 1–8

Kashani JH, McGee RO, Clarkson SE et al. (1983) Depression in a sample of 9-year-old children, Prevalence and associated characteristics. Arch Gen Psychiatry 40(11): 1217-23

Kashani JH, Carlson GA, Beck NC et al. (1987) Depression, depressive symptoms and depressed mood among a community sample of adolescents. Am J Psychiatry 144: 931–934

Keenan K, Hipwell A, Duax J, Stouthamer-Loeber M, Loeber R (2004) Phenomenology of depression in young girls. J Am Acad Child Adolesc Psychiatry 43(9): 1098–1112

Kerns LL (1997) Hilfen für depressive Kinder. Huber, Bern

Kessler RC, Berglund P, Demler O et al. (2003) The epidemiology of major depressive disorder: results from the National Comorbidity Survey Replication (NCS-R). J Am Acad Assoc 289: 3095–3105

Knölker U, Mattejat F, Schulte-Markwort M (2000) Kinder- und Jugendpsychiatrie und Psychotherapie systematisch, 2. Aufl. Uni-Med Verlag, Bremen

Lewinsohn PM, Rohde P, Seeley JR (1998) Major depressive disorder in older adolescents: prevalence, risk factors, and clinical implications. Clin Psychol Rev 18:765–794

Little CA, Williams SE, Puzanovova M, Rudzinski ER, Walker LS (2007) Multiple somatic symptoms linked to positive screen for depression in pediatric patients with chronic abdominal pain. J Pediatric Gastroenterol Nutrition 44: 58–62

Löchel M (1983) Die präsuizidale Symptomatik bei Kindern und Jugendlichen – ein Beitrag zur Früherkennung der Selbstmordgefährdung. In: Jochmus I, Förster E (Hrsg) Suizid bei Kindern und Jugendlichen. Klinische Psychologie und Psychopathologie, Bd 24. Enke, Stuttgart

Luby JL, Heffelfinger AK, Mrakotsky C et al. (2002) Preschool major depressive disorder: validation for developmentally modified DSM-IV criteria. J Am Acad Child Adolesc Psychiatry 41: 928–937

Nissen G (1971) Depressive Syndrome im Kindes- und Jugendalter. Springer, Berlin Heidelberg New York Tokio

Orbach I (1990) Kinder die nicht leben wollen. Vandenhoeck & Ruprecht, Göttingen

Preiß M, Remschmidt H (2007) Depressive Störungen im Kindes- und Jugendalter – eine Übersicht. Z Kinder Jug Psych 35(6): 385–397

Reicher H (1998) Depressionen bei Kindern und Jugendlichen. Waxmann, Münster

Roberts RE, Lewinsohn PM, Seley JR (1995) Symptoms of DSM-III-R major depression in adolescence: evidence from an epidemiological survey. J Am Acad Child Adolesc Psychiatry 34: 1608–1617

Rohde P, Lewinsohn PM, Seley JR (1994) Are adolescents changed by an episode of major depression? J Am Acad Child Adolesc Psychiatry 32: 1289–1298

Rosenthal NE, Sack DA, Gillin JC et al. (1984) Seasonal affective disorder: a description of the syndrome and preliminary findings with light therapy. Arch Gen Psychiatry 41: 72–80

Ryan ND (2005) Treatment of depression in children and adolescents. Lancet 366(9489): 933–940

Schmidt P, Müller R, Dettmeyer R, Madea B (2002) Suicide in children, adolescents and young adults. Forensic Sci Int 127: 161–167

Schulte-Markwort M, Forouher N (2003) Affektive Störungen. In: Herpertz-Dahlmann B, Resch F, Schulte-Markwort M, Warnke A (Hrsg) Entwicklungspsychiatrie. Schattauer, Stuttgart, S 609–636

Seiffge-Krenke I (2007) Depression bei Kindern und Jugendlichen: Prävalenz, Diagnostik, ätiologische Faktoren, Geschlechtsunterschiede, therapeutische Ansätze. Prax Kinderpsychol Kinderpsychiatrie 56: 185–205

Seiffge-Krenke I, Stemmler M (2002) Factors contributing to gender differences in depressive symptoms: a test of three developmental models. J Youth Adolesc 31: 405–417

Shugart MA, Lopez EM (2002) Depression in children and adolescents: When «moodiness« merits special attention. Postgrad Med 112: 130–136

Warnke A, Hemminger U, Wewetzer Ch (2001) Angststörungen und Depressionen bei Kindern und Jugendlichen. In: Freisleder FJ, Schlamp D, Naber G (Hrsg) Depression, Angst, Suizidalität. Affektive Störungen im Kindes- und Jugendalter. Zuckschwerdt, München, S 33–46

Wittchen H, Nelson CB, Lachner G (1998) Prevalence of mental disorders and psychosocial impairments in adolescents and young adults. Psychol Med 28: 109–126

Was erklärbar ist: Ätiologie und Entwicklungs psychopathologie

3.1 Genetische Faktoren – 34

3.2 Beteiligte Neurotransmittersysteme – 35

3.3 Neuroendokrinologie – 41

3.4 Befunde aus der Bildgebung – 43

3.5 Befunde zur Schlafregulation – 43

3.6 Latrogene Faktoren – 47

3.7 Somatogene Faktoren – 48

3.8 Psychosoziale Faktoren – 54

3.9 Psychologische Modelle – 63

3.10 Saisonale Einflüsse – 66

Literatur – 68

Insgesamt muss von einer multimodalen Genese depressiver Erkrankungen ausgegangen werden, die genetisch-neurobiologische, somatische und peristatische Faktoren sowie Persönlichkeitskomponenten enthält.

3.1 Genetische Faktoren

Konkordanzraten unipolarer Depressionen für eineiige Zwillinge betragen 25–50%, für zweieiige 14–37%; die Heritabilität liegt bei 35–70% (McGuffin et al. 1996; Übersicht: Schulte-Körne u. Allgaier 2008). Das heißt, dass bei Vorliegen einer Depression bei eineiigen Zwillingen, bei denen man identisches Erbgut voraussetzen kann, sehr wahrscheinlich beide an einer Depression erkranken, wohingegen dies bei Geschwistern mit unterschiedlicherem Erbgut weniger wahrscheinlich ist. Dies ist ein starkes Argument für eine genetische Verankerung der Störung, da in Zwillingsstudien zudem eine Konfundierung durch unterschiedliche Lebensbedingungen ausgeschlossen ist. Bei einem depressiven Elternteil besteht für den Nachwuchs ein auf 20% erhöhtes Risiko, ebenfalls an einer Depression zu erkranken, bei zwei depressiven Eltern beträgt das Risiko sogar 50% (Haug 1996). Die Heritabilität für schwere und früh im Kindesalter beginnende Depressionen ist besonders hoch (Schulte-Markwort u. Forouher 2003): Bei Erkrankungsbeginn bis zum 12. Lebensjahr finden sich in bis zu 85% der Fälle depressive Verwandte (Rende et al. 2007). Prospektive Familienuntersuchungen zeigten, dass verschiedene affektive Erkrankungen (bipolare Störungen, Depression, Angststörungen) genetisch im Sinne erhöhter Erkrankungsrisiken transgenerational verbunden sind (Warner et al. 1999; Williamson et al. 2004). Es ist somit von einer deutlichen genetischen Komponente auszugehen, auch bezüglich der Sensitivität für depressive Entwicklungen. Insgesamt wird ein polygenetischer Erbgang angenommen (Shih et al. 2004). Gleichzeitig ist nicht eindeutig zu differenzieren, inwieweit die genetische Komponente per se eine Rolle spielt, das heißt in Abgrenzung von der sozialen Transmission, also der Belastung, in einer Familie mit manifesten depressiven Störungen aufzuwachsen (Rossmann 2003).

Zur Identifikation von Kandidatengenen werden Kopplungs- bzw. Linkage-Analysen herangezogen. Diese untersuchen polymorphe Abschnitte der DNA, die aufgrund ihrer eng benachbarten Lokalisation innerhalb eines Chromosoms in Kopplung mit potenziellen Suszeptibilitätsgenen vererbt werden könnten. Der Logarithmus des Wahrscheinlichkeitverhältnisses, das beschreibt, dass eine gekoppelte Vererbung eintritt vs. Nichteintreten dieser Kopplung, ergibt den so genannten LOD-Score (LOD = »logarithm of the odds« oder »logarithmic odds ratio«). Je niedriger dieser ist, desto wahrscheinlicher ist eine Rekombination der Genorte. Eine Rekombination von Genabschnitten ist häufiger, wenn die untersuchten Genorte weiter auseinanderliegen, also vermutlich nicht gekoppelt sind. Höhere LOD-Scores als 3 sprechen für eine Genkopplung. So ist die Gleichung LOD = 3 dergestalt zu interpretieren, dass bei einer beobachteten gemeinsamen Übertragung zweier Genorte die Wahrscheinlichkeit 1000-mal größer ist (Logarithmus zur Basis 10), dass die beiden Genorte aufgrund von Kopplung anstelle eines zufälligen Ereignisses gemeinsam übertragen wurden. Kopplungsanalysen bei Erwachsenen zufolge gelten die chromosomalen Regionen 1p (vor allem 1p36), 1q, 3centr., 4q, 5q, 6q, 7p, 8p, 11q(2), 12q23.3-q24.11, 13q31.1-q31.3, 15q (vor allem 15q25-q26) und 18q als Kandidatengene depressiver Erkrankungen (Hünnerkopf u. Lesch 2006; Schulte-Körne u. Allgaier 2008). Es handelt sich um mindestens zweifach replizierte Befunde.

Eine weitere Herangehensweise genetischer Studien sind Assoziationsanalysen, bei denen funktionelle Genvarianten (Allele), die in der Nähe eines bereits bekannten oder vermuteten Kandidatengens lokalisiert sind, bei Betroffenen im Vergleich zu Gesunden untersucht werden. Bei Erwachsenen fanden sich in mehreren Studien Assoziationen zwischen Polymorphismen der Promotorregion des Serotonin-Transporters (5-HTT) sowohl mit unipolaren Depressionen als auch bipolaren Störungen (Lesch 2005). 5-HTT-Polymorphismen können u.a. Einfluss nehmen auf die Transkriptionsaktivitäten des 5-HTT-Promotors und somit auf die Menge des letztlich produzierten 5-HTT-Proteins. Auch bei Early-onset-Formen der Depression wurde eine Assoziation mit dem s-Allel, das für eine erniedrigte Aktivität steht, des Serotonin-Transporters festgestellt (Nobile et al. 1999). Träger dieses Allels tragen ein zweifach höheres Risiko, infolge belastender Lebensereignisse an einer Depression zu erkranken (Lesch 2005). Ergänzend seien Befunde aus Tiermodellen angeführt, denen zufolge inaktivierte Serotonin-Transporter sowie 5-HT(Serotonin)-1A-Rezeptoren zu erhöht ängstlichen und weniger explorativen Verhaltensweisen führten sowie eine stärkere Stressreagibilität induzierten (ebd.; zur Bedeutung von Serotonin: ► 3.2.1). Zudem besteht eine Korrelation zwischen medikamentöser Response und der Funktionsfähigkeit des Serotonin-Transporters (Rausch 2005).

Genetische Studien zu jungen Menschen oder gar Kindern und Jugendlichen sind begrenzt und widersprechen zum Teil den Erwachsenenbefunden: So konnte für das bei Erwachsenen identifizierte Kandidatengen CREB1 (cAMP response element binding protein 1; D2S2321) bei Kindern keine Assoziation mit affektiven Störungen nachgewiesen werden (Burcescu et al. 2005). CREB1 ist ein ubiquitärer Transkriptionsfaktor, der vielfach Genexpressionen reguliert und somit eine Modulatorfunktion in zahlreichen Prozessen des Organismus übernimmt.

Bei 378 Patienten mit unipolarer Depression und einem Krankheitsbeginn vor dem 25. Lebensjahr wurde eine Assoziation mit dem Genlocus der Catecholamin-o-Methyltransferase COMT(Val158Met), insbesondere des COMT Val sowie des COMT Val/Val-Allels, mit früh beginnenden depressiven Störungen festgestellt (Massat et al. 2005). Das Enzym COMT ist verantwortlich für die Metabolisierung von Dopamin; das Val-Allel erhöht die Aktivität des Enzyms, das heißt, es kommt zu einem relativen Dopamin-Mangel (► 3.2.3). Der gleiche Polymorphismus wird interessanterweise auch mit der Negativsymptomatik schizophrener Erkrankungen assoziiert, die u.a. auf einen Dopamin-Mangel im Frontalhirn zurückgeht (Weinberger 2005).

Zudem wurde für das Neurotrophin BDNF (brain derived neurotrophic factor; Val66Met) die präferenzielle Transmission des Val66-Allels bei unipolaren und bipolaren Störungen mit Beginn vor dem 18. Lebensjahr nachgewiesen (Hünnerkopf u. Lesch 2006). BDNF ist ein wichtiger Faktor der Neurogenese und Neuroprotektion (► 3.2.2).

3.2 Beteiligte Neurotransmittersysteme

Die ursprünglichen Depressionsmodelle im Sinne der Noradrenalin- bzw. Serotonin-Mangel-Hypothese (Coppen 1967; Schildkraut 1965) bewahren ihre Gültigkeit, sind jedoch differenzierter zu betrachten. Auch Dopamin übernimmt eine Rolle in der Affektregulation (■ Abb. 3.1). Es ist von einer neurobiologischen Sensitivierung für weitere Phasen durch eine erste depressive Episode auszugehen.

3.2.1 Serotonin

Serotonerge Neuronen entspringen den dorsalen und kaudalen Raphekernen und projizieren

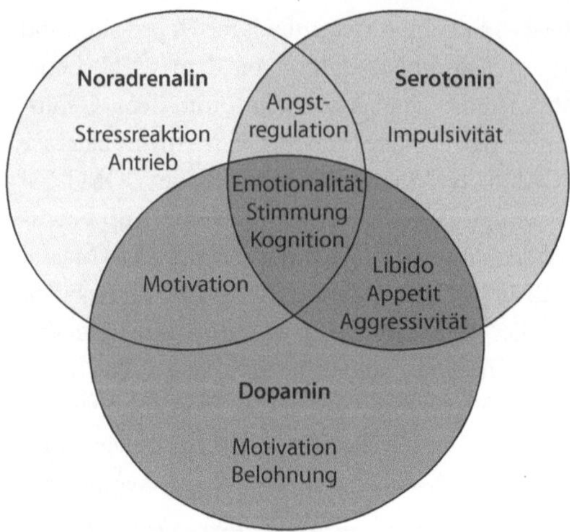

Abb. 3.1. Monoamin-Neurotransmitter und ihre Funktion in der Affektregulation. (Mod. nach Nemeroff 2002)

zum Hypothalamus, zum Kortex, zu Amygdala und Hippocampus, zu den Basalganglien und zum Hirnstamm. Eine verminderte Verfügbarkeit von Serotonin oder seinem Vorläufer Tryptophan wurde vielfach bei depressiven Erkrankungen nachgewiesen, u.a. durch den quantitativen Nachweis einer reduzierten Konzentration des Serotonin-Metaboliten 5-Hydroxyindolessigsäure (5-HIAA) im Liquor depressiver Patienten, die mit dem Schweregrad der Symptomatik korrelierte (Nemeroff 2002).

Depletionsversuche mit Reserpin (Entleerung der Monoaminspeicher) oder die Hemmung der Serotonin-Synthese aus dem Vorläufer Tryptophan mittels Gabe eines Tryptophanhydroxylase-Inhibitors bedingen eine Minderung der Serotonin-Verfügbarkeit und resultierten beim Menschen in depressiver Symptomatik (ebd.).

Depressive Patienten und Suizidenten wiesen in Postmortem-Untersuchungen mittels radioaktiv markierter Liganden im Vergleich zu nichtdepressiven Kontrollpersonen eine signifikante Reduktion (bis zu 40%) der Serotonin-Transporter in Okzipital- und Frontalkortex sowie im Hippocampus auf (Malison et al. 1998). Dieser Befund ließ sich auch für periphere Thrombozyten replizieren, die das neuronale System zu reflektieren scheinen. Hier zeigten sich bei Erkrankten im Vergleich zu Gesunden um 54% geringere Serotonin-Transporter-Konzentrationen (Nemeroff 2002).

Eine positronenemissionstomographische Studie bei unbehandelten depressiven Erwachsenen fand eine erhöhte Bindung an den Serotonin-Transporter um 24% im Thalamus, um 15% in der Insula und um 12% im Striatum, wobei sich im Hirnstamm Unterschiede zwischen unipolar und bipolar depressiv Erkrankten feststellen ließen: Erstere zeigten im Aquädukt-Bereich erhöhte Bindungsraten, Letztere im Pons-Areal der Raphekerne (Cannon et al. 2007).

Ein weiterer Befund besteht in einer erhöhten postsynaptischen Serotonin-Rezeptor-Dichte in der Depression, die sich sowohl im frontalen Kortex (postmortem) als auch auf den peripheren Thrombozyten (in vivo) nachweisen ließ und sich im Rahmen der antidepressiven Therapie wieder normalisierte (ebd.). Die Rezeptor-Up-Regulation ist vermutlich als kompensatorischer Vorgang bei Serotonin-Mangel in der akuten Depression zu verstehen (Abb. 3.2a–e).

Die Wirklatenz der selektiven Serotonin-Wiederaufnahmehemmer (SSRI) trotz sofortiger Blockade des Serotonin-Transporters und somit der Serotonin-Wiederaufnahme legt nahe, dass eine Kaskade adaptiver Vorgänge letztlich erst zur antidepressiven Wirkung führt. Die unmittelbar nach Einnahme der SSRI erhöhte Verfügbarkeit extrazellulären Serotonins soll somatodendritische 5-HT_{1A}- sowie terminale 5-HT_{1D}-Autorezeptoren aktivieren und somit im Sinne eines negativen Feedbacks die Feuerungsrate reduzieren. Als Folge sollen sich sukzessive eine Desensitivierung der 5-HT_{1A}- und 5-HT_{1D}-Rezeptoren und sekundär wiederum eine erhöhte Feuerungsrate der serotonergen Neuronen einstellen (Nemeroff 2002).

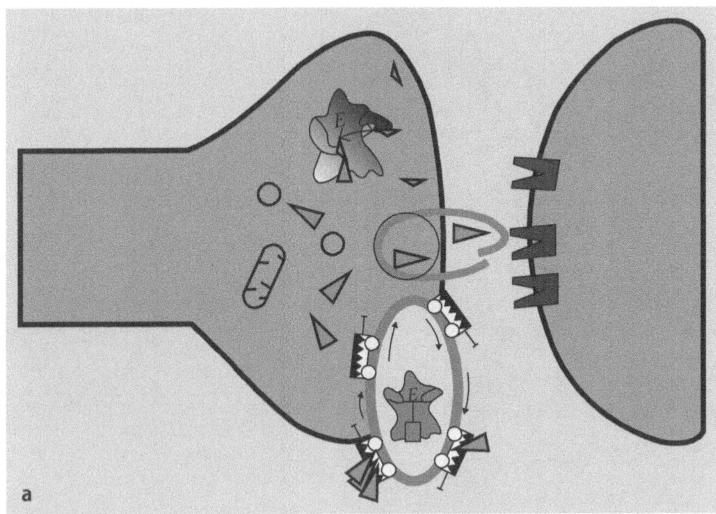

Abb. 3.2 a Ausgangssituation in der Depression: Serotonin-Mangel sowie herabregulierte postsynaptische Serotonin-Rezeptoren

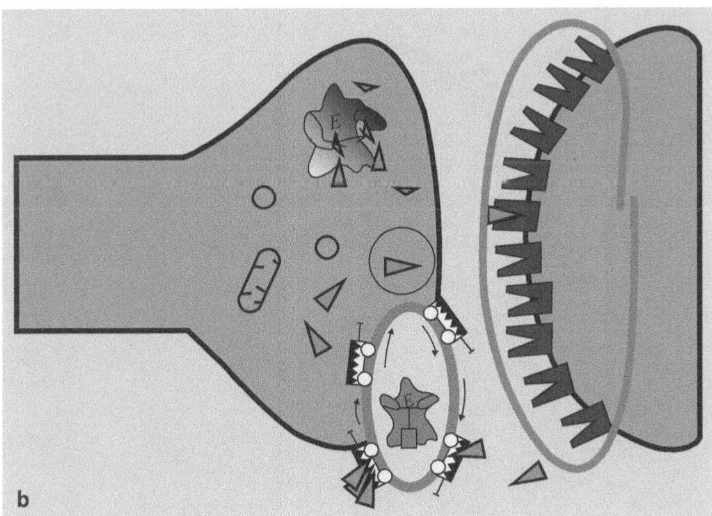

Abb. 3.2 b Im chronischen Verlauf der Depression: Kompensatorische Hochregulation der Konzentration der postsynaptischen Serotonin-Rezeptoren

▼

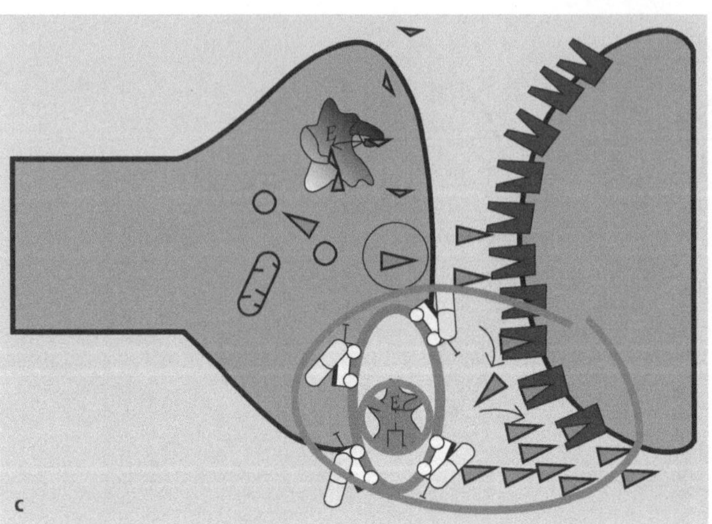

Abb. 3.2 c Gabe von SSRI: Hemmung der Serotonin-Wiederaufnahme präsynaptisch, dadurch erhöhte Verfügbarkeit von Serotonin im synaptischen Spalt

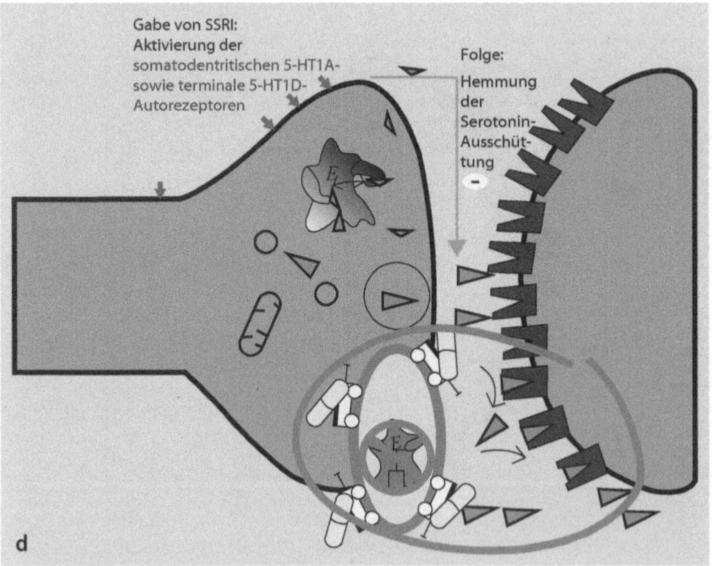

Abb. 3.2 d Die unmittelbar nach Einnahme der SSRI erhöhte Verfügbarkeit extrazellulären Serotonins aktiviert somatodendritische 5-HT1A- sowie terminale 5-HT1D-Autorezeptoren und reduziert somit im Sinne eines negativen Feedbacks die Serotonin-Ausschüttung (Nemeroff 2002)

▼

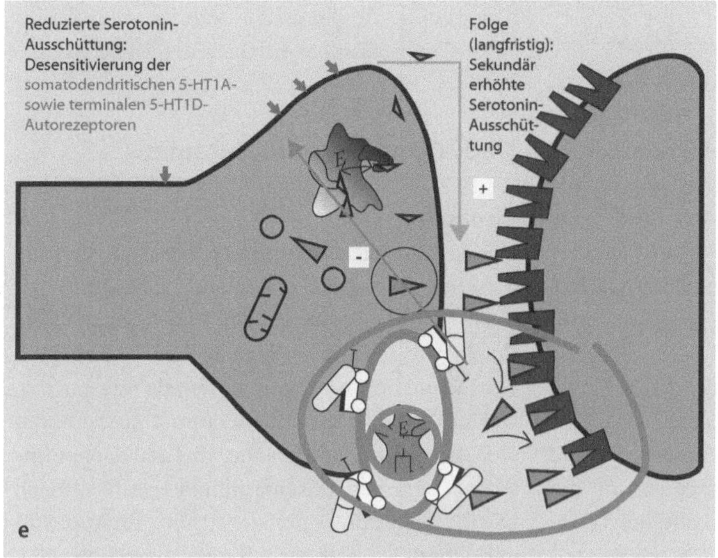

Abb. 3.2 e Die Desensitivierung der 5-HT1A- und 5-HT1D-Rezeptoren soll sekundär wiederum eine erhöhte Feuerungsrate der serotoninergen Neurone bedingen (Nemeroff 2002).

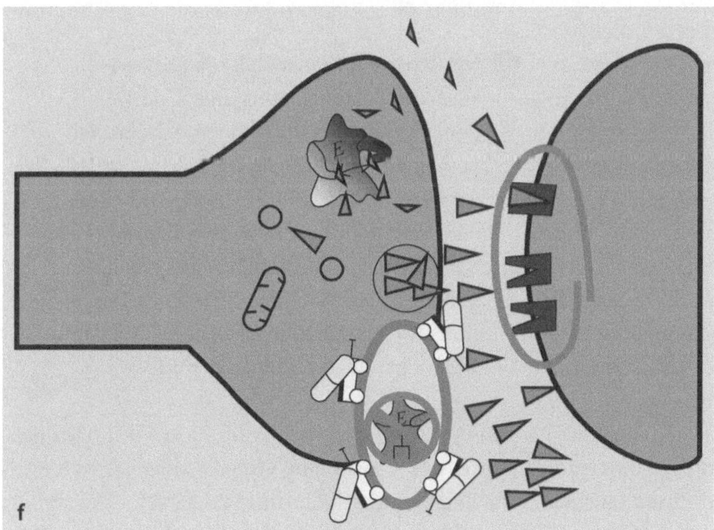

Abb. 3.2 f Die erhöhte Serotonin-Verfügbarkeit bedingt langfristig eine Herabregulation der postsynaptischen Rezeptoren auf ein physiologisches Maß.

3.2.2 Noradrenalin

Noradrenerge Neuronen entstammen dem lateralen Tegmentum und dem Locus coeruleus des Hirnstamms mit hauptsächlicher Projektion in das Frontalhirn. Ähnlich wie bei Serotonin wurden Katecholamin-Depletionstests sowie eine reduzierte Konzentration des Noradrenalin-Metaboliten 3-Methoxy-4-Hydroxyphenylglycol in Blut, Urin und Liquor mit depressiven Symptomen assoziiert (Nemeroff 2002).

Stress soll zu einer Stimulation des Locus coeruleus führen, mit entsprechender Leerung der lokalen Noradrenalin-Reservoirs und einer kompensatorischen Hochregulation der Autorezeptoren, so gezeigt bei Suizidenten (Ordway 1997). Dementgegen kommt es unter antidepressiver Behandlung im Verlauf zu einer Herabregulation postsynaptischer β-Adrenorezeptoren (Anand u. Charney 2000).

Stressbedingte Einwirkungen durch Glukokortikoide führen im Rahmen der Depression im Hippocampus-Bereich zunächst zu Zellaufbau- und Zellfunktionsstörungen (Duman et al. 1999). Genau in diesem Bereich jedoch wird ein gemeinsamer wichtiger Effekt der Monoamine im Zentralnervensystem angenommen: Sie sollen im Hippocampus eine Schüsselrolle bezüglich der lokalen Neurogenese einnehmen. Durch die monoaminfördernde Pharmakotherapie mit Antidepressiva wird durch die erhöhte Noradrenalin-Verfügbarkeit die Cycloadenosinmonophosphat-Kaskade (cAMP-Kaskade) aktiviert; bei erhöhter Serotonin-Verfügbarkeit hingegen wird die Phosphatidyl-Inositol-Kaskade (PI-Kaskade) aktiviert. Sowohl cAMP als auch PI regen wiederum das CREB (cAMP-response element binding protein) an, welches als Transkriptionsfaktor in letzter Instanz eine erhöhte Expression des BDNF (Brain-derived neurotrophic factor) induziert (ebd.). BDNF wiederum fördert die Neurogenese und reparative Prozesse im Hippocampus. Hier schließt sich somit der Kreis zwischen der neurobiologischen Ausgangslage und den neurobiologisch-therapeutischen Effekten der Medikation.

3.2.3 Dopamin und Glutamat

Dopamin

Die wichtigsten dopaminergen Bahnen sind die mesolimbisch-mesokortikalen, tuberoinfundibulären und nigrostriatalen Projektionen. Eine Beteiligung des Dopamins in der Pathogenese der Depression ist anzunehmen, da Substanzen, welche die Dopamin-Wiederaufnahme hemmen (z.B. Sertralin), und solche, die den Dopamin-Abbau hemmen (Monoaminoxidase-Hemmer), sowie Dopamin-Agonisten (z.B. Pramipexol) antidepressive Eigenschaften mit sich bringen. Auch sind bei depressiven Patienten Dopamin-Metaboliten vermindert (Nemeroff 2002). Zudem ist anzumerken, dass ein hoher Prozentsatz Parkinson-erkrankter Patienten depressive S törungen aufweist.

! Die Parkinson-Krankheit ist eine Erkrankung des Zentralnervensystems, die mit der Degeneration dopaminerger Neuronen einhergeht. Die depressiven Störungen der Patienten zeigten sich in Studien nicht korreliert mit der Dauer oder dem Schweregrad der Parkinson-Symptomatik, was einen rein reaktiven Zusammenhang zwischen Depression und der primären Parkinson-Erkrankung widerlegt (Thiagarajan u. Anand 1994).

Außerdem weisen Parkinson-Erkrankte häufiger depressive Störungen auf als »gleichermaßen« schwer Kranke (Cummings 1992). Der typische On-off-Verlauf der motorischen Schübe geht gleichzeitig einher mit relativ abrupten Stimmungsveränderungen, und eine Infusionstherapie mit L-Dopa erbrachte noch vor der motorischen Verbesserung positive Stimmungseffekte (Maricle et al. 1995). Insofern muss dem

Dopamin-Mangel ein direkter depressiogener Effekt zugesprochen werden.

Glutamat
In Zellkulturen wurde gezeigt, dass der selektive Serotonin-Wiederaufnahmehemmer Fluoxetin auch als Inhibitor der glutamatergen N-Methyl-D-Aspartat-Rezeptoren (NMDA-Rezeptoren) wirkt, so dass eine Beteiligung der NMDA-Rezeptoren und des glutamatergen Systems in der Pathogenese der Depression eine Rolle zu spielen scheint (Szasz et al. 2007). Aus der Schizophrenie-Forschung sind Wechselwirkungen zwischen dem dopaminergen und glutamatergen System bekannt, dort ist von einer Dysbalance mit ausgeprägtem Dopamin-Überschuss und Glutamat-Mangel auszugehen. Geht man von der oben beschriebenen Annahme aus, dass also Dopamin-agonistische Substanzen antidepressive Eigenschaften implizieren, scheint man bei der Depression von einem relativen Dopamin-Mangel und somit einem relativen Glutamat-Überschuss ausgehen zu können. Möglicherweise ist der Mangel bzw. eine Dysfunktion des in die Neuroplastizität involvierten Neurotransmitters Glutamat verantwortlich für Interaktionsdefekte zwischen frontalen und temporalen Kortex-Arealen, die wiederum in die Stressverarbeitung involviert sind. Es zeigte sich, dass Substanzen, die die glutamaterge Aktivität mildern, einen positiven Effekt auf die Neuroplastizität aufweisen und deshalb antidepressive Wirkungen implizieren könnten (Zarate et al. 2006).

3.2.4 Acetylcholin

Cholinerge Neuronen sind vor allem im Nucleus basalis Meynert im basalen Vorderhirn lokalisiert und agieren über Muskarin-Rezeptoren. Janowsky und Overstreet (1995) konnten zeigen, dass Cholin-Agonisten depressive Symptome auslösen können. Die bei Schizophrenie-Erkrankungen häufig vorliegende so genannte Negativsymptomatik, die durch Antriebslosigkeit, Interessenverlust, sozialen Rückzug und kognitive Einschränkungen wie Konzentrations- und Gedächtnisprobleme imponiert und somit einem depressiven Syndrom sehr nahe kommt, wird u.a. auf eine cholinerge Überaktivität (neben einer dopaminergen Unterfunktion im mesokortikalen System) zurückgeführt – ein weiteres Indiz für ein überaktives cholinerges System bei depressiven Symptomen (aber auch ein weiterer Hinweis auf einen Dopamin-Mangel, ► 3.2.3). Im Rattenversuch führte eine gesteigerte cholinerge Neurotransmission zu Passivität, reduzierter Lernfähigkeit, Gewichtsverlust, gesteigerter Aktivität der Hypothalamus-Hypophysen-Nebennierenrinden-Achse und zu Veränderungen des REM-Schlafs – alles symptomatische Äquivalente der Depression (Janowsky u. Overstreet 1995; Hegerl 2002). Weitere empirische Daten oder therapeutische Ansätze zum cholinergen System stehen jedoch noch aus.

3.3 Neuroendokrinologie

3.3.1 Schilddrüsenhormone

Im Hypothalamus wird das Thyreotropin-Releasing-Hormon (TRH) gebildet, welches die Hypophyse zur Freisetzung von TSH (Thyreoidea-stimulierendes Hormon) anregt. Die Folge ist die Ausschüttung der Hormone T3 und T4 durch die Schilddrüse.

Auch Dysfunktionen der Hypothalamus-Hypophysen-Schilddrüsen-Achse als ein pathogenetischer Faktor depressiver Störungen werden nahe gelegt, und zwar durch eine bei depressiven Erwachsenen verringerte hypophysäre Ausschüttung von TSH bei TRH-Stimulationstests; dies konnte für Minderjährige jedoch nicht repliziert werden (Garcia et al. 1991). Klinisch sind Schilddrüsendysfunktionen häufig von affektiven Symptomen begleitet, was einen kausalen

Zusammenhang untermauert: Während thyreoideale Überfunktionen mit Unruhe, Antriebssteigerungen und Hochstimmung einhergehen, sind bei Unterfunktionen Apathie, Erschöpfung und depressive Stimmung zu beobachten.

3.3.2 Nebennierenrindenhormone

Das hypothalamische Kortikotropin-Releasing-Hormon (CRH) stimuliert die Freisetzung des hypophysären Adrenokortikotropen Hormons (ACTH), welches wiederum die Kortisolausschüttung in der Nebennierenrinde bewirkt. Über einen Feedback-Mechanismus reduzieren Kortikosteroide ihrerseits die CRH-Freisetzung und somit indirekt auch die ACTH-Freisetzung.

Bei einer Depression ist von einer erhöhten Kortisol-Sekretion auszugehen, die durch Gabe von Dexamethason nur unzulänglich unterdrückt werden kann. Dexamethason ist ein künstliches Glukokortikoid, dessen Gabe im Normalfall die Serumkonzentration von Kortisol hemmt. Ein pathologischer Dexamethason-Test wurde auch bei depressiven Kindern und Jugendlichen in 54% der Fälle gezeigt. Allerdings fielen Spezifität und Sensitivität des Dexamethason-Suppressionstests für depressive Erkrankungen bei Minderjährigen gering aus (Birmaher et al. 1996). Die abendliche Kortisol-Hypersekretion und die morgendliche DHEA-Ausschüttung (DHEA = Dehydroepiandrosteron) korrelierten signifikant mit einer Major Depression bei Kindern und Jugendlichen (Goodyer et al. 1996).

> **!** Bei Depression ist somit von Störungen der Hypothalamus-Hypophysen-Nebennierenrinden-Achse auszugehen. In erster Linie werden eine verminderte Empfindlichkeit der Steroid-Rezeptoren sowie eine Dysfunktion der CRH-produzierenden Neuronen angenommen. Auch wird vermutet, dass frühe chronische Belastungen eine dauerhaft veränderte Stressvulnerabilität bedingen können, die sich über das Hypothalamus-Hypophysen-Nebennierenrinden-System ausdrückt.

Somit sind neben den konsekutiven Veränderungen des Kortisol-Systems auch kausale Funktionen zu diskutieren, da pathologische Dexamethason-Tests häufig einem Rezidiv vorausgehen und auch Verwandte ersten Grades oft entsprechende Auffälligkeiten zeigen (Hegerl 2002; Krieg et al. 1990).

Biologische Grundlage ist eine bei Depressiven im Vergleich zu Gesunden bestehende Überexpression/-aktivität der Kortikotropin-Releasing-Faktor-Neuronen (CRF-Neuronen) der Hypothalamus-Hypophysen-Nebennierenrinden-Achse paraventrikulär, wodurch es zu einer erhöhten Kortikotropin-Ausschüttung mit Stimulation der Glukokortikoid- und Mineralokortikoid-Produktion der Nebennierenrinde kommt (Nemeroff 2002). Die CRF-Aktivität wird noch zusätzlich angeregt durch die erhöhte paraventrikuläre Expression von Arginin Vasopressin (AVP) und Oxytozin (Purba et al. 1996). CRF-Rezeptor-Antagonisten sowie Kortikotropin-Releasing-Hormon-Rezeptor-Antagonisten bewiesen in vivo antidepressive Eigenschaften; sie konnten jedoch wegen ihrer hepatischen Toxizität bislang nicht weiter genutzt werden (Zobel et al. 2000).

3.3.3 Sonstige hormonelle Faktoren

Während bei erwachsenen Depressiven in den ersten Stunden des Nachtschlafs eine verminderte Ausschüttung der Wachstumshormone (Growth hormone, GH) zu verzeichnen ist, zeigte sich bei Kindern und Jugendlichen eine Erhöhung der GH-Sekretion (De Bellis et al. 1996).

Ein weiterer Gegenstand der Forschung ist die Substanz P, ein Neurokinin, das bei Schmerz- und Inflammationsprozessen eine Rolle spielt und mit Monoaminen im limbischen System und im Rückenmark kolokalisiert ist sowie durch serotonerge und noradrenerge Neurone exprimiert wird (Rupniak u. Kramer 1999). In einer randomisierten, plazebokontrollierten Doppelblindstudie an erwachsenen depressiven Patienten wurde gezeigt, dass Substanz-P-Rezeptor-Antagonisten (NK1-Antagonisten) unabhängig von Interferenzen mit noradrenerger und serotonerger Depression antidepressive Wirkungen aufweisen, wobei eine Wirkung über die Amygdala angenommen wird (Kramer et al. 1998).

Durch prämenstruelle Syndrome mit Stimmungsschwankungen und dysthymen Symptomen sowie durch postpartale Depressionen ergeben sich Hinweise, dass auch Störungen der Hypothalamus-Hypophysen-Gonaden-Achse ein ätiopathogenetischer Faktor depressiver Störungen sein könnten. Empirische Untersuchungsbefunde hierzu sind jedoch noch lückenhaft.

3.4 Befunde aus der Bildgebung

Steingard et al. (1996) zeigten in ihrer MRT-Studie (MRT = Magnetresonanztomographie) an depressiven Kindern im Vergleich zu Gesunden eine reduzierte Ratio frontaler Kortex zu Gesamtzerebralvolumen und eine erhöhte Ratio von lateralen Ventrikeln zu Gesamtzerebralvolumen. Das spricht für lokale atrophische Vorgänge. Mittels MRT ergab sich bei 22 unbehandelten 9- bis 17-jährigen depressiven Patienten im Vergleich zu Kontrollen ein um 11% vergrößertes Volumen des linksseitigen präfrontalen Kortex, mit besonderer Ausprägung in der Subgruppe ohne familiäre Belastung (17% Vergrößerung; Nolan et al. 2002).

Hypometabolische Zustände wurden für frontale und temporale Bereiche gezeigt (Kimbrell et al. 2002). Bei Jungen, nicht jedoch bei Mädchen, mit Major Depression wurde wiederholt ein vergrößertes Hypophysen-Volumen im Vergleich zu gesunden Kontrollen festgestellt, insbesondere bei Patienten ohne genetische Belastung (MacMaster et al. 2006). Bei 32 medikationsnaiven, depressiv erkrankten Jungen und Mädchen im Alter von 8–21 Jahren wurde in einer MRT-Studie ein beidseits gegenüber Kontrollen signifikant (19%) verringertes Hippocampus-Volumen festgestellt, nicht jedoch der Amygdala (MacMaster et al. 2007). Ein genau umgekehrter Befund ergab sich bei Rosso et al. (2005). Morphologische Auffälligkeiten beider Strukturen werden als pathogenetischer Faktor der Depression auch bei Erwachsenen diskutiert.

Weniger et al. (2006) fanden bei jungen akut depressiven Frauen eine Korrelation vor allem zwischen vergrößerter Amygdala (vorrangig linksseitig), aber auch verkleinertem Hippocampus und Einschränkungen im emotionalen Gedächtnis und erhöhten Angst-Scores. Die Autoren mutmaßten, dass die Amygdala-Vergrößerung ein primäres Korrelat der unbehandelten Depression sein könnte, welche sich nach Antidepressiva-Gabe zurückbildet. Insgesamt ist von Fehlfunktionen des Angstsystems und des Belohnungssystems auszugehen. Ersteres reguliert die Informationsverarbeitung und Reaktion auf bedrohliche Reize über Amygdala, Hippocampus und Projektionen in den präfrontalen Kortex, wohingegen das Belohnungssystem Striatum und präfrontalen Kortex betrifft (LeDoux 2003; Bressan u. Crippa 2005).

3.5 Befunde zur Schlafregulation

Der physiologische Schlaf setzt sich aus ca. 4- bis 6-mal sich wiederholenden Zyklen zusammen. Der initiale Schlafzyklus dauert bei Kindern etwa 50 Minuten, bei Erwachsenen etwa 90 Minuten und besteht aus einer ruhigen Non-REM-Phase (REM = rapid eye movement) und der darauf folgenden motorisch und vegetativ aktiveren REM-Phase. Einen Überblick gibt ◘ Tabelle 3.1.

Tab. 3.1. Physiologische Stadien des Schlafes. (Mod. nach Mehler-Wex 2007)

Stadium	EEG (Frequenz)	Besondere EEG-Phänomene	Amplitude (µV)	Dauer [min]	Anmerkungen
Non-REM-Phase					
I	α, τ	selten Vertexwellen	50		Ablauf I→II → III → IV → III → II
II	T	häufig Vertexwellen, Schlafspindeln, K-Komplexe	↓ 200	50–70	Tiefschlaf = III u. IV III u. IV v.a. erstes Nachtdrittel, später nur noch II
III	δ/τ	seltener Schlafspindeln			
IV	> 50% δ	-			
REM-Phase					
	α, τ	-	50	20–60	v.a. zweite Nachthälfte zunehmend

Schlafspindeln: zeitlich begrenzte Wellenfolge (frontal 12/s, parietal 14/s) mit an-, dann absteigender Amplitude (daher: Spindelform); vor allem im leichten und mitteltiefen Schlaf
K-Komplexe: hohe, langsame, biphasische, generalisierte Welle, Maximum präzentral, gefolgt von Gruppe niedrigamplitudiger, schneller Wellen; vor allem im mitteltiefen Schlaf, Reaktion auf exogene Reize möglich
Vertexwellen: steile negative Wellen, Maximum im Vertex, evtl. gefolgt von Spindeln; vor allem im Einschlafstadium und bei leichtem Schlaf

Die Non-REM-Phase zeigt eine Abfolge der Stadien I–IV mit zunehmender Schlaftiefe, wobei die Stadien III und IV als Tiefschlaf zusammengefasst werden. Der Anteil des eigentlichen Tiefschlafes am gesamten Non-REM-Schlaf beträgt nach Ausreifung des Zentralnervensystems etwa 20%. Nach Stadium IV kehrt sich der Ablauf um; der Schläfer gelangt wieder zurück in die leichteren Schlafstadien III und II. Daran schließt sich eine REM-Phase an, es folgt dann wieder ein Non-REM-Abschnitt, wie oben beschrieben, usw. Dieser Zyklus aus Non-REM-Phasen und REM-Phasen wiederholt sich 4- bis 6-mal pro Nacht, wobei im späteren Verlauf des Schlafes die Tiefschlafstadien III und IV nicht mehr erreicht werden und somit der Non-REM-Anteil nur noch aus dem Stadium II besteht. Hingegen verlängern sich die REM-Phasen im weiteren Nachtschlaf.

An der Schlafregulation sind neben einem komplexen Wechselspiel verschiedener Neurotransmittersysteme spezifische Schlafregulationsneuronen, diverse Funktionsareale des Hirnstammes sowie endokrinologische Parameter und Zytokine beteiligt (Übersicht über Schlaf und Schlafstörungen im Kindes- und Jugendalter: Mehler-Wex 2007). Physiologische Reifungsvorgänge bzw. Reifungsstörungen durch frühe Schädel-Hirn-Traumata oder prä- oder perinatale zentralnervöse Schädigungen (z.B. Anoxie) spielen eine empfindliche Rolle in der Regulation und Reifung des Schlafrhythmus, da die schlaf- und wachabhängige elektrophysiologische Regulation der Hirnstromaktivität eng reifungsgebunden ist. Hirnorganische Reifungsverzögerungen mit entsprechenden Funktionsstörungen in dem dargestellten sensiblen System führen deshalb schnell zu Schlafstörungen.

Außer den neurobiologischen Aspekten sind exogene Faktoren für die Schlafregulation zu nennen, wie Schlafhygiene, Tagesstruktur, Abendaktivitäten, Substanzgebrauch, Alltagsstressoren, belastende Ereignisse und bei jüngeren Kindern der erzieherische Umgang mit dem Schlafverhalten des Kindes sowie familiäre Schlafgewohnheiten. Darüber hinaus können intrapsychische Besonderheiten wie psychiatrische Erkrankungen, Persönlichkeitsfaktoren und die subjektive Bewertung und Handhabung der Schlafproblematik ebenfalls zur Auslösung bzw. Aggravierung beitragen.

Bei depressiven Erkrankungen können verschiedene neurobiologische und psychosoziale Voraussetzungen, Begleiterscheinungen oder Folgen der Depression mit einer Schlafstörung in Zusammenhang gebracht werden:

Reifungsaspekte. Im Symptomatik-Kapitel wurde dargestellt, dass bei frühkindlichen Depressionen durch Passivität, Rückzug und Interessenverlust bzw. primär mangelhafter Ausbildung von Interessen und Antrieb allgemeine Reifungsverzögerungen die Folge sind. Diese beziehen sich auf äußere, klinisch »messbare« Phänomene wie Spracherwerb und motorische Entwicklung, aber auch auf komplexere Aspekte wie soziale Kompetenz, zu der perzeptive, emotionsregulatorische, reizfilternde, abstrahierende und bewertend-interpretierende Fähigkeiten gehören. Diese Fähigkeiten werden durch sehr komplexe neuroregulatorische Zusammenspiele im Zentralnervensystem gesteuert. Es liegt nahe, dass bei besonders früh beginnenden Depressionen deshalb auch schlafmodulatorische Instanzen von Reifungsverzögerungen betroffen sein können. So wurde bei frühkindlichen Entwicklungsstörungen, allerdings mit der Implikation hirnorganischer Reifungsstörungen (vor allem Autismus), in Studien mit kindlichen und jugendlichen Patienten eine undifferenziertere Schlafarchitektur festgestellt, mit regellosen, jedoch insgesamt reduzierten REM-Phasen-Einlagerungen (Diomedi et al. 1999). Symptomatisch kommen Ein- und Durchschlafstörungen vor, wobei die Sensibilität der Eltern autistischer Kinder hierfür besonders erhöht zu sein scheint (Hagenah 2002), was bei depressiven Kindern ebenfalls der Fall sein kann – vor allem, wenn die Eltern selbst zu Depressionen neigen.

Neurotransmission. Auf Neurotransmitter-Ebene lässt sich folgende Verknüpfung zwischen Schlafstörungen und Depression herstellen (Hobson 1990): In der Schlafregulation sind als Gegenspieler zu unterscheiden einerseits die von der Pons ausgehenden, durch Acetylcholin gesteuerten REM-induzierenden Neuronen (REM-On-Neuronen) und andererseits adrenerg sowie serotonerg gesteuerte REM-Off-Neuronen der dorsalen Raphekerne und des Locus coeruleus, jeweils mit Bahnen zum Kortex und zu den Motoneuronen der Medulla oblongata. Im Wachzustand besteht eine Balance zwischen aminergen und cholinergen Neuronen, im Non-REM-Schlaf überwiegen die aminergen REM-Off-Neurone. Im REM-Schlaf entspricht die cholinerge Aktivität (REM-On) dem Wachzustand, wohingegen die aminerge Neurotransmission (REM-Off) stark erniedrigt ist. Bei Depressionen überwiegt das cholinerge System (REM-On) bei herabgesetzter Empfindlichkeit gegenüber der aminergen (REM-Off) Neurotransmission (Emslie et al. 1994). Dies führt zu einer verkürzten REM-Latenz, was zum

Tab. 3.2. Korrelationen zwischen Ausschüttung endokriner Parameter und Schlaf-wach-Periodik. (Mod. nach Mehler-Wex 2007; Dreßing u. Riemann 1994)

Hormon	Wann Sekretionsmaximum?	Wann Sekretionsminimum?	Gibt es einen 24h-Rhythmus?	Korrelation mit Schlaf vorhanden?
Kortisol	morgens	nachmittags/ abends	ja	-
Melatonin	nachts	tagsüber	ja (i.S. von Hell-Dunkel-Abhängigkeit)	Einschlafen
Renin	nachts	tagsüber	nein	REM
Prolaktin	nachts	tagsüber	ja	evtl. REM-Phasen
Somatotropes Hormon	nachts, Stadium IV	tagsüber	nein	initiale Non-REM-Phase
Thyreoidea-stimulierendes Hormon	abends		ja	evtl. Einschlafen

Zusammenhänge mit hormonellen Veränderungen bei depressiven Erkrankungen sind *dunkler grau* unterlegt

einen einen vorgezogenen Schlafrhythmus mit der Konsequenz des Früherwachens bedingt, zum anderen relativ verlängerte REM-Phasen auslöst, gleichbedeutend mit wenig erholsamem Schlaf (ebd.). Antidepressiva wirken dementsprechend schlafregulierend durch Stärkung des aminergen und Schwächung des cholinergen Systems. Auch in Studien speziell an Kindern und Jugendlichen mit Depression bzw. Dysthymie wurden verlängerte Schlaflatenz, verringerte Schlafeffizienz und verkürzte REM-Latenz beobachtet und sogar als prämorbide Marker postuliert (Emslie et al. 2001; Goetz et al. 2001; Williamson et al. 1995).

Hormon-Ausschüttung. Weiter oben wurde beschrieben, dass bei depressiven Erkankungen endokrinologische Zusammenhänge zu berücksichtigen sind. Gleichzeitig hängt die Schlafregulation von der regelhaften zirkadianen Periodik der Hormon-Ausschüttung ab. Einen Überblick über den Zusammenhang von hormonellen Vorgängen und Schlaf zeigt Tabelle 3.2.

Psychische Belastungen. Konkrete Belastungsfaktoren können zum einen durch Grübelneigung insbesondere in den Abendstunden zu Einschlafstörungen führen, zum anderen aber auch die Schlafqualität beeinträchtigen. In einzelnen Untersuchungen bei Posttraumatischen Belastungsstörungen z.B. wurden erhöhte REM-Anteile festgestellt (Hagenah 2002), das heißt unruhiger, traumreicher Schlaf, der jedoch nicht unbedingt erinnert werden muss, bei Albträumen jedoch auch zum Aufwachen führen kann.

Schlafhygiene. Passivität, Rückzug und Vernachlässigung der eigenen Tagesstruktur (mangelhafte oder unterlassene schulische bzw. beruf-

Tab. 3.3. Affektive psychiatrische Erkrankungen und Schlafstörungen. (Mod. nach Mehler-Wex 2007)

Psychiatrische Erkrankung	Auffälligkeiten des Schlafes	Therapievorschläge	Literatur
Angststörung, Posttraumatische Belastungsstörung	Einschlafstörungen bzw. -ängste, Albträume (traumatische Erlebnisse als Inhalt); Kortisol-Wirkung auf Hippocampus als pathogenetisches Korrelat?	Psychotherapie, atypische Neuroleptika, Antidepressiva (Clonidin)	Van der Kolk 1987
Bipolare Störungen	gestörter Schlaf-wach-Rhythmus, reduziertes Schlafbedürfnis bei Manie	atypische Neuroleptika, evtl. akut Benzodiazepine oder niedrigpotente Neuroleptika	
Depressive Störung	weniger Non-REM-Schlaf, längere Einschlaflatenz, deutlich höherer Schlafbedarf; Schlafentzug bessert Depression (endokrinologische Zusammenhänge mit Wachstumshormon-Ausschüttung?)	SSRI; Mirtazapin	Emslie et al. 2001 Goetz et al. 2001
Affektiv betonte Persönlichkeitsstörungen	höheres Risiko für Delayed Sleep Syndrome	Psychotherapie; symptomatisch	Dagan et al. 1998

liche Betätigung, geringe körperliche Aktivität, wechselhafte oder reduzierte Einnahme der Mahlzeiten, stark variierende Zubettgeh-Zeiten etc.) können auch sekundär eine Störung der schlafregulierenden Mechanismen bedingen. Diese genannten Symptome sind besonders immanent bei depressiven Störungen, können aber auch bei anderen psychiatrischen Krankheitsbildern auftreten. In diesen Fällen muss ein besonderer Wert auf Maßnahmen der Schlafhygiene und Tagesstrukturierung sowie Aktivitätenaufbau gelegt werden (zur Therapie der Schlafstörungen ► 5.6.6 und 5.7.9). Schlafstörungen bei verschiedenen psychiatrischen Störungsbildern werden in Tabelle 3.3 dargestellt.

3.6 Iatrogene Faktoren

Bestimmte Arzneimittelgruppen können als unerwünschte Wirkung zu Schlafstörungen und Depressionen führen. Glukokortikoid-Behandlungen z.B. können mit psychischen Nebenwirkungen verbunden sein, insbesondere mit affektiven Veränderungen. Im Rahmen einer Kortison-Therapie oder durch infolge von Stressoren und Belastungen erhöhter Ausschüttung der Glukokortikoide wird eine Hemmung der Neurogenese im Hippocampus induziert (► 3.3). Antidepressiva hingegen fördern diese (Qiu et al. 2007).

Es gibt eine Reihe von potenziell Depressionen auslösenden Substanzen. Es empfiehlt sich daher dringlich die exakte Medikamenten- und Substanzanamnese im Rahmen der Diagnostik.

Auswahl wichtiger Einzelsubstanzen und übergeordneter Substanzgruppen, die potenziell depressive Störungen induzieren können (Produktinformationen beachten) (alphabetische Reihenfolge):
ACE-Hemmer, Aknemittel, Alkohol, Alpha-Methyldopa, Amphotericin, Antiarrhythmika, Antibiotika (Cycloserin, Isoniazid, Naloxonsäure, Gyrasehemmer), Antiepileptika, Antihypertensiva, Antimykotika, Antiphlogistika (nichtsteroidal), Betablocker (sofern hirngängig), Cimetidin, Cinnarizin, Chlorpromazin, Cholinergika, Clonidin, Digitalis, Diltiazem, Disopyramid, Disulfiram, Flunarizin, Fluochinolone, Enalapril, Indometazin, Interferon beta, Isotretinoin, Kalzium-Antagonisten, orale Kontrazeptiva (abhängig vom Progesteronanteil), Kortikosteroide, Levodopa, Lipidsenker, Lidocain, Lovastatin, Metoclopramid, Metoprolol, Neuroleptika, Opiate, Pravastatin, Prednisolon, Propranolol, Psychostimulanzien, Ranitidin, Reserpin, Steroide, Sulfasalazin, Vasodilatatoren, Zytostatika (Vinblastin, Vincristin)

3.7 Somatogene Faktoren

Prinzipiell können alle körperlichen Erkrankungen in Korrelation mit dem Schweregrad bzw. der subjektiven Belastung depressive Symptome auslösen. Ganz abhängig von der subjektiven Wahrnehmung und Leidensfähigkeit bringen selbst leichte Erkrankungen, die nur für eine absehbare Zeit ans Bett fesseln, mitunter depressive Stimmungslagen mit sich, was sicherlich viele Menschen aus eigener Erfahrung kennen. Hierbei sind die Kriterien einer depressiven Störung im psychiatrischen Sinne natürlich schon aufgrund des Zeitkriteriums und der klaren Zuordenbarkeit nicht erfüllt.

Anders ist dies bei ernsteren Erkrankungen, z.B.:

- schwere Infekte (z.B. Brucellose, Influenza, Tuberkulose, Hepatitis, Typhus, Epstein-Barr-Virus, HIV),
- kardiopulmonale Erkrankungen (Herzinsuffizienz, Arrhythmien, obstruktive Bronchitiden, Schlafapnoe-Syndrom),
- chronische Stoffwechsel- oder Systemerkrankungen (Leberinsuffizienz, Leukämien),
- Erkrankungen mit progredientem Verlauf und/oder infauster Prognose (Mukoviszidose, Multiple Sklerose, Autoimmunerkrankungen, onkologische Erkrankungen etc.).

Hierbei spielen zum Teil kurz- oder mittelfristige Beeinträchtigungen der Alltags- und Leistungsfunktionen eine Rolle, bei schweren Erkrankungen kommen weitreichende berufliche oder schulische Perspektivengefährdung und drohender Verlust der psychosozialen Integration hinzu – all dies sind Situationen, die ein erhöhtes Risiko für die sekundär-reaktive Ausprägung einer depressiven Störung in sich bergen. Neben den Alltagseinschränkungen muss jedoch besonders an die Ängste gedacht werden, die das Kind, den Jugendlichen und seine Familie beschäftigen: Angst vor Schmerzen, Angst vor Verschlechterung des Gesundheitszustandes, Angst vor Stigmatisierung und psychosozialer Stagnation, Angst vor dem Tod. Außerdem erfährt die gesamte Entwicklung eine Verzögerung: Durch Fehlzeiten verlängern sich z.B. Ausbildungsabschnitte in Schule oder Beruf, können Peergroups und Interessen erst später gefunden werden, kommt es wesentlich später zu partnerschaftlichen Bindungen, Ablösung vom Elternhaus und Verselbstständigung.

Einen mehr biologischen, eventuell aber auch reaktiven Zusammenhang der Depression muss man bei gleichzeitigem Vorliegen von hirnorganischen Störungen (Schädel-Hirn-Trauma, Epilepsie, Raumforderungen etc.) annehmen, ebenso bei endokrinologischen Erkrankungen wie Diabetes mellitus, Cushing-Syndrom, Addison-Krankheit, Hypo- oder Hyperthyreose, Hyper- oder Hypoparathyreoidismus oder Hypopituitarismus. Andere somatische Auslöser für Depressionen können Elektrolytstörungen (vor allem Hypokaliämie, Hyponatriämie), Stoffwechselstörungen (vor allem Wilson-Krankheit, Porphyrie, Urämie, Folsäure- oder Vitamin B_{12}-Mangel), Anämien und Lupus erythematodes sein.

3.7.1 Chronische somatische Erkrankungen

Epidemiologischen Studien zufolge leiden in den westlichen Industriestaaten 10–20% der Minderjährigen an chronischen Erkrankungen (hierunter wurde z.B. auch Asthma subsumiert), von denen wiederum 10% schwergradig verlaufen (entsprechend 1–2% in der Gesamtpopulation; Lehmkuhl 2007). Die häufigsten chronischen Erkrankungen bei Kindern und Jugendlichen sind Asthma, Diabetes mellitus, angeborene Herzfehler, Mukoviszidose, Tumoren und juvenile Arthritiden. Durch Vorliegen einer solchen somatischen Grunderkrankung steigt das Risiko für die Entwicklung einer sekundären psychischen Störung im Vergleich zur nichterkrankten Population um das 2- bis 3-Fache an, wobei insbesondere Entwicklungsverzögerungen, Selbstwertdefizite mit erhöhten Raten internalisierender Störungen und psychosoziale Anpassungsprobleme im Vordergrund stehen (ebd.). In einer Meta-Analyse (Lavigne u. Faier-Routman 1992) konnte gezeigt werden, dass vor allem Kinder mit Herzerkrankungen, chronischen Kolitiden (z.B. Crohn-Krankheit), Verbrennungen und Taubheit vermehrt psychische Auffälligkeiten ausbilden, wohingegen bei Asthma bronchiale Sprachstörungen wie Stottern und Stammeln und bei zystischer Fibrose Essstörungen überwogen. Die Prognose bezüglich psychischer Folgebelastungen ist ungünstiger bei älter als bei jünger Erkrankten, da die Älteren aufgrund ihres fortgeschrittenen Entwicklungsstandes vermutlich stärker ihre krankheitsbedingten Funktionseinbußen und Einschränkungen wahrnehmen als Kinder, die noch vollständig in das familiäre System eingebettet und von dessen Hilfestellungen abhängig sind.

Auch erfolgreich verlaufene Eingriffe garantieren nicht unbedingt eine komplette Wiederherstellung oder Remission; zudem ist nach langer Krankheitsvorgeschichte der weitere Umgang mit dem Kind oder Jugendlichen entscheidend: Mitunter besteht weiterhin eine ängstliche Besorgnis und überprotektive Haltung der Eltern, die aus der Historie verständlich, für die Gewinnung von Selbstvertrauen, Normalität und Selbstständigkeit des Kindes oder Jugendlichen jedoch nicht zuträglich ist. Oft werden Schonräume und Entlastungen beibehalten, Anforderungen reduziert und sensibel auf körperliche Symptome geachtet.

Therapeutisch ist deshalb neben der primär erforderlichen somatischen Versorgung dringend und so früh wie möglich die Prävention psychischer Störungen und Entwicklungsverzögerungen indiziert. Je besser die innere Anpassung an die mit der Erkrankung des Kindes einhergehenden Belastungen und Therapieanforderungen vonseiten der Eltern gelingt, desto besser können sich auch die Betroffenen selbst mit der Situation arrangieren (Goldbeck et al. 2001; Wallander u. Varni 1998). Dies trägt maßgeblich zu Stabilisierung, Lebensqualität und Zufriedenheit bei.

Wichtige Aspekte der Prävention psychischer Störungen bei chronischen somatischen Grunderkrankungen (Lehmkuhl 2007)

- Umfassende Kenntnisse über die somatische Grunderkrankung (vor allem Behandlungserfordernisse), um Sicherheit durch weitestmögliche Kontrolle zu gewinnen (wichtig zunächst für die Eltern und mit zunehmendem Alter auch für das Kind/den Jugendlichen)
- Psychoedukation: Vorbereitung auf mögliche psychosoziale Folgen der Erkrankung und Möglichkeiten des Umgangs mit der Erkrankung etc.
- Dem Krankheitsstatus entsprechende Ausgewogenheit zwischen Entlastung, Anforderung und Übernahme von Eigenverantwortung, um dem Kind/Jugendlichen Selbstvertrauen zu schenken
- Verhaltenstherapeutisch orientierte Patientenschulung, um die Mitarbeit in der Behandlung langfristig zu gewährleisten (auch über Trotz- und Ablehnungsphasen hinweg)
- Sozial-emotional unterstützende Familienberatung und -betreuung
- Methoden zur Angstreduktion (z.B. vor schmerzhaften Eingriffen)

Bei schweren und chronischen Erkrankungen kann es eine große Unterstützung sein, sich im Rahmen von spezifischen Selbsthilfegruppen für Patienten und/oder Angehörige mit gleichermaßen Betroffenen auszutauschen (eine Auswahl wichtiger Adressen sind im Anhang aufgeführt, ► 8.4).

Epilepsie

Für zerebrale Anfallsleiden gibt es spezifische psychoedukative Programme, z.B. das auch für Jugendliche geeignete Psychoedukative Programm Epilepsie (Huber u. Seidel 2005), das Epilepsie-relevante Belastungfaktoren wie Anfallsfrequenz, Verletzungs- und Sturzgefahr, Stigmatisierung, Leistungseinbrüche, Interaktionsveränderungen etc. erarbeitet und zu einem besseren Umgang mit der Störung anleiten will. Da Epilepsien in drei Viertel der Fälle bereits vor Erreichen des Erwachsenenalters beginnen, kommt ihnen eine besondere Bedeutung im Hinblick auf präventive Maßnahmen bezüglich psychischer Folgeerkrankungen zu.

Asthma bronchiale

Asthma bronchiale liegt bei etwa 10% der Minderjährigen vor und ist somit die häufigste somatische chronische Erkrankung in dieser Altersgruppe. Folgeprobleme können Übermüdung und Leistungseinbußen infolge nächtlicher Atembeschwerden sein, überdies hohe Angstpegel nach akuten Atemnotfällen, die symptomatisch einer Posttraumatischen Belastungsstörung nahe kommen können (erhöhtes Arousal, Schlafstörungen, Konzentrationsprobleme etc.) (Annett et al. 2001). Auch überprotektives Verhalten der Eltern spielt hier eine Rolle. Daher sind Strategien des Asthma-Managements (Wahrnehmung von Vorzeichen, Erkennen situativer Zusammenhänge, Erfahrungen mit Peak-Flow-Messungen, Selbstberuhigungstechniken, medikamentöse Selbsthilfe etc.) zur Entängstigung und Förderung der Verantwortungsübernahme ein tragendes Element der Therapie. Das Asthma-Verhaltenstraining nach Lecheler und Petermann (2001) sieht Informationsvermittlung bezüglich der Erkrankung und der Behandlungsoptionen vor, Schulung der Körperwahrnehmung zur Erkennung von Vorläufersymptomen (mithilfe von Peak-Flow-Gerät und Instrumenten), eigenverantwortliches Krankheitsmanagement (inkl. Verhalten bei Sport etc.) sowie Angstabbau und Erwerb sozialer Kompetenz.

Diabetes mellitus

Von einem Diabetes mellitus sind in Mitteleuropa ca. 0,5 von 1000 Minderjährigen betroffen (Scherbaum u. Kiess 2004). Die innerfamiliäre Bedeutsamkeit einer Diabetes-Diagnose zeigt folgender Befund: Kinder von Müttern mit Diabetes-Typ-2-Erkrankung wiesen kurz nach der entsprechenden Diagnosestellung in 60% der Fälle signifikante Scores in der Childrens' Depression Rating Scale auf, was dem Vorliegen einer Major Depressive Disorder entsprach (Irving et al. 2007). Hierbei korrelierte der Schweregrad der Depression mit der Anzahl der mit Diabetes vorbelasteten Generationen.

Bei Diabetes mellitus steht die intensive Schulung bezüglich der erforderlichen Maßnahmen zur Regulation des Glukose-Haushalts an erster Stelle; entsprechende Schulungsprogramme zur Stoffwechselkontrolle stehen auch für junge Betroffene zur Verfügung (von Sengbusch et al. 2005). Psychotherapeutisch kommen Hypoglykämie-Wahrnehmungstrainings (Kulzer 1992), operante Konditionierung zur Compliance-Förderung, Selbstmanagement-Strategien und familienbezogene Beratungen zum Tragen.

Neurodermitis

Bei Neurodermitis sind neben der Wissensvermittlung und Modifikation krankheitsbezogener Einstellungen das Führen von Krankheitsbeobachtungsbögen zur Förderung des Selbstmanagements und Selbstkontrolltechniken bezüglich des Juckreizes erforderlich (Hautzustand, Stimmungslage, Hautpflegemaßnahmen, Konsequenzen: z.B. Kratzen/Nichtkratzen). Mögliche Kratz-Stopp-Techniken sind nur angedeutete Kratzbewegungen ohne tatsächliche Berührung; Kneifen oder leichtes Schlagen auf die betroffene Hautstelle bzw. Drücken sind antrainierte Ablenkungsmanöver. Im Rahmen eines spezifischen sozialen Kompetenztrainings sollen die Patienten lernen, kritische soziale Situationen bezüglich ihrer Erkrankung kompetent zu lösen (Michels 2001; Schulungsprogramm für Kinder ab 11 Jahren: Skusa-Freeman et al. 1997).

Maligne Erkrankungen

Bei malignen Erkrankungen ist ein mehrschichtiges Vorgehen erforderlich. Zunächst müssen vorhandene bzw. mangelnde Ressourcen (familiäre Unterstützung, soziales Netz, sonstige Belastungsfaktoren) eruiert werden, um zumindest an potenziell veränderbaren Stressoren tatsächlich eine Entlastung vornehmen zu können. Bei der Verarbeitung der Diagnose sollte die Familie psychologisch unterstützt werden, um möglichst konstruktive Coping-Strategien zu fördern (lösungsorientiertes Vorgehen: alltagspraktische Entlastungen schaffen; Rückhalt signalisieren; Austausch über Sorgen und Emotionen; jedoch auch vorausschauendes, zukunftsgerichtetes Denken; gegebenenfalls Information der Schule etc.). Wichtige Ziele sind, vorhandene Ressourcen, Interessen und positive Motivationen zu fördern, Ängste zu lindern und Mut zu machen. Größere medizinische Eingriffe und Klinikaufenthalte sollten vor- und nachbereitet werden. Ablenkung darf und soll sein, insbesondere, wenn der Patient dabei Kreativität und emotionalen Ausdruck ausübt. Günstig sind hierbei auch kreative Therapieverfahren (Spiel- und Gestaltungspädagogik, Musiktherapie etc.). Die Devise sollte lauten: So viel Normalität und Erfolg versprechende Eigenverantwortung wie möglich! Hierbei müssen auch die Angehörigen beraten werden. Schließlich können sozialrechtliche oder sozialpsychiatrische Hilfestellungen nötig werden, wie z.B. Einbeziehung sozialer Dienste, Alltagsumorganisation, Rehabilitationsmaßnahmen usw. In der Nachsorge sind Rezidivängste, psychosoziale Reintegration und Autonomiestärkung wichtige Inhalte (Monninger u. Stapel 2007).

Mukoviszidose

Von Mukoviszidose oder Zystischer Fibrose ist ungefähr eines von 2500 Neugeborenen betroffen. Es handelt sich um einen Gendefekt auf Chromosom 7q31.2. Die Mutation bedingt eine Funktionsstörung der Chlorid-Kanäle, wodurch es zu Eindickungen der Körpersekrete u.a. der inneren Organe kommt, was sich initial vor allem durch einen zähen Sekretstau in den Lungen mit entsprechenden Atembeschwerden manifestiert. Die Erkrankung ist progredient und unheilbar; die Lebenserwartung liegt bei 32 Jahren (Häberle u. Schmitt 2007). Die Konfrontation mit der verkürzten Lebenserwartung, die strengen Therapieerfordernisse und die fortschreitende Verschlechterung des Gesundheitszustandes mit zunehmenden Funktionseinschränkungen lösen gravierende seelische Krisen aus. Die Betroffenen sind zunehmend abhängig von Hilfen, das Körpererleben ist vollkommen negativ, die Patienten stellen sich vermehrt die Sinnfrage. Deshalb kommt es häufig zu psychischen Auffälligkeiten, vor allem Anpassungsstörungen (ICD-10 F43) mit Compliance-Verweigerung, Leistungseinbrüchen, sozialem Rückzug, depressiven Verstimmungen, Appetitverlust und Schlafstörungen. Zudem aggravieren mitunter ohne konkretes organisches Korrelat diffuse körperliche Beschwerden im Sinne einer zusätzlichen Somatoformen Störung (F44) oder Dissoziativen Störung (F45). Aggressive Abwehr angesichts der unabänderlichen Endlichkeit des eigenen Lebens lösen oft schwere Familiendynamiken aus, da die Eltern und Behandler auf die Fortsetzung der lebensverlängernden, jedoch hohe Anforderungen an die Disziplin stellenden therapeutischen Maßnahmen bestehen müssen. Insofern stellen psychotherapeutische Programme bei chronisch und unheilbar kranken Kindern und Jugendlichen (Schmitt et al. 2007) den Abbau von krankheitsbezogenen Ängsten, die Förderung sozialer und autonomer Kompetenzen und die Schulung in therapeutischen Maßnahmen in den Mittelpunkt. Die im Verlauf der Erkrankung immer wichtiger werdende therapeutische Sinnarbeit umfasst folgende Prozesse:

- die Suche nach sinnstiftenden Anliegen (Bildung einer Zielhierarchie nach Schmitt 1991, Konzept der Ziel- und Werteklärung nach Kanfer et al. 1991, Existenz-Skala nach Längle et al. 2000),
- die Ausbildung einer autonomen Moral (durchgängige Anpassung an Erwartungen anderer vs. angemessenem und vertretbarem, lebendigerem »Eigensinn«),
- das Erkennen von Ressourcen, insbesondere kreativer Begabungen zum Ausdruck emotionaler Befindlichkeit, Erlangen von Erfolgserlebnissen und Freude sowie zur Vorbeugung einer generalisierten Anhedonie.

Mit den Eltern sollte eine partnerschaftliche Aufteilung der krankheitsbezogenen Verantwortung und eine offene Kommunikation erreicht werden. Solange die Möglichkeit besteht, sollten Beschulungs- oder Ausbildungsoptionen unbedingt genutzt werden.

Beispiel

Die knapp 14-jährige S. leidet unter einem Insulinpflichtigen Typ-1-Diabetes. Sie stammt aus einer Migrationsfamilie mit niedrigem Sozialstatus, über deren Asylrecht noch nicht endgültig entschieden ist. Seit zwei Jahren lebt sie mit ihren Eltern und vier jüngeren Geschwistern auf engstem Raum in einem Asylantenheim. Sie spricht schlecht Deutsch, besucht eine Klasse für Ausländer und weist extrem viele Lücken auf. Oft schwänzt sie die Schule, trifft sich mit älteren Jugendlichen und jungen Erwachsenen aus dem dissozial-kriminellen und Drogen-Milieu, der einzigen Gruppe, in der sie Anschluss gefunden hat. Sie hatte bereits mehrere Polizeikontakte wegen Diebstählen, war beteiligt an mutwilligen Beschädigungen von PKW, Einbrüchen, Erpressung und Körperverletzung im Rahmen einer Schlägerei. Aufgrund ihres Alters war sie noch nicht zu Haftstrafen verurteilbar, es standen jedoch richterlich verordnete Sozialarbeitsstunden an. Das ebenfalls über das Familiengericht eingeschaltete Jugendamt stellte bei einem Hausbesuch völlig verwahrloste Zustände fest, die nicht Deutsch sprechenden Eltern wirkten eher abwehrend und bagatellisierten die Problematik ihrer Tochter. S. war bereits durch den Vater aus östlichem Kulturkreis für ihr respektloses, impulsives Verhalten, mangelnde Absprachefähigkeit und unerlaubtes nächtliches Ausgehen sehr streng körperlich durch Schläge bestraft worden. Die Familie vertrat nachdrücklich den Standpunkt, die erzieherischen Schwierigkeiten durch eigene Methoden bewältigen zu können. Eine engere emotionale Bindung zu den Eltern ließ sich nicht feststellen. S. benannte als wichtigste Bezugspersonen ihre »Freunde« und wechselnde, meist ältere Sexualpartner.

Auf Veranlassung des Gerichts und Jugendamtes wurde das Mädchen gegen den eigenen Willen und gegen den Willen der Sorgeberechtigten in eine geschlossene Jugendhilfeeinrichtung für dissoziale und kriminelle Kinder bis 14 Jahre gebracht. S. trat dort meist provokativ-abwehrend auf, es kam zu aggressiven Durchbrüchen aufgrund der Regelstruktur und auch zu selbstverletzendem Verhalten: S. ritzte an den Armen und verweigerte ihre Insulin-Therapie. Sie wurde in einer Diabetes-Sprechstunde vorgestellt, wo sich in der Diagnostik ein vollkommen entgleister Glukose-Stoffwechsel und geringe Kenntnisse des Mädchens über ihre Diabetes-Erkrankung herausstellten. Ein konkretes Insulin-Schema wurde aufgestellt, und man begann, die Umsetzung mit S. zu üben. In der Einrichtung fand auch erstmals eine kinder- und jugendpsychatrische konsiliarische Untersuchung statt. Die Begabung des Mädchens lag im sprachfreien Test im Bereich der Lernbehinderung. Sie zeigte große Konzentrationsschwierigkeiten sowie eine hohe Ablenkbarkeit im Test, im Kleinstgruppen-Unterricht der Heimschule und im Alltag, wobei Sprachschwierigkeiten, mangelnde Motivation und Lernbehinderung erschwerend hinzukamen. Aufgrund ihrer starken Impulsivität und geringen Frustrationstoleranz mit explosibel-aggressiven Verhaltensweisen wurde dennoch der Verdacht auf ein Aufmerksamkeitsdefizit-/Hyperaktivitätssyndrom gestellt und mit Stimulanzien behandelt. Doch weder Methylphenidat noch Amphetamin zeigten in adäquater Dosierung Effekte, so dass unter Annahme einer isolierten Störung des Sozialverhaltens Risperidon zur Förderung der Impulskontrolle in niedriger Dosis gegeben wurde. Die schwere Impulsivität reduzierte sich hierauf, so dass allmählich ein erzieherisch-verhaltenstherapeutischer Zugang initiiert werden konnte. Im Verlauf und in der Diagnostik stellte sich jedoch auch eine deutlich depressive Komponente des Mädchens heraus, die äußerlich kaum als solche zu identifizieren war, da expansive und vor allem autoaggressive Akte überwogen. Die Insulin-Therapie wurde weiter diskutiert, S. übernahm hier kaum Eigenverantwortung, beging nach einem Gruppenkonflikt sogar eine parasuizidale Handlung durch Fehldosierung des Insulins. Es wurde daraufhin eine Behandlung mit dem modernen Antidepressivum Fluoxetin begonnen, welches nach drei Wochen eine kontinuierliche Besserung der Stimmung, emotionalen Stabilität, Reizbarkeit und Motivationsschwankungen erbrachte, wobei sich das Mädchen auch zunehmend besser öffnen und reflektieren konnte. Sie willigte in eine Diabetes-Schulung ein und kümmerte sich immer besser um ihre Insulin-Therapie. Begleitend wurden sozialpsychiatrische Maßnahmen geplant (Übernahme in eine intensive, offen geführte Jugendhilfeeinrichtung mit individueller Beschulungsmöglichkeit und Elternarbeit etc.). Die Abschlussdiagnosen lauteten: Störung des Sozialverhaltens (ICD-10 F91), Anpassungsstörung mit längerer depressiver Reaktion (ICD-10 F43.21) und Lernbehinderung.

3.7.2 Sinnesbehinderungen

Kinder und Jugendliche mit Sinnesbehinderungen wie Hör- oder Sehschädigungen können sekundäre Störungen der Kommunikation, der Bindungsentwicklung und der Interaktion aufweisen, da sie in besonderer Abhängigkeit von Hilfestellungen stehen, sehr enge und zunächst nahezu exklusive Bindungen zu einer oder sehr wenigen Bezugspersonen aufbauen und aufgrund ihrer Sinnesbehinderung zahlreiche Hemmnisse in Alltag und Sozialentwicklung auf sich nehmen müssen. Die Betreffenden können eine günstige psychosoziale Integration erreichen, je nach Frühförderung und entsprechender Schulung in der Kompensation ihrer Beeinträchtigung und abhängig von der Autonomieunterstützung ihrer Eltern. Sie können aber bei größeren Entwicklungsschritten wie dem Besuch des Kindergartens oder der Einschulung auch große Berührungsängste, Trennungsschwierigkeiten und Hilflosigkeit zeigen. Depressiv-ängstlich-regressive oder aggressiv-oppositionelle Verhaltensweisen können die Folge der Wahrnehmung der persönlichen Grenzen sein. In der therapeutischen Arbeit gilt es, sich zu vergegenwärtigen, dass das Gegenüber nicht über die üblichen nonverbalen Techniken verfügt. Es mag befremden, dass Mimik und Gestik oft weniger variantenreich sind und die Interaktion entweder distanziert oder zu distanzgemindert wirken mag. Bei Blinden fehlt der kommunikative Blickkontakt, der eine wichtige Rolle für Sehende spielt. Die Kommunikation muss insofern den Ausdrucksbesonderheiten des Patienten angepasst werden. Im Vordergrund steht die Aktivierung und Förderung sozialer Ressourcen und Kompetenzen. Pragmatische Strategien zur Alltagsbewältigung und Selbsthilfe sind die Grundlage für Selbstvertrauen und Verselbstständigung. Frühförderung zum selbstbewussten Umgang mit der Behinderung sowie integrative Schul- und Berufskonzepte sind ebenfalls zu berücksichtigen. Zur Prävention sekundärer aggressiver Störungen haben sich Programme wie PATHS (Providing Alternative Thinking Strategies; Greenberg u. Kusche 1998) und FAUSTLOS (Cierpka 2003) bewährt, ebenso Mentorenprogramme an Schulen (Jokay 2004).

3.8 Psychosoziale Faktoren

3.8.1 Belastende Lebensereignisse

Kritische Lebensereignisse (Life Events) sind bei 70% der depressiv Erkrankten als prämorbide Risikofaktoren nachzuweisen (Goodyer 1995). Dies gilt auch für Jugendliche (Essau u. Petermann 1999). Belastende Lebensereignisse sind in Abhängigkeit von verfügbaren Coping-Strategien und biologischer Disposition bei Kindern und Jugendlichen signifikant häufig mit der Pathogenese der Depression verknüpft (Birmaher et al. 1996). Hierzu zählen als bedeutsamste familiäre Faktoren:

- Verlust eines Elternteils,
- eine konflikthafte Elternbeziehung oder Scheidung (Aro u. Polasaari 1992),
- ein allein erziehender Elternteil (Furstenberg u. Teitler 1994),
- psychische oder körperliche Erkrankung eines Elternteils (Herpertz-Dahlmann u. Remschmidt 2000),
- Deprivation und längerfristige Trennungserlebnisse im 1. Lebensjahr (Dührssen u. Lieberz 1999),
- Misshandlungserlebnisse.

Posttraumatische Belastungsstörung (PTBS)

Für die Posttraumatische Belastungsstörung (PTBS; ► 4.3 und 4.4) wurde in Zwillingsstudien interessanterweise gezeigt, dass sowohl die Wahrscheinlichkeit, ein Trauma zu erleiden, als auch die Wahrscheinlichkeit, an einer PTBS zu erkranken, genetisch verankert ist (Stein et al. 2002; Taylor et al. 2002). Neurobiologisch gibt es einige Überschneidungen zwischen PTBS und depressiven Erkrankungen, die auch häufig komorbid auftreten (► 4.4). Morphologisch scheint es einen Zusammenhang zwischen PTBS-Vulnerabilität und reduziertem Hippocampus-Volumen zu geben, wobei auch diskutiert werden muss, ob die

Veränderung des Hippocampus-Volumens nicht auch, ähnlich wie bei der Depression (► 3.4), Folge von Stress (d.h. erhöhten Kortisol-Spiegeln) sein könnte (Bremner et al. 2003). Tatsächlich zeigten Carrion et al. (2002) bei traumatisierten Kindern, ähnlich wie in der Depression, erhöhte Kortisol-Spiegel und Dysfunktionen der Hypothalamus-Hypophysen-Nebennierenrinden-Achse; ► 3.3.2).

Die auch bei Depression involvierte Amygdala weist ebenso im Rahmen der PTBS Dysfunktionen auf: Normalerweise soll hier u.a. die Filterung von existenziell bedeutsamen Reaktionen erfolgen, so dass bei entsprechend bedrohlichem Stimulus eine Aktivierung des autonomen Systems im Sinne einer Fluchtreaktion initiiert wird. Bei der PTBS scheint es während der Reinszenierungen des Traumas oder bei Erleben ähnlicher Situationen immer wieder zu stereotypen Amygdala-Reaktionen mit Hyperarousal zu kommen (Herpertz-Dahlmann 2007). Spannenderweise gibt es auch hier alters- und geschlechtsabhängige Besonderheiten: Ältere Kinder und – im Geschlechtervergleich – Jungen zeigen häufiger ein sympathikotones Hyperarousal mit Blutdruck- und Pulssteigerung, wohingegen jüngere Kinder und Mädchen eher zu parasympathikotonen Reaktionen mit Blutdruck- und Pulssenkung neigen. Das heißt: Erstere werden aktiviert, reagieren eher expansiv, Letztere weisen eine Resignation, »emotionale Taubheit« und gegebenenfalls dissoziative Phänomene auf (Weber u. Reynolds 2004). Parallelen zur Verarbeitung depressiver Störungen sind hier nicht von der Hand zu weisen.

Rund ein Viertel aller Jugendlichen hat bis zum 16. Lebensjahr mindestens ein als traumatisierend zu bezeichnendes Erlebnis gehabt (Costello et al. 2002). Die Prävalenzraten für PTBS bei Minderjährigen in westlichen Industrienationen schwanken zwischen 0,1% bei unter 5-Jährigen (Lavigne et al. 1996) und 6% bei Jugendlichen (Elklit 2002). Risikofaktoren sind neben der bereits beschriebenen genetischen Prädisposition psychiatrische oder somatische Erkrankungen in der Familie sowie Armut, Introversion, weibliches Geschlecht und geringe soziale Unterstützung.

Ob eine PTBS letztlich chronifiziert und in eine depressive Störung übergeht, wie dies in 40% der Fälle gezeigt wurde (Essau et al. 1999b), hängt davon ab, wie nah das Kind/der Jugendliche dem traumatischen Ereignis beigewohnt hat (direkte Beteiligung, Zeugenschaft). Eine gewisse Distanz, die tatsächlich geografisch und zeitlich zu verstehen ist, wirkt schützend. Wichtig sind die soziale Unterstützung nach dem Ereignis und eine positive, stützende Eltern-Kind-Beziehung, wenngleich die Traumaverarbeitung bei selbst traumatisierten Eltern erschwert ist. Die Latenz bis zur Entwicklung einer PTBS weist darauf hin, dass es sich um einen sekundären Prozess handelt, weshalb frühe Interventionen zur Vermeidung dysfunktionaler Verarbeitungsstrategien (z.B. kategorisches Schweigen bezüglich des Vorfalls oder aber Fokussierung) erfolgen sollten (Pine u. Cohen 2002; Herpertz-Dahlmann 2007). Eine frühe Vorstellung beim kinder- und jugendpsychiatrischen Facharzt oder beim Psychotherapeuten oder gegebenenfalls in spezialisierten kinder- und jugendpsychiatrischen Traumaambulanzen ist anzuraten. Bewährte Ansätze, auch auf Studiengrundlage bei Kindern und Jugendlichen, bietet die Kognitive Verhaltenstherapie, um dysfunktionale Überzeugungen (z.B. Schuldgefühle), Fehlattributionen und generalisierende kognitive Verzerrungen zu identifizieren und zu bearbeiten. Zudem kommen Methoden zur Stressbewältigung und fachtherapeutisch begleitete Expositionstechniken zur Anwendung. Die Einbeziehung der Eltern in die Therapie scheint günstig, da Sorgen der Eltern das dysfunktionale Verhalten der Kinder oft eher verstärken (z.B. Übervorsichtigkeit, Überprotektion). Eye Movement Desensitization and Reprocessing (EMDR) zeigte bei Erwachsenen eine Überlegenheit gegenüber der Wartelistengruppe, Studien zu Minderjährigen stehen noch aus (Chemtob et al. 2002;

zur Therapie der PTBS: ► 5.6.6). Medikamentös zeigen erste klinische Erfahrungen positive Effekte durch selektive Serotonin-Wiederaufnahmehemmer (SSRI) sowie atypische Neuroleptika wie Risperidon oder Olanzapin (Herpertz-Dahlmann 2007). Eine große Bedeutung kommt auch umfeldbezogenen Maßnahmen, z.B. durch das Jugendamt, zu, um eine regelrechte Versorgung und Tagesstruktur zu gewährleisten (auch z.B. nach Verlust eines Elternteils).

Zu beachten ist das 2- bis 5-fach erhöhte Suizidrisiko bei im Kindesalter traumatisierten Personen bis ins Erwachsenenalter hinein (Dube et al. 2001). Dies kann mit überdauernden dysfunktionalen Gedanken und Vermeidungsverhalten zusammenhängen, auch mit Selbstabwertung, sekundärer Traumatisierung durch Folgemaßnahmen des primären Traumas wie Umsiedlung, familiäre Veränderung etc. Eine frühe Prävention ist notwendig, wie das folgende Beispiel zeigt.

Beispiel

Die 8-jährige T. fehlt seit etlichen Monaten immer wieder im Unterricht, zunächst an Einzeltagen, dann erfolgt auch immer häufiger mehrere Tage in Folge kein Schulbesuch. Unter Angaben von diffusen Beschwerden wie Bauchschmerzen, Übelkeit und Kopfweh überzeugte sie die Eltern, sie zu entschuldigen. Der hinzugezogene Kinderarzt konnte jedoch kein greifbares klinisches Korrelat finden und vermutete ein Somatisierungssyndrom. Da der Schulbesuch schließlich völlig verweigert wurde und auch mit Nachdruck nicht durchgesetzt werden konnte, wurde T. in eine kinder- und jugendpsychiatrische Tagesklinik aufgenommen. Auch diese Maßnahme war nur durch tägliches Abholen eines kompetenten Fahrdienstes möglich; die Trennung von zu Hause fiel T. offensichtlich sehr schwer. Im Gespräch gab sie an, keine gesundheitlichen Ängste um sich oder die Eltern zu haben, vielmehr stellte sich heraus, dass es zwischen den Eltern oft lautstarke und zum Teil körperliche Auseinandersetzungen gab. Die Mutter kümmerte sich um die Erziehung der Tochter und arbeitete stundenweise als Reinigungskraft; der Vater war vor allem im Nachtschicht- oder Spätschichtdienst einer Fabrik tätig und tagsüber zu Hause. T. sah sich zuständig, die Funktion der Streitschlichterin zu übernehmen, und äußerte zudem, dass die Eltern in ihrer Anwesenheit vermutlich weniger »schlimm« streiten würden. Mit dieser Rolle war das 8-jährige Kind weit überfordert. T. verzichtete z.B. auf die Teilnahme an Geburtstagsfeiern ihrer Klassenkollegen, ging nicht mehr zum Gardetanztraining und traf sich kaum mehr mit Gleichaltrigen zum Spielen. Schulisch hatte sie zuletzt unkonzentriert gewirkt und erzielte schlechtere Noten. Sie müsse oft weinen und sei meistens traurig.

In diesem Fall handelte es sich um eine reaktive depressive Episode des Kindes, die in erster Linie familienbezogene therapeutische Maßnahmen erforderte. Es kam schließlich zur Trennung der Eltern, jedoch konnte mit Vater und Mutter ein konstruktiver Umgang bezüglich des Kindes erreicht werden. Mit T. wurden altersentsprechende Aktivitäten aufgebaut, im Rahmen der kindzentrierten Therapie der Umgang mit der neuen familiären Situation bearbeitet und eine besondere Bedeutung darauf gelegt, T. von ihrer Verantwortungsübernahme für die Eltern zu entlasten.

Chronische Belastungen

Neben einschneidenden traumatischen Ereignissen ist auch leichteren, jedoch chronischen Belastungen Rechnung zu tragen, z.B. einem niedrigen Sozialstatus, der gegebenenfalls durch Ausgrenzungserlebnisse und Beschränkungen das Familienleben nachhaltig beeinträchtigen kann. Auch schulische Über- oder Unterforderung, Schulwechsel und das Vorliegen von Teilleistungsschwächen können Auslöser einer Depression sein.

! Wie wichtig Alltagsstressoren sein können, zeigt die Tatsache, dass der Korrelationskoeffizient zwischen depressiven Störungen und kritischen Lebensereignissen geringer ist als derjenige zwischen depressiven Störungen und alltäglichen Belastungsfaktoren (Seiffge-Krenke 2000).

Auch soziale Beziehungsprobleme (psychosoziale Integration bei Gleichaltrigen, partnerschaftliche Beziehungsgestaltung) und Schulstress (Überforderung, Prüfungsängste, Trennungsproblematik, soziale Unsicherheit bzw. Ausgrenzung im Klassenverband) sind weitere depressionstypische Risikofaktoren im Kindes- und Jugendalter (Eley u. Stevenson 2000).

Der Einfluss von Umweltfaktoren als Depressionsauslöser ist bei der frühkindlichen Depression stärker als bei der pubertär beginnenden Depression (Harrington et al. 1997). Die Hypothese des »Biological Priming« (Aldenhoff 1997) nimmt an, dass exogene Faktoren per se die Induktion neurobiologischer, vulnerabilitätssteigernder Veränderungen bewirken, wie es in Studien an Kindern mit Posttraumatischer Belastungsstörung aufgezeigt wurde: Hier wurden erhöhte Katecholamin- und Kortisol-Exkretionen in den Urin sowie eine zerebrale Atrophierung im Vergleich zu Kontrollen festgestellt (De Bellis et al. 1999; Weiss et al. 1999).

Insgesamt interferieren biologische Vulnerabilität, Persönlichkeitsmerkmale, Coping-Kompetenzen und psychosoziale Voraussetzungen in der Depressionsgenese im Sinne eines Diathese-Stress-Modells, das heißt, eine Vielzahl komplex interagierender Einflussgrößen ist zu berücksichtigen, die durch entsprechende persönliche Ressourcen gemildert oder durch Defizite verstärkt werden können.

3.8.2 Migration, Arbeitslosigkeit und Armut

Wichtige psychosoziale Belastungsfaktoren sind Migration, Arbeitslosigkeit und Armut, die das gesamte Lebenssystem und die Existenzsicherung einer Familie infrage stellen. Bei Migranten kommen fremde kulturelle Lebensbedingungen zum Tragen; sprachliche Schwierigkeiten und Arbeitslosigkeit sowie Armut sind zumeist vergesellschaftete Folgen der Migration. Politische oder religiöse Flüchtlinge aus Krisengebieten sind zumeist schon primär traumatisiert durch Verfolgungs- oder Kriegserlebnisse, möglicherweise durch gewaltsame Todesfälle in der Familie, langer Vorgeschichte aus Ortswechseln und Fluchtversuchen mit beständiger Angst und ohne kontinuierliche soziale Bindungen nach außen. Es stellt sich bei Kindern mit solch traumatischen Lebensgeschichten oft heraus, dass sie nicht erst innerhalb des Migrationslandes auffällig geworden sind, z.B. durch Störungen des Sozialverhaltens oder kriminelle Aktivitäten, sondern dass es bereits im Herkunftsland konflikthaftes Verhalten, Regelverstöße und gegebenenfalls impulsiv-aggressive Handlungsweisen gab. Oft ist es bei besonders traumatischen Vorgeschichten schwierig, mit diesen Kindern und auch deren Familien zu arbeiten. Im Asylantenstatus kommt es meist erst zur kinder- und jugendpsychiatrischen Vorstellung, wenn die Situation extrem eskaliert ist, so dass Polizei oder Jugendamt eingreifen müssen. Die Schwelle für Reaktionen auf Verhaltensauffälligkeiten ist relativ hoch, da Fragen wie Bleiberecht und – ganz basal – die Erfüllung der täglichen Grundbedürfnisse im Vordergrund stehen. In der kinder- und jugendpsychiatrischen Vorstellung kommt erschwerend hinzu, dass die Familien selbst zum Teil gegen ihren Willen, lediglich auf Behördenwunsch, erscheinen und sprachliche Verständigungsschwierigkeiten, kulturell anders gelagerte Sichtweisen (Männer- und Frauenrollen sowie entsprechende Rechte, Freiheiten und Pflichten der Kinder etc.) und oft eine verschlossene Haltung gegenüber Psychiatern allgemein mit sich bringen.

Tatsächlich jedoch sind die traumatisierenden Vorerlebnisse, der fremde Kulturkreis bzw. das neue Lebensumfeld, die Sprach- und Integrationsschwierigkeiten, der sehr niedrige

Sozialstatus und die permanente Existenzangst ausreichende Grundlagen für die Verführbarkeit, an schwierige Peergroups zu geraten, in kriminelle Machenschaften verwickelt zu werden und schwere depressive Störungen zu entwickeln. In der Zusammenarbeit mit Migranten, insbesondere aus anderen Kulturkreisen, ist es eine besondere Herausforderung, sich um einen kulturellen Perspektivwechsel zu bemühen, um Haltungen, Rollenverteilungen und Erwartungen besser begreifen zu können. Beim Erstkontakt sollten die westlichen Gepflogenheiten aus Achtung vor der fremden Kultur von einer respektvoll-abwartenden und offenen Haltung begleitet sein. So ist es z.B. zum Teil üblich, dass sehr viele Familienmitglieder erscheinen und dass es Außensprecher gibt, die die Belange der Familie traditionell vertreten. Dies können auch Großeltern sein. Häufig gilt auch, dass das direkte Ansprechen von Frauen bei Geschlechtshierarchien erst nach kurzer Rückfrage an das Familienoberhaupt erfolgen sollte (Schepker u. Siefen 2008). In der Therapieplanung ist es besonders wichtig, gemeinsame Zielsymptome zu definieren und die Behandlungsbausteine besonders genau zu erklären, um Missverständnisse zu vermeiden und einen Weg zu finden, der den Respekt vor der fremden Kultur wahrt und dennoch die gesellschaftlichen Anforderungen des westlichen Kulturkreises einfließen lässt und näher bringt. Da Religion und Kultur eng verbunden sind, können religiöse Wurzeln eine wichtige Ressource darstellen, der genügend Raum gegeben werden sollte. Auch ist der familiäre Zusammenhalt innerhalb von Migrantenfamilien eine nützliche Unterstützung, sobald ein Krankheitsverständnis und eine lösungsorientierte Zusammenarbeit beschlossen werden konnten.

Beispiel

Der 8-jährige L. lebt mit seinem deutschen Stiefvater, der nicht Deutsch sprechenden philippinischen Mutter und drei jüngeren Geschwistern – diese leiblicher Abstammung des deutschen Vaters – in sehr einfachen, ärmlichen Verhältnissen. Er kam im 4. Lebensjahr mit der Mutter nach Deutschland, spricht mit dieser seine Muttersprache und sehr schlecht Deutsch – mit entsprechenden schulischen Schwierigkeiten. Er ist Außenseiter in der Klasse aufgrund der Sprachschwierigkeiten und verwahrlosten Kleidung und wird häufig gehänselt. Er ist sehr impulsiv und rasch explosibel, reagiert aggressiv auf Frustrationen und ist im Klassenverband aufgrund häufiger Schlägereien und Störverhaltens kaum mehr tragbar. Ein Schulausschluss droht. Zu Hause kann sich die Mutter erzieherisch kaum durchzusetzen, der Stiefvater ist aus beruflichen Gründen wenig präsent und ungehalten darüber, dass er in seiner knappen Freizeit meist durch L. verursachte Probleme lösen muss (Einbestellung zu Lehrergesprächen etc.). Er geht L. mit harter Strenge an, was regelmäßig zur Eskalation führt. L. wird das »schwarze Schaf« der Familie genannt, und der Stiefvater droht ihm offen mit einer Abschiebung in sein Heimatland. – Nach ausführlicher kinder- und jugendpsychiatrischer Diagnostik, die vonseiten der Schule der Familie dringend nahe gelegt worden war, wurden die Diagnosen einer Anpassungsstörung mit längerer depressiver Reaktion sowie einer Hyperkinetischen Störung des Sozialverhaltens gestellt. Nach einem längeren therapeutischen Prozess im vollstationären Setting, der eine verhaltenstherapeutische und medikamentöse Behandlung beinhaltete, wurde L. mithilfe des eingeschalteten Jugendamtes einer intensiv heilpädagogisch-therapeutisch arbeitenden Kleinsteinrichtung zugeführt – mit der Möglichkeit einer Beschulung in den kleinen Gruppen einer Schule zur Erziehungshilfe.

3.8.3 Soziale Interaktionsprobleme

Mit sozialen Dysfunktionen besteht insbesondere im Jugendalter ein enger kausaler Zusammenhang zu depressiven Störungen (Blöschl 1998; Reicher 1998). Wie am Beispiel der Hyperkinetischen Störung des Sozialverhaltens (ICD-10 F90.1) häufig zu beobachten ist, kann primär aggressives Verhalten im Verlauf oft in eine Depression münden: Impulsivität, geringe Frustrationstoleranz und Reizbarkeit führen im Rahmen zahlreicher Konflikte häufig zu sozialer Ablehnung und zu einer Zuweisung einer Sündenbock-Rolle. Weiterhin bedingt der Mangel an positiven Kontakterlebnissen vor dem Hintergrund einer ohnehin schon eingeschränkten Fähigkeit für zwischenmenschliche Interaktionsstrategien und emotionale Wahrnehmung des Gegenübers eine insgesamt defizitäre soziale Kompetenz. Den Betreffenden fehlen somit Kompensationsmechanismen in der Kontaktgestaltung. Hinzu kommen schulische Leistungsprobleme, die in eine entsprechende Reduktion der Motivation, in Leistungsverweigerung und Versagenserwartung münden (Trott 1999). Soziale und schulische Defizite fungieren schließlich im Verbund als Mediatoren einer sekundären depressiven Entwicklung (Essau u. Petermann 2000).

Die enge neuropsychologische Vergesellschaftung von Aggressivität und Impulsivität zeigten Kusch und Petermann (1997) in ihrem Informationsverarbeitungsmodell (◘ Abb. 3.3): Ausgangslagen sind jeweils qualitative perzeptive Defizite – bei aggressivem Verhalten im Sinne einer gefilterten Wahrnehmung aggressiver Reize bzw. entsprechender feindseliger Interpretation; bei Depression hingegen im Sinne einer Selektion und Selbstattribuierung negativer Eindrücke. Während im Störungskontext der Aggressivität eher expansive Verhaltensweisen als Spannungsabfuhr gewählt werden, sind es bei der Depression Rückzug und Passivität.

Beispiel

Der 11-jährige T. hat ein ausgeprägtes Aufmerksamkeitsdefizit-/Hyperaktivitätssyndrom, das seit Jahren zu Leistungsschwierigkeiten in der Schule und aufgrund der geringen Frustrationstoleranz und Impulsivität zu schweren Konflikten in der Schule sowie innerhalb der Familie führte. Die Verdachtsdiagnose war bereits im Grundschulalter vom Hausarzt der Familie geäußert worden. Diese lehnte jedoch einen medikamentösen Behandlungsversuch mit Methylphenidat zum damaligen Zeitpunkt ab. Die Situation im häuslichen Rahmen eskalierte zunehmend, als der Vater in Folge einer sys-

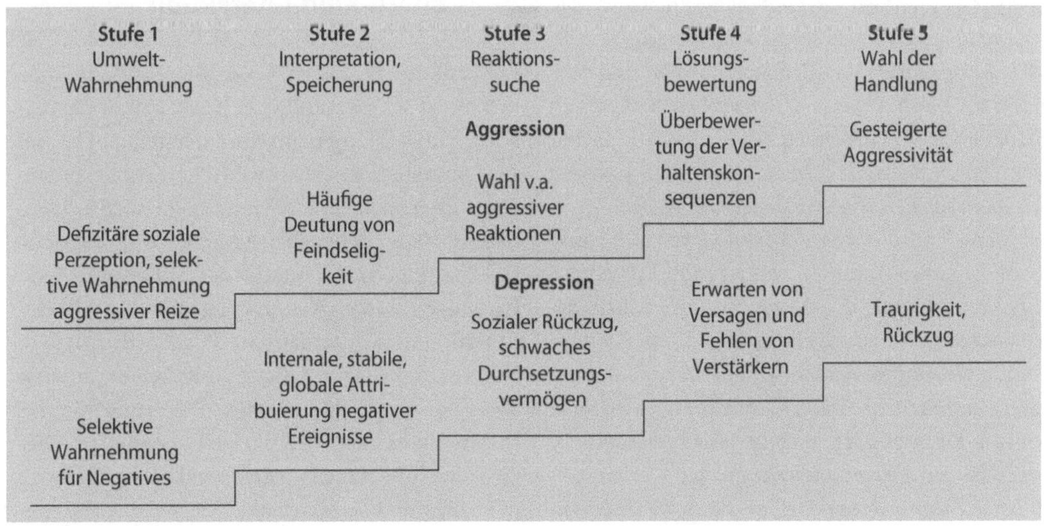

◘ **Abb. 3.3.** Depression und Aggression: Informationsverarbeitungsdefekte. (Modell nach Kusch u. Petermann 1997)

temischen, chronisch progredienten Muskelerkrankung nach bereits mehrjährigen gesundheitlichen Einschränkungen nunmehr seit einem Jahr rollstuhlpflichtig geworden war. T. wurde immer stärker gereizt, reagierte auf die Anforderung, im Haushalt der Familie immer mehr Pflichten anstelle des Vaters zu übernehmen, wütend und verweigernd, wurde nach kleinsten Anlässen und Meinungsverschiedenheiten verbal extrem beleidigend seinen Eltern gegenüber und beschimpfte sie – insbesondere seinen Vater – mit auf dessen Behinderung abzielenden, demütigenden Bemerkungen. Schließlich kam es so weit, dass er seine Eltern auch körperlich attackierte. Auch in der Schule war der schon seit Jahren verhaltensschwierige Junge kaum mehr steuerbar. Aufgrund der schweren Interaktionsprobleme innerhalb der ohnehin belasteten Familie kam es nach kinder- und jugendpsychiatrischer Erstvorstellung sogleich zur Indikationsstellung einer vollstationären Aufnahme des Jungen, womit dieser nicht einverstanden war. Aus Wut über die Entscheidung der Eltern, die – selbst depressiv, erschöpft und am Ende ihrer erzieherischen und psychischen Energien – schließlich die Aufnahme ihres Kindes in die Klinik befürwortet hatten, kam es zu einer völligen Eskalation: Der Junge tobte, beschimpfte die Eltern und schlug mehrfach auf den im Rollstuhl sitzenden Vater mit dessen Krücke ein. Wie sich herausstellte, waren solche Attacken zuletzt auch zu Hause geschehen. Jeweils danach, und so auch diesmal, brach T. weinend zusammen und beschuldigte sich unaufhörlich, ein »schlimmes Kind« zu sein. Er suchte sehr kindlich die körperliche Nähe des Vaters, konnte sich kaum von ihm lösen, wirkte sehr verzweifelt.

In dieser Kasuistik veranschaulicht sich eine zunächst isolierte, schwer ausgeprägte ADHS, die offensichtlich unbehandelt blieb und zu Leistungsschwierigkeiten und psychosozialen Problemen im schulischen und familiären Umfeld führte. Als der Vater chronisch progredient erkrankte, kam eine schwere Belastung der Familie hinzu, die bei den Eltern zu depressiven Reaktionen, bei T. hingegen zu einer Aggravierung seines expansiv-aggressiven Verhaltens führte. Gleichzeitig entwickelte er eine schwere Depression, die sich letztlich hinter der verhaltensschwierigen Fassade verbarg. Nach seinen explosiblen Durchbrüchen gegenüber dem Vater, die letztlich aus einer Überforderung mit dieser Situation und fehlenden Coping-Strategien herrührten, wurde jedoch durch die große Verzweiflung über das eigene Handeln und die enge Anhänglichkeit an den Vater auch die große emotionale Bedürftigkeit und schwer depressive Stimmungslage deutlich. Letztlich war bei diesem Patienten ein multimodaler Behandlungsansatz erforderlich, bestehend aus Psychotherapie (Selbstmanagement- und Problemlösestrategien, kognitive Elemente zur Bearbeitung negativer Selbstattribuition, soziales Kompetenztraining), Familienarbeit (Umgang mit der körperlichen Erkrankung des Vaters, verhaltenstherapeutische Hausaufgaben zum Konfliktmanagement, krankheitsspezifische Selbsthilfegruppe bezüglich der Erkrankung des Vaters, psychotherapeutische Hilfe für die Eltern), Psychopharmakotherapie (Stimulanzien und selektive Serotonin-Wiederaufnahmehemmer) und Maßnahmen zur Erziehungshilfe über das Jugendamt.

3.8.4 Dysfunktionen der Eltern-Kind-Interaktion

Dysfunktionale Eltern-Kind-Interaktionen können einen sehr wesentlichen Faktor einer depressiven Entwicklung beim Kind darstellen. Hierbei sind somatische oder psychische Erkrankungen eines Elternteils anzuführen, die je nach Schweregrad (z.B. lebensbedrohliche onkologische Erkrankungen), Dramatik der Symptome (z.B. Psychosen) oder Auswirkung auf die Alltagsfunktionen (z.B. somatische Pflegebedürftigkeit, Notwendigkeit einer Betreuung bei psychiatrischer Störung) eine massive Belastung für das gesamte familiäre Gleichgewicht darstellen. Dies gilt für funktionelle alltagspraktische Belange (Versorgung von Haushalt, Übernahme erzieherischer Funktionen) ebenso wie für ökonomische Aspekte (finanzielle Belastung durch Berufs-

oder Erwerbsunfähigkeit) und insbesondere für den emotionalen Umgang mit der Situation.

Erzieherische Unsicherheiten der Eltern schränken durch Inkonsequenz und Diskontinuität die Fähigkeit ein, Grenzen zu setzen und Struktur vorzugeben. Dies kann zu altersunangemessenen Freiheitsgraden führen, die das Kind eigentlich überfordern. Missglückte Versuche der Grenzsetzung und Gegensteuerung verstärken das eigenbestimmte Verhalten. Psychoanalytisch wird auch von einer narzisstischen Regulation gesprochen (Lacan 1966; du Bois 2007), bei der das durch die Regellosigkeit eigentlich verunsicherte Kind gewissermaßen Omnipotenzgefühle entwickelt, innerhalb derer es regelrechte Inszenierungen veranstaltet – in der Annahme, letztlich immer geliebt zu werden und Verzeihung zu erfahren. Mitunter beschreiben Eltern ihr Kind als nahezu tyrannisch; es erzwingt sich jeden Wunsch und ist extrem gekränkt, wenn es nicht gleichzeitig Liebesbeweise der Eltern erhält. Jene Verhaltensweisen können sich verstärken und ins Maßlose steigern, letztlich aber bei allen Beteiligten Unzufriedenheit und depressive Verlust- und Existenzängste hervorrufen.

Unsicher-verwickelte **Bindungsstörungen** (ICD-10 F94) bedingen aufgrund der mangelnden Empathie-Erfahrung oft nachhaltige kompensatorische Anstrengungen vonseiten des Kindes. Es kommt zu einem »überhöhten und unproduktiven Überengagement mit den Eltern« (Seiffge-Krenke 2007, S. 196); das Bindungssystem kommt nicht zur Ruhe, gewinnt aber auch nicht an Stabilität, was wiederum Frustration und Unzufriedenheit bedingt (ebd.).

Eine unsichere Bindung entsteht bei Kindern, die schon ab Säuglingsalter wenig Zuwendung und Erwiderungen auf eigene Signale erfuhren und so im Ungewissen bleiben mussten, ob eine verlässliche Unterstützung überhaupt besteht. Die Unvorhersehbarkeit des elterlichen Verhaltens führt zu Resignation und Missmut; die Kinder sind nicht in der Lage, bevorstehende Trennungen zu antizipieren und dagegen rechtzeitig zu protestieren oder die Aufmerksamkeit der Mutter oder des Vaters einzufordern oder sich den Eltern positiv zuzuwenden – aus der ständigen Befürchtung heraus, erneut enttäuscht oder verlassen zu werden (du Bois 2007). Die Folgen sind häufiges Kränkeln, Schlaf- und Appetitstörungen, mangelndes Appetenzverhalten und Veränderungen der Vigilanz. Der Mangel an erlerntem Interesse, Empathie und sozialer Kompetenz führt dann entweder zu wahllos-freundlichem, distanzgemindertem Auftreten der Kinder oder zu gehemmtem, passiv-zurückhaltendem Verhalten. Die Affektmodulation ist flach oder unpassend. Möglicherweise ist dieses Phänomen auch im Sinne einer Eigenschutzfunktion vor weiteren Abweisungserlebnissen oder Enttäuschungen zu sehen. Trennung, Verlassenwerden und Deprivation, denen das Kind wehrlos ausgesetzt ist, induzieren eine Art der Trauerreaktion, die anders als im Sinne einer klassischen Depression manifest wird, aber dennoch als »anaklitische Depression« bezeichnet werden kann (ebd.). Je nach genetisch veranlagter Vulnerabilität für depressive Störungen können derart massive Umfeldbedingungen am Ende eine schwere Depression auslösen (Costello et al. 2006). Andere Betroffene können durch eigene Ressourcen Hilfe und sekundäre soziale Bindungen aktivieren, möglicherweise kann die in der Depression oder Ängstlichkeit ausgestrahlte Hilflosigkeit sogar soziale Unterstützung mobilisieren und somit auch als Ressource verstanden werden (Schoon 2006).

3.8.5 Psychisch kranke Eltern

Depressive Störungen oder Angststörungen eines Elternteils, Diese Störungen sind v.a. beim hauptsächlich erziehenden Elternteil als Risikofaktor zu werten, da Unsicherheiten, Passivität, Inkonsequenz, Ambivalenz, negative Gefühle, defizitäre Strukturierungsfähigkeit und mangelnde Verstärkung das Erziehungsverhalten prägen (Reicher 1998). Apathie mit Rückzug und der Unfähigkeit, das emotionale Bedürfnis des Kindes zu erfüllen, bis hin zur gereizten Ablehnung, kann die Interaktion der depressiven Mutter oder des depressiven Vaters mit dem Kind charakterisieren. Erzieherisches Durchsetzungsvermögen, Konsequenz und kohärente Affektivität sind beeinträchtigt. Als wesentliche familiär-interaktive Risikofaktoren einer depressiven Störung wurden folgende Faktoren extrahiert (Essau u. Merikangas 1999):

- ein Mangel an Kommunikation,
- Gleichgültigkeit,
- Unsicherheit der Bindung,
- Zurückweisung,
- Feindseligkeit,
- Wut,
- Vernachlässigung,
- Bestrafung bzw. Misshandlung.

Die Zahl der kritischen, potenziell eine Depression induzierenden Belastungen des Kindes steigt vor allem im Zusammenleben mit depressiven Müttern, da diese ihre protektive und entlastende Funktion für das Kind nicht ausüben können, die Depression der Mutter per se Belastungen für das Kind induziert und insgesamt mehr primäre Belastungen der Familie vorliegen, die die Depression der Mutter auslösten (Essau u. Petermann 2000). Ausschlaggebend für den Verlauf und die Auswirkung auf das Kind sind Schweregrad und Dauer der Depression des Elternteils (Reicher 1998).

Besonderer Beachtung in der präventiven Behandlung bedarf die postpartale Depression. Sie tritt bei 10% der schwangeren Frauen auf und ist abzugrenzen von der in 50% der Fälle zwischen dem 2. und 5. Tag nach der Entbindung auftretenden, kurzen Phase der Erschöpfung, Traurigkeit, Ängstlichkeit und Irritierbarkeit (Ballestrem et al. 2005). Da in der ausgeprägten, überdauernden postpartalen Depression die verlässliche und flexible Interaktion mit reziproken Signalen und Signalantworten ausbleibt, missglückt das wechselseitige Regulationsverhalten, mit dem Säugling und Mutter sehr rasch Verhalten und Reaktionen auf die wechselseitigen Reizantworten angleichen und abstimmen (Tronick u. Weinberg 1997). Es werden somit früh ein fehlerhaftes soziales Lernen und ein mangelhaftes implizites Beziehungswissen angelegt. Als Resultat kann es vorkommen, dass trotz phasischer mütterlicher Bemühungen der Säugling durch Kopfabwendung schließlich abwehrend auf Annäherungsversuche der Mutter reagiert, was wiederum Irritation, Unsicherheit und Abwendung der Mutter auslöst. Möglicherweise ist die Abwehr des Säuglings auch als Selbstschutz zu verstehen, um sich dem nichtresponsiven Verhalten und negativen Affekt der Mutter nicht auszusetzen (Reck 2007). Bei der postpartalen Depression kommt der Psychotherapie der Mutter eine wichtige präventive Rolle zu. Entscheidende Inhalte der Therapie müssen existenzielle Sorgen der Mutter sein (Angst um das Leben des Säuglings), der Aufbau eines emotionalen Bezugs zum Kind, das Selbstverständnis und die Selbstsicherheit innerhalb des familiären Bezugssystems (Irritation durch zahlreiche Erwartungen und Ratschläge durch Verwandte und Bekannte) sowie die Übernahme einer neuen Rolle als Mutter (Stern 1998). Video-gestütztes Interaktions-Coaching in der Mutter-Kind-Therapie haben sich ebenfalls als wirksam erwiesen (z.B. Papousek 2000; Reck 2007).

> **!** Angsterkrankte Eltern übertragen ihre Befürchtungen und pessimistische Sichtweise unwillkürlich auf die Kinder; das Erziehungsverhalten ist in diesen Fällen oft restriktiv und überprotektiv, negativ gegenüber dem natürlichen explorativen Interesse und Verhalten des Kindes und somit hemmend im Bezug auf die altersentsprechende Verselbstständigung und Bestärkung von Entwicklungsfortschritten.

Das Aufwachsen in einem von Ängsten und Depressionen geprägten Umfeld führt auch zu einer Veränderung des Maßstabs der Verhaltensbewertungen; die eigene, ebenfalls depressiv oder ängstlich getönte Grundhaltung wird als Norm empfunden, von den Bezugspersonen verstärkt – eigenexplorative oder neue, impulsgebende Inspirationen und Verstärker entfallen. In diesen Familien entstehen nicht selten symbiotische Beziehungen des haupterziehenden Elternteils zum Kind, das heißt, aus der vermeintlichen Einheitlichkeit entsteht im unsicheren Kind der Druck, alle Einstellungen und Meinungen sowie Handlungsweisen mit denjenigen der symbiotischen Bezugsperson abzugleichen, so dass eigene und spontane Bedürfnisse und Impulse unterdrückt werden (Milch 2001). Autonomiefordernde Lebensschritte wie die Einschulung lösen Angst und Überforderung aus; durch Somatisierungen und Regressivität wird eine weitere Übernahme der Versorgung vonseiten der primären Bezugsperson eingefordert (du Bois 2007). Im Bemühen, das enge Verhältnis nicht zu gefährden oder den anderen zu enttäuschen, werden Frustrationen und Unzufriedenheiten weitgehend verschwiegen oder wiederum auf der somatischen Ebene ausgedrückt (ebd.). Die Grenzen der persönlichen Kompetenzen werden jedoch immer deutlicher, und deren Wahrnehmung kann bei beiden Teilhabern der Symbiose schließlich zu schweren depressiven Störungen führen.

Substanzmissbrauch, Psychosen und Persönlichkeitsstörungen eines Elternteils. Sie gehen mit extrem unkalkulierbaren Stimmungs- und Verhaltensschwankungen einher, mit ausgeprägter Beeinträchtigung des adäquaten Umgangs mit dem Kind. Entscheidend sind hierbei mangelnde elterliche Emotionalität und Reziprozität. Die Asynchronität des Eltern-Kind-Verhaltens und die Unvorhersehbarkeit des Handelns des erkrankten Elternteils erhöhen in Abhängigkeit kompensatorischer Fähigkeiten von Eltern und Kind nachhaltig die Gefahr einer depressiven Störung des Kindes (Essau u. Petermann 2000). Aus der Diskrepanz zwischen Erwartungshaltung des Kindes einerseits und ambivalent-unkontrollierbarer Reaktion der Eltern andererseits resultieren Anspannungs- und Erregungszustände, die – auch mangels positiver, konstanter Modellfunktion der Eltern – den Erwerb adäquater Emotionsregulation beeinträchtigen. Expansives Verhalten kann dann zur kurzfristigen Entlastung dienen und wird als eine Handlungsoption erfahren, die in der Regel relativ verlässlich Zuwendung, wenn auch negativer Art, einbringt, was destruktives Auftreten zusätzlich verstärkt.

! Letztlich entscheidend für eine potenziell depressive Entwicklung des Kindes bei psychisch kranken Eltern sind dessen Stressbewältigungsmechanismen. Verfügt ein Kind über eine hinreichende Intelligenz, gute schulische Leistungsfähigkeit, soziale Kompetenz, Abgrenzungsfähigkeit gegenüber dem depressiven oder anderweitig psychisch kranken Elternteil, Aktivität und Eigeninitiative, so können diese protektiven Faktoren eine psychische Stabilität des Kindes trotz psychischer Erkrankung eines Elternteils gewährleisten (Reicher 1998). Werden vorrangig negative oder destruktive Strategien wie Weglaufen oder Rückzug gewählt, erhöht sich das Risiko für eine Depression (ebd.).

3.9 Psychologische Modelle

Als wichtige kognitive Korrelate der Depression im Kindes- und Jugendalter gelten das gerade in der Pubertät oft auftretende negative Selbstbild und ein niedriges Selbstwertgefühl (Fine et al. 1993). Je geringer der Selbstwert, desto mehr weichen im höheren Kindesalter, wenn erste Vergleiche mit Gleichaltrigen gezogen werden, Realität und Ideal-Selbstbild voneinander ab. Frühe negative Kognitionen sind Prädiktoren einer Depressionsneigung im Jugendalter (Fend u. Schröer 1989). Geringe soziale Kompetenz und Anerkennung sowie Mangel an Freundschaften und Attraktivität zeigten sich ebenfalls assoziiert mit gehäufter Depression im jungen Alter (Daley et al. 1994; King et al. 1993).

Die komplexen Reifungsaufgaben und Beziehungsanforderungen, die insbesondere in der Zeit der pubertären Jahre an die Jugendlichen gestellt werden, bringen vor allem zurückhaltendere und unsicherere Persönlichkeiten oft an Grenzen. Die kreisförmige Selbstreflexion hält von rationalen Entscheidungs- und Planungsnotwendigkeiten ab und wirft den Betreffenden weiter zurück (Seiffge-Krenke 2007). Zurückweisungen, Misserfolge oder der Vergleich mit anderen, subjektiv als erfolgreicher, attraktiver oder sozial beliebter wahrgenommenen Gleichaltrigen führt zur weiteren Selbstabwertung und Überbewertung eigener vermeintlicher Defizite. Selbstzweifel bedingen schließlich eine stabile und globale Kausalattribuition für negative Ereignisse (Stiensmeier-Pelster et al. 1994) und Selbst-Schuld-Gefühle (Cole et al. 1996) – alles Negative wird undifferenziert dem Selbst angeschuldet. Als Persönlichkeitsmerkmale bei depressiv Erkrankten wurden bei Erwachsenen, aber auch bei Kindern und Jugendlichen, dependente Wesenszüge und ausgeprägte Selbstwertprobleme als prädisponierende Faktoren diskutiert, wobei die Differenzierung in Vorläufer- und Folgesymptome nicht immer schlüssig möglich ist (z.B. Steinhausen u. Winkler-Metzke 1997). Unflexibilität, negative Grundstimmung, Rückzugstendenzen und Gehemmtheit wurden ebenfalls als potenziell disponierende Eigenschaften erörtert (Garber 2006).

Es gilt jedoch zu berücksichtigen, dass im Kindes- und Jugendalter mit dem Begriff »Persönlichkeitszüge« noch vorsichtig umgegangen werden muss, da sich die endgültige Charakterbildung zwar aus frühen Anlagen, aber dennoch in einem dynamischen, vielen Faktoren unterliegenden Prozess sukzessive bis ins Erwachsenenalter hinein vollzieht.

3.9.1 Depressionsmodell nach Beck

Die kognitive Theorie nach Beck (1976) gründet sich auf das Vorhandensein irrationaler Überzeugungen als handlungsleitender und in der emotionalen Wahrnehmung ausschlaggebender Instanz (◻ Abb. 3.4). Unhinterfragte Grundannahmen und negative Gedanken kommen in Stress-Situationen im Sinne automatisierter Gedanken zum Tragen, Verstärker bleiben durch die Wahl von Handlungsstrategien mit entsprechend negativer Antizipation aus. Die Folge sind Vertiefungen der negativ verzerrten Sichtweise auf die eigene Person, das Umfeld und die Zukunft.

3.9.2 Depressionsmodell nach Seligman

Die Theorie der Erlernten Hilflosigkeit (Seligman 1995; Hautzinger 1998) basiert auf der aus einem Grunderlebnis der Hilflosigkeit entstandenen verinnerlichten Überzeugung, Geschehnissen unbeeinflussbar ausgesetzt zu sein. Der Denkstil ist typischerweise selbstattribuierend (internal), situativ übergreifend (global) und überdauernd (stabil). Dabei besteht parallel eine negativ antizipierende Erwartungshaltung bezüglich des Ausgangs der Ereignisse. Folgen dieses »depressiven Explanationsstils« sind das Gefühl einer generalisierten Ohnmacht und Hilflosigkeit mit entsprechender Selbstabwertung und dem Verlust der Fähigkeit, flexibel (variabel statt stabil) und situationsspezifisch (statt global) zu handeln und zu interpretieren.

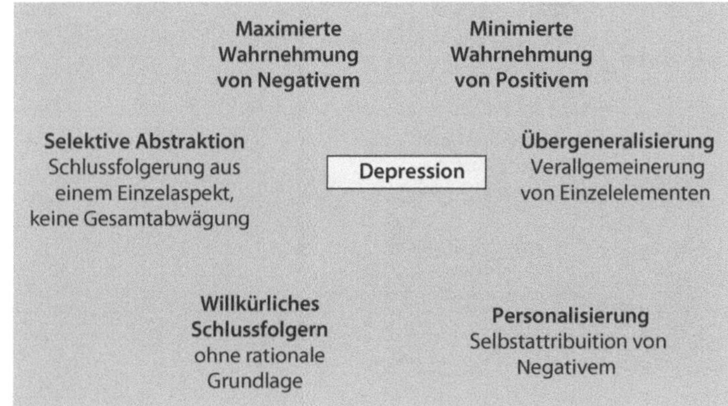

Abb. 3.4. Kognitive Theorie der Depression nach Beck (1976)

3.9.3 Depressionsmodell nach Lewinsohn et al.

Die von Lewinsohn et al. (1994) formulierte Verstärker-Verlust-Hypothese besagt, dass der Mangel an positiver Verstärkung aus verschiedenen Gründen (z.B. Deprivation, mangelnde familiäre oder generell soziale Interaktion und Kommunikation) einen vermehrten Rückzug und eine ausgeprägte Passivität des Betreffenden bewirkt (Abb. 3.5). Ähnlich dem verhaltensbiologischen Modell der Extinktion wird eigentlich positivem Verhalten die Verstärkung entzogen, was zu einer Reduktion der Durchführung positiver Handlungen führt und schließlich Frustration, Stimmungsverschlechterung und Motivationsverlust bedingt. Hierdurch tritt eine weitere Verhaltensreduktion ein, die wiederum die Stimmungsbeeinträchtigung vertieft.

3.9.4 Defizite der Problembewältigung

Defizitäre Problemlösefertigkeiten können die Handlungsfähigkeit nachhaltig beeinträchtigen (Nezu et al. 1989), z.B. durch Einschränkungen

- in der Problemerkennung und -formulierung,
- im Entwurf verschiedener Lösungsstrategien,
- in der Entscheidungsfähigkeit für eine Lösungsstrategie,
- in der Durchführung der Lösungsstrategie,
- in der retrospektiven Bewertung der Lösungsstrategie.

Dabei spielen motivationale Einflüsse, erlernte Kompetenzen und emotional-kognitive Haltungen eine wichtige Rolle. Mangelnde Problembewältigungsmechanismen münden wiederum in Selbstabwertung und Hilflosigkeit, mit den Folgen des Rückzugs und der Passivität.

Bei Problembewältigungsstrategien sind zwei Ziele zu unterscheiden: Zum einen soll das Problem an sich gelöst werden (problemzentriertes Coping), zum anderen sollen die eigenen zugehörigen Emotionen reguliert werden (emotionsbezogenes Coping). Funktionales Coping sollte die aktive Suche nach Lösungen, Abwägung der Lösungsstrategien und schließlich die konkrete Handlung einschließen. Bei dysfunktionalem Coping wird z.B. der Stressor gemieden, geleugnet oder die Lösungssuche vermieden. Die Tendenz zu Rückzug und Vermeidung als Ausdruck schwacher Coping-Fähigkeiten zeigten in Längsschnittstudien

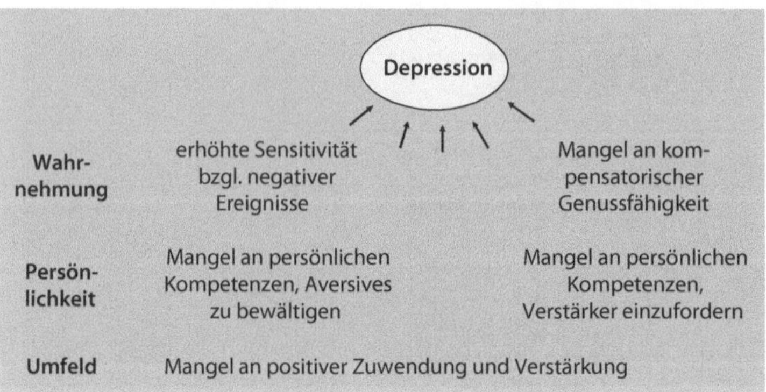

Abb. 3.5. Verstärker-Verlust-Hypothese nach Lewinsohn et al. (1994)

einen besonders engen Zusammenhang mit späteren depressiven Störungen (Seiffge-Krenke 2000). Problemzentrierte Strategien dienen insbesondere der akuten Belastungslösung und sind altersunabhängig wirkungsvoll, während die emotionale Verarbeitung strategisch vor allem ab dem Jugendalter an Bedeutung gewinnt. Während männliche Personen die emotionale Stressbewältigung durch Ablenkung eher meiden, steht sie bei weiblichen im Vordergrund und manifestiert sich als Grübelneigung, Suche nach sozialer Zuwendung und ausführlicher Problemerörterung mit diversen Bezugspersonen (Rossmann 2003). Weibliche Patienten neigen zudem mehr dazu, neutrale Reize und Situationen im Beziehungskontext zu deuten und zu interpretieren. Dieses Auf-der-Stelle-Treten, auch »Rumination« genannt, ist mitverantwortlich für die eher prolongierten Depressionen bei Mädchen.

3.10 Saisonale Einflüsse

Der moderne Mensch in Industrienationen ist in seinem Alltagsablauf weitgehend losgelöst von jahreszeitlichen Einflüssen. Auch die Bedeutung der Tageszeiten ist seit der Einführung des elektrischen Lichts von geringerer Bedeutung geworden. Dennoch spielen die zirkadianen und saisonalen Abläufe eine Rolle: Es gibt Früh- und Spätaufsteher, Tag- oder Nachtmenschen und Personen, die sehr empfindlich auf die dunkle Jahreszeit reagieren. Das mag damit zusammenhängen, dass die Freiheiten und Vorteile des Sommers (lange Tage, warme Temperaturen, vermehrte Außenaktivitäten) im Winter entfallen. Biologisch bestehen Zusammenhänge mit der dunkelheitsabhängigen Ausschüttung des Hormons Melatonin, was zu dem Therapieansatz der Lichttherapie führte (▶ 5.8.1). Das Konzept der so genannten **Seasonal Affective Disorder** (SAD; saisonale Depression) wurde von Rosenthal et al. (1984) begründet. Ohne die Zusammenhänge empirisch bislang vollständig aufgeklärt zu haben, wird angenommen, dass die zirkadianen Verschiebungen durch die jahreszeitlichen Veränderungen der Lichtbedingungen gleichermaßen verschiedenste Hormon-Ausschüttungsprozesse verschieben, u.a. von Melatonin, aber auch von Prolaktin und Kortisol. Dass eine ätiologische Verknüpfung zwischen Endokrinologie und depressiven Störungen sowie Schlafstörungen besteht, wurde bereits im Abschnitt 3.5 aufgezeigt. Zusätzlich fand man, dass die Verarbeitung von Lichtreizen durch die Retina bei erwachsenen Patienten mit saisonaler Depression gestört ist (Lam u. Levitt 1999).

Die SAD ist bislang noch wenig untersucht. In Europa wird bei Erwachsenen von Prävalenzen zwischen 1 und 3% ausgegangen (Partonen et al. 1993). Eine Abhängigkeit von den Breitengraden ist anzunehmen. Zwei epidemiologische Studien bei 9- bis 11-Jährigen bzw. 9- bis 19-Jährigen ergaben bei 48% der Mädchen und 39% der Jungen im Winter Anhaltspunkte für einzelne SAD-Symptome (vor allem Schlaflosigkeit und Müdigkeit). Die zweitgenannte Studie fand bei 1871 Mädchen und Jungen in 3,3% der Fälle ein Vollbild der SAD, wobei vor allem postpubertäre Mädchen betroffen waren (4,5% vs. 1,7% präpubertär; Jungen: insgesamt 3,1%; Carskadon u. Acebo 1993; Swedo et al. 1995).

Die Symptomatik der SAD umfasst vegetative Beschwerden wie Hypersomnie, Appetitsteigerung, Gewichtszunahme, Verlangen nach Kohlenhydraten, bei Kindern vor allem Irritabilität, Müdigkeit, erschwertes morgendliches Aufstehen, Schulleistungsprobleme, Ängstlichkeit, Wutanfälle und Zurückgezogenheit (Gundelfinger 2002). Es ist anzunehmen, dass ein hoher Prozentsatz an subsyndromaler SAD in der Bevölkerung besteht. Diagnostisch kann das »Seasonal Pattern Assessment Questionnaire« (SPAQ) zum Einsatz kommen (Abdruck: Gundelfinger 2002, S. 198). Darin werden das Ausmaß saisonabhängiger Veränderungen von Schlafdauer, Geselligkeit, Stimmung, Appetit, Energie und Körpergewicht sowie der subjektive Leidensdruck durch die berichteten affektiven Schwankungen erfragt.

Therapeutisch ist primär eine Lichttherapie indiziert (▶ 5.8.1). Alternativ können Schlafentzug zur zirkadianen Synchronisation (▶ 5.8.2) oder der Einsatz von selektiven Serotonin-Wiederaufnahmehemmern (SSRI) infrage kommen (▶ 5.7). Gute Effekte bei SAD zeigten auch Johanniskrautpräparate (Wheatley 1999).

Einen Überblick der zusammenwirkenden Faktoren depressiver Störungen bietet ◘ Abbildung 3.6.

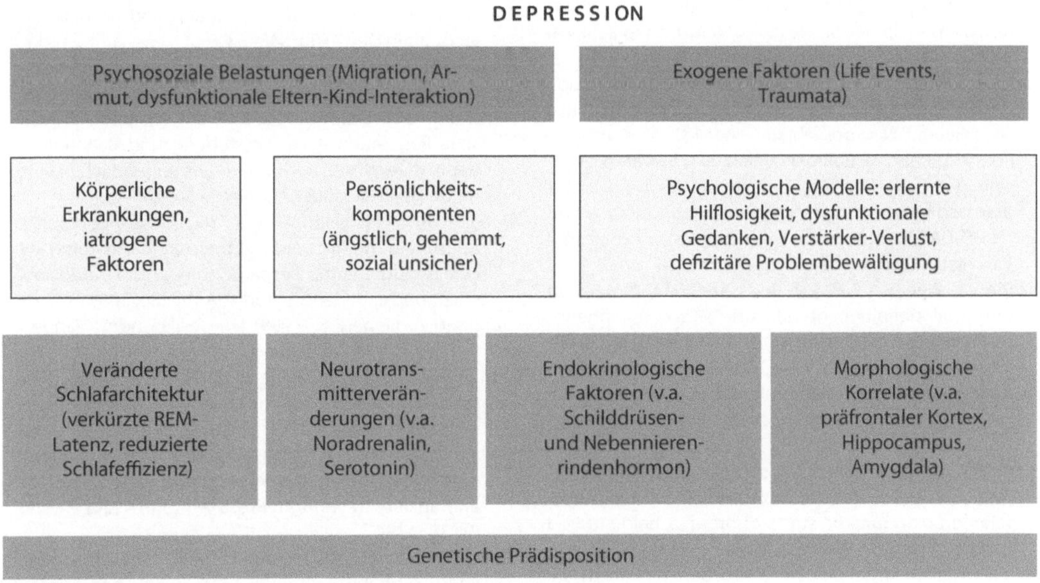

◘ **Abb. 3.6.** Synopse ätiologischer Faktoren und Korrelate der Depression

Literatur

Aldenhoff J (1997) Überlegungen zur Psychobiologie der Depression. Nervenarzt 68: 394–396

Anand A, Charney DS (2000) Norepinephrine dysfunction in depression. J Clin Psychiatry 61 (Suppl 10): 16–24

Annett RD, Bender BG, Lapidus J, Duhamel TR, Lincoln A (2001) Predicting children's quality of life in an asthma clinical trial: what do children's reports tell us? J Pediatr 139: 854–861

Aro HM, Palosaari UK (1992) Parental divorce, adolescence and transition to young adulthood. A follow-up study. Am J Orthopsychiatry 62(3): 421–429

Ballestrem CL, Strauss M, Kächele H (2005) Contribution to the epidemiology of postnatal depression in Germany – implications for the utilization of treatment. Arch Wom Ment Health 8: 29–35

Beck AT (1976) Cognitive therapy and the emotional disorders. International Universities Press, New York

Birmaher B, Ryan ND, Williamson DE et al. (1996) Childhood and adolescent depression: a review of the past ten years. J Am Acad Child Adolesc Psychiatry 35: 1427–1439

Blöschl L (1998) Soziale Interaktion und Depression im Kindes- und Jugendalter. In: Lenz W (Hrsg) Bildungswege. Von der Schule zur Weiterbildung. Studienverlag, Innsbruck

Bremner JD, Vythilingam M, Vermetten E et al. (2003) MRI and PET study of deficits in hippocampal structure and function in women with childhood sexual abuse and posttraumatic stress disorder. Am J Psychiatry 160: 924–932

Bressan RA, Crippa JA (2005) The role of dopamine in reward and pleasure behavior – review of data from preclinical research. Acta Psychiat Scand (Suppl) 427: 14–21

Burcescu I, Wigg K, King N et al. (2005) Association study of CREB1 and childhood-onset mood disorders. Am J Med Genet B Neuropsychiatr Genet 137: 45–50

Cannon DM, Ichise M, Rollis D et al. (2007) Elevated serotonin transporter binding in major depressive disorder assessed by using positron emission tomography and [(11)C]DASB; comparison with bipolar disorder. Biol Psychiatry 1, Epub ahead PMID 17678634

Carrion VG, Weems CF, Ray R, Reiss AL (2002) Toward an empirical definition of pediatric PTSD: the phenomenology of PTSD symptoms in youth. J Am Acad Child Adolesc Psychiatry 41: 166–173

Carskadon MA, Acebo C (1993) Parental reports of seasonal mood and behaviour changes in children. J Am Acad Child Adolesc Psychiatry Psy 32: 264–269

Chemtob CM, Nakashima J, Carlson JG (2002) Brief treatment for elementary school children with disaster-related posttraumatic stress disorder: a field study. J Clin Psychol 58(1): 99–112

Cierpka M (2003) Sozial-emotionales Leben mit FAUSTLOS. Psychotherapeut 48: 247–254

Cole DA, Peeke LG, Ingold C (1996) Characterological and behavioural self-blame in children: Assessment and developmental considerations. Dev Psychopath 8: 381–397

Coppen AJ (1967) The biochemistry of affective disorders. Br J Psychiatry 113: 1237–1264

Costello EJ, Erkanli A, Fairbank JA, Angold A (2002) The prevalence of potentially traumatic events in childhood and adolescence. J Trauma Stress 15: 99–112

Costello EJ, Foley DL, Angold A (2006) 10-year-research update review: the epidemiology of child and adolescent psychiatric disorders: II. Developmental epidemiology. J Am Acad Child Adolesc Psychiatry 45: 8–25

Cummings JL (1992) Depression in Parkinson's Disease: a review. Am J Psychiatry 149: 443–454

Dagan Y, Stein D, Steinbock M, Yovel I, Hallis D (1998) Frequency of Delayed Sleep Phase Syndrome among hospitalized adolescent psychiatric patients. J Psychosom Res 45: 15–20

Daley BD, Bolocofsky DN, Karlin NJ (1994) Teacher-ratings and self-ratings of social competency in adolescents with low- and high-depressive symptoms. J Abnorm Child Psychol 4: 477–485

De Bellis MD, Dahl RE, Perel JM et al. (1996) Nocturnal ACTH, cortisol, growth hormone, and prolactin secretion in prepubertal depression. J Am Acad Child Adolesc Psychiatry 35: 1130–1138

De Bellis MD, Baum AS, Birmaher B et al. (1999) Developmental traumatology. Biol Psychiatry 45:1259–1284

Diomedi M, Curatolo P, Scalise A et al. (1999) Sleep abnormalities in mentally retarded autistic subjects: Down's syndrome with mental retardation and normal subjects. Brain Dev 21(8): 548–53

Dreßing H, Riemann D (1994). Diagnostik und Therapie von Schlafstörungen. Gustav Fischer Verlag, Stuttgart

du Bois R (2007) Emotionale Entbehrung und narzisstische Regulation – Zur Entstehung und Behandlung depressiver Krisen bei Kindern und Jugendlichen. Prax Kinderpsychol Kinderpsychiatrie 56: 206–223

Dube SR, Anda FR, Felitti VJ et al. (2001) Childhood abuse, household dysfunction, and the risk of attempted suicide throughout the lifespan: findings from the adverse childhood experiences study. JAMA 286: 3089–3096

Dührssen A, Lieberz K (1999) Der Risiko-Index. Vandenhoeck & Ruprecht, Göttingen

Duman RS, Malberg J, Thome J (1999) Neural plasticity to stress and antidepressant treatment. Biol Psychiatry 46: 1181–1191

Eley TC, Stevenson J (2000) Specific life-events and chronic experiences differentially associated with depression and anxiety in young twins. J Abnorm Child Psychol 28: 383–394

Elklit A (2002) Victimization and PTSD in a Danish national youth probability sample. J Am Acad Child Adolesc Psychiatry 41: 174–181

Emslie GJ, Weinberg WA, Kennard BD et al. (1994) Neurobiological aspects of depression in children and adolescents. In: Reynolds WM, Johnston HF (eds) Handbook of depression in children and adolescents. Plenum, New York
Emslie GJ, Armitage R, Weinberg WA et al. (2001). Sleep polysomnography as a predictor of recurrence in children and adolescents with major depressive disorder. Int J Neuropsychopharmacol 4: 159–168
Essau CA, Merikangas KR (1999) Familial and genetic factors. In: Essau CA, Petermann F (eds) Depressive disorders in children and adolescents: epidemiology, risk factors and treatment. Aronson, Northvale, pp 261–285
Essau CA, Petermann F (eds) (1999) Depressive disorders in children and adolescents: epidemiology, risk factors and treatment. Aronson, Northvale
Essau CA, Petermann U (2000) Depression. In: Petermann F (Hrsg) Lehrbuch der Klinischen Kinderpsychologie und -psychotherapie, 4. Aufl. Hogrefe, Göttingen S 291–322
Essau CA, Conradt J, Petermann F (1999a) Course and outcome of depressive disorders. In: Essau CA, Petermann F (eds) Depressive disorders in children and adolescents. Aronson, Northvale, pp 105–135
Essau CA, Conradt J, Petermann F (1999b) Häufigkeit der Posttraumatischen Belastungsstörung bei Jugendlichen: Ergebnisse der Bremer Jugendstudie. Z Kinder Jugendpsychiatrie Psychother 27: 37–45
Fend H, Schröer S (1989) Depressive Verstimmungen in der Adoleszenz – Verbreitungsgrad und Determinanten in einer Normalpopulation. Zeitschr Sozialisationsforschung Erziehungssoziologie 4: 264–286
Fine S, Haley G, Gilbert M et al. (1993) Self-image as a predictor of outcome in adolescent major depressive disorder. J Child Psychol Psychiatry 8: 1399–1407
Furstenberg F, Teitler JO (1994) Reconsidering the effects of marital disruption. What happens to children of divorce in early childhood? J Fam Issues 15: 173–190
Garber J (2006) Depression in children and adolescents. Linking risk research and prevention. Am J Prev Med 31: 104–125
Garcia MR, Ryan ND, Rabinovitch H et al. (1991) Thyreoid stimulating hormone response to thyrotropin in prepubertal depression. J Am Acad Child Adolesc Psychiatry 30: 398–406
Goetz RR, Wolk SI, Coplan JD, Ryan ND, Weissman MM (2001). Premorbid polysomnographic signs in depressed adolescents: areanalysis of EEG sleep after longitudinal follow-up in adulthood. Biol Psychiatry 49: 930–942
Goldbeck L, Braun J, Storck M et al. (2001) Anpassung von Eltern an die Diagnose einer chronischen Erkrankung bei ihrem Kind. Psychother Psychosom Med Psychol 51: 62–67
Goodyer IM (ed) (1995) The depressed child and adolescent: developmental and clinical perspectives. Cambridge University Press, Cambridge
Goodyer IM, Herbert J, Altham PM et al. (1996) Adrenal secretion during major depression in 8- to 16-year olds. III. Influence of cortisol/DHEA ratio at presentation on subsequent rates of disappointing life events and persistent major depression. Psychol Med 11: 545–565
Greenberg MT, Kusche TA (1998) Preventive intervention for school-age deaf children: the PATHS curriculum. J Deaf Stud Deaf Educ 3: 49–63
Gundelfinger R (2002) Saisonal abhängige Depression bei Kindern und Jugendlichen. In: Braun-Scharm H (Hrsg) Depressionen und komorbide Störungen bei Kindern und Jugendlichen. Wissenschaftliche Verlagsgesellschaft mbH, Stuttgart, S 189–200
Häberle J, Schmitt GM (2007) Mukoviszidose. In: Remschmidt H, Mattejat F, Warnke A (Hrsg) Therapie psychischer Störungen bei Kindern und Jugendlichen. Thieme, Stuttgart, S 420–425
Hagenah U (2002) Schlafstörungen bei kinder- und jugendpsychiatrischen Erkrankungen. Z Kinder Jugendpsychiatr Psychother 30(3): 185–198
Harrington RC, Rutter M, Weissman M et al. (1997) Psychiatric disorders in the relatives of depressed probands, comparison of prepubertal, adolescent and adult onset forms. J Affect Disord 42: 9–22
Haug HJ (1996) Affektive Störungen. In: Freyberger HJ, Stieglitz RD (Hrsg) Kompendium der Psychiatrie und Psychotherapie, 10. Aufl. Karger, Basel
Hautzinger M (1998) Depression. Fortschritte der Psychotherapie, Bd. 4. Hogrefe, Göttingen
Hegerl U (2002) Neurobiologie der Depression. In: Braun-Scharm H (Hrsg) Depressionen und komorbide Störungen bei Kindern und Jugendlichen. Wissenschaftliche Verlagsgesellschaft mbH, Stuttgart, S 41–55
Herpertz-Dahlmann B (2007) Posttraumatische Belastungsstörungen. In: Herpertz-Dahlmann B, Resch F, Schulte-Markwort M, Warnke A (Hrsg) Entwicklungspsychiatrie. Schattauer, Stuttgart, S 969–983
Herpertz-Dahlmann B, Remschmidt H (2000) Störungen der Kind-Umwelt-Interaktion und ihre Auswirkungen auf den Entwicklungsverlauf. In: Petermann F, Niebank K, Scheithauer H (Hrsg) Risiken in der frühkindlichen Entwicklung. Entwicklungspsychopathologie der ersten Lebensjahre. Hogrefe, Göttingen, S 224–238
Herpertz-Dahlmann B, Hebebrand J (2007) Ess-Störungen. In: Herpertz-Dahlmann B, Resch F, Schulte-Markwort M, Warnke A (Hrsg) Entwicklungspsychiatrie. Schattauer, Stuttgart S 835–884
Hobson JA (1990). Schlaf. Gehirnaktivität im Ruhezustand, Bd. 25. Spektrum der Wissenschaft, Heidelberg
Huber R, Seidel M (2005) PEPE – Psychoedukatives Programm Epilepsie. In: Häßler F, Fegert JM (Hrsg) Geistige Behinderung und seelische Gesundheit. Schattauer, Stuttgart, S 235–268

Hünnerkopf R, Lesch KP (2006) Die Genetik der Depression. Med Genet 2: 160–165

Irving RR, Mills JL, Choo-Kang EG et al. (2007) Depressive symptoms in children of women with newly diagnosed type 2 diabetes. Prim Care Companion J Clin Psychiatry 9(1): 21–24

Janowsky DS, Overstreet DH (1995) The role of acetylcholine mechanisms in mood disorders. In: Bloom FE, Kupfer DJ (eds) Psychopharmacology: the fourth generation of progress. Raven Press, New York, pp 945–956

Jokay E (2004) Peer-counseling: Mentoren an Deutschen Schulen für Hörgeschädigte. Signum Verlag, Hamburg

Kanfer FH, Reinecker H, Schmelzer D (1991) Selbstmanagement-Therapie. Springer, Berlin Heidelberg New York Tokio

Kimbrell TA, Ketter TA, George MS et al. (2002) Regional cerebral glucose utilization in patients with a range of severities of unipolar depression. Biol Psychiatry 51: 237–252

King CA, Naylor MW, Segal HG et al. (1993) Global self-worth, specific self-perceptions of competence, and depression in adolescents. J Am Acad Child Adolesc Psychiatry 32: 745–752

Kramer MS, Cutler N, Feighner J et al. (1998) Distinct mechanism for antidepressant activity by blockade of central substance P receptors. Science 281: 1640–1645

Krieg JC, Lauer CJ, Hermle L (1990) Psychometric, polysomnographic and neuroendocrine measures in subjects at high risk for psychiatric disorders: preliminary results. Neuropsychobiology 23: 57–67

Kulzer B (1992) Psychologische Interventionsprogramme bei Diabetes mellitus. G. Fischer, Stuttgart, S 104–156

Kusch M, Petermann F (1997) Komorbidität von Aggression und Depression. Kindheit und Entwicklung 6: 212–223

Lacan J (1966) Le stade de miroir comme formateur de la function de Je, telle quélle nous est revelée dans l'experience psychoanalytique. Ecrits, Editio du Sueil, Paris, pp 93–100

Längle A, Orgler C, Kindi M (2000) Existenz-Skala (ESK) Manual. Hogrefe, Göttingen

Lam RW, Levitt AJ (1999) (eds) Canadian Consensus Guidelines for the Treatment of Seasonal Affective Disorder. Clinical & Academic Publishing, Vancouver BC/Can J Diagn, Suppl, October 2–15

Lavigne JV, Faier-Routman J (1992) Psychological adjustment to pediatric physical disorders: A meta-analytic review. J Pediatr Psychol 17: 133–157

Lavigne JV, Gibbons RD, Christoffel KK (1996) Prevalence rates and correlates of psychiatric disorders among preschool children. J Am Acad Child Adolesc Psychiatry 35: 204–214

Lecheler J, Petermann F (2001) Stationäre Rehabilitation bei Asthma bronchiale. In: Petermann F, Warschburger P (Hrsg) Kinderrehabilitation. Hogrefe, Göttingen, S 193–211

LeDoux J (2003) The self: clues from the brain. Ann NY Acad Sci 1001: 295–304

Lehmkuhl U (2007) Chronische körperliche Erkrankungen. In: Remschmidt H, Mattejat F, Warnke A (Hrsg) Therapie psychischer Störungen bei Kindern und Jugendlichen. Thieme, Stuttgart, S 399–444

Lesch KP (2005) Neurogenomics of depression. In: Licinio J, Wong ML (eds) Biology of depression. Wiley-VCH Verlag, Weinheim, pp 715–734

Lewinsohn PM, Rohde P, Hautzinger M (1994) Kognitive Verhaltenstherapie depressiver Störungen im Jugendalter. Forschungsergebnisse und Behandlungsempfehlungen. Psychotherapeut 39: 353–359

MacMaster FP, Russell A, Mirza Y et al. (2006) Pituitary volume in treatment-naïve pediatric major depression. Biol Psychiatry 60(8): 862–866

MacMaster FP, Mirza Y, Szesko PR et al. (2007) Amygdala and hippocampal volumes in familial early onset major depressive disorder. Biol Psychiatry 17, Epub ahead PMID 17640621

Malison RT, Price LH, Berman R et al. (1998) Reduced brain serotonin transporter availability in major depression measured by [123I]-2 beta-carbomethoxy-3 beta-(4-iodophenyl) tropane and single photon emission computed tomography. Biol Psychiatry 44: 1090–1098

Maricle RA, Nutt JG, Carter JH (1995) Mood and anxiety fluctuation in Parkinson's disease associated with Levo-dopa infusion: preliminary findings. Mov Disord 10: 329–332

Massat I, Souery D, Del-Favero J et al. (2005) Association between COMT (Val 158 Met) functional polymorphism and early onset in patients with major depressive disorder in a European multicenter genetic association study. Mol Psychiatry 10: 598–605

McGuffin P, Katz R, Watkins S, Rutherford J (1996) A hospital-based twin register of the heritability of DSM-IV unipolar depression. Arch Gen Psychiatry 53(2): 129–36

Mehler-Wex C (2007) Schlaf und Schlafstörungen. In: Herpertz-Dahlmann B, Resch F, Schulte-Markwort M, Warnke A (Hrsg) Entwicklungspsychiatrie. Biopsychologische Grundlagen und die Entwicklung psychischer Störungen, 2. Aufl. Schattauer, Stuttgart, S 919–939

Michels HP (2001) Patientenschulung mit chronisch körperlich kranken Kindern und Jugendlichen. In: Borg-Laufs M (Hrsg) Lehrbuch der Verhaltenstherapie mit Kindern und Jugendlichen, Bd. 2: Interventionsmethoden. dgvt, Tübingen, S 529–547

Milch W (2001) Lehrbuch der Selbstpsychologie. Kohlhammer, Stuttgart

Monninger M, Stapel S (2007) Maligne Erkrankungen. In: Remschmidt H, Mattejat F, Warnke A (Hrsg) Therapie psychischer Störungen bei Kindern und Jugendlichen. Thieme, Stuttgart, S 414–417

Nemeroff CB (2002) Recent advances in the neurobiology of depression. Psychopharmacol Bull 36 (Suppl 2): 6–23

Nezu AM, Nezu CM, Perri MG (1989) Problem solving therapy for depression: theory, research and clinical guidelines. Wiley, New York

Nobile M, Begni B, Giorda R et al. (1999) Effects of serotonin transporter promoter genotype on platelet serotonin transporter functionality in depressed children and adolescents. J Am Acad Child Adolesc Psychiatry 38(11): 1396–402

Nolan CL, Moore GJ, Madden R et al. (2002) Prefrontal cortical volume in childhood-onset major depression: preliminary findings. Arch Gen Psychiatry 59(2):173–179

Ordway GA (1997) Pathophysiology of the locus coeruleus in suicide. Ann NY Acad Sci 836:233–252

Papousek M (2000) Einsatz von Video in der Eltern-Säuglings-Beratung und -Psychotherapie. Prax Kinderpsychol Kinderpsychiatrie 49: 611–627

Partonen T, Partinen M, Lonnqvist J (1993) Frequencies of seasonal major depressive symptoms at high latitudes. Eur Arch Psychiatry Clin Neurosci 243: 189–192

Pine DS, Cohen JA (2002) Trauma in children and adolescents: risk and treatment of psychiatric sequelae. Biol Psychiatry 51: 519–531

Purba JS, Hoogendijk WJ, Hofman MA et al. (1996) Increased number of vasopressin- and oxytocin-expressing neurons in the paraventricular nucleus of the hypothalamus in depression. Arch Gen Psychiatry 53: 137–143

Qiu G, Helmeste DM, Samaranayake AN et al. (2007) Modulation of the suppressive effect of corticosterone on adult rat hippocampal cell proliferation by paroxetine. Neurosci Bull 23(3): 131–136

Rausch JL (2005) Initial conditions of psychotropic drug response: studies of serotonin transporter long promoter region, serotonin transporter efficiency, cytokine and kinase gene expression relevant to depression and antidepressant outcome. Progr Neuro-Psychopharmacol Biol Psychiatry 29: 1046–1061

Reck C (2007) Postpartale Depression: Mögliche Auswirkungen auf die frühe Mutter-Kind-Interaktion und Ansätze zur psychotherapeutischen Behandlung. Prax Kinderpsychol Kinderpsychiatrie 56: 234–244

Reicher H (1998) Depressionen bei Kindern und Jugendlichen. Waxmann, Münster

Rende R, Birmaher B, Axelson D et al. (2007) Childhood-onset bipolar disorder: Evidence for increased familial loading of psychiatric illness. J Am Acad Child Adolesc Psychiatry 46: 197–204

Rosenthal NE, Sack DA, Gillin JC et al. (1984) Seasonal affective disorder: a description of the syndrome and preliminary findings with light therapy. Arch Gen Psychiatry 41: 72–80

Rossmann (2003) Depressive Störungen. In: Esser G (Hrsg) Lehrbuch der klinischen Psychologie und -psychotherapie des Kindes- und Jugendalters, 2. Aufl. Springer, Berlin Heidelberg New York Tokio, S 263–276

Rosso IM, Cintron CM, Steingard RJ et al. (2005) Amygdala and hippocmapus volumes in pediatric major depression. Biol Psychiatry 57(1): 21–26

Rupniak NM, Kramer MS (1999) Discovery of the antidepressant and anti-emetic efficacy of substance P receptor NK1 antagonists. Trends Pharmacol Sci 20: 485–490

Schepker R, Siefen G (2008) Therapiefragen in Migrantenfamilien. In: Remschmidt H, Mattejat F, Warnke A (Hrsg) Therapie psychischer Störungen bei Kindern und Jugendlichen. Thieme, Stuttgart S 493–500

Scherbaum WA, Kiess W (2004) Diagnostik, Therapie und Verlaufskontrolle von Diabetes mellitus im Kindes- und Jugendalter. Leitlinien der Deutschen Diabetes-Gesellschaft. Mainz: Kirchheim

Schildkraut JJ (1965) The catecholamine hypothesis of affective disorders: A review of supporting evidence. Am J Psychiatry 122: 509–522

Schmitt GM (1991) Cystische Fibrose. Leben mit einer chronischen Krankheit. Hogrefe, Göttingen

Schmitt GM, Geise B, Holtmann M (2007) Sinnlos krank oder sinnerfüllt leben? Das Sinnerleben chronisch körperlich kranker Jugendlicher und junger Erwachsener. Hogrefe, Göttingen

Schoon I (2006) Risk and resilience. Adaptions in changing times. Cambridge University Press, Cambridge

Schulte-Körne G, Allgaier AK (2008) Genetik depressiver Störungen. Z Kinder Jugendpsychiatrie Psychother 36(1): 27–43

Schulte-Markwort M, Forouher N (2003) Affektive Störungen. In: Herpertz-Dahlmann B, Resch F, Schulte-Markwort M, Warnke A (Hrsg) Entwicklungspsychiatrie. Schattauer, Stuttgart, S 609–636

Seiffge-Krenke I (2000) Casual links between stressful events, coping style and adolescent symptomatology. J Adolesc 23: 675–691

Seiffge-Krenke I (2007) Depression bei Kindern und Jugendlichen: Prävalenz, Diagnostik, ätiologische Faktoren, Geschlechtsunterschiede, therapeutische Ansätze. Prax Kinderpsychol Kinderpsychiatr 56:185–205

Seligman MEP (1995) Erlernte Hilflosigkeit, 5. Aufl. Psychologie Verlags Union, Weinheim

Sengbusch S von, Wagner V, Müller-Godeffroy E, Hiort O, Thyen U (2005) Mobile Diabetesschulung Schleswig-Holstein (MDSH). Ein neues Schulungs- und Versorgungskonzept für Kinder und Jugendliche mit Diabetes Typ I und seine Auswirkungen auf die familiäre Belastung. Kindheit und Entwicklung 14: 96–102

Shih RA, Belmonte PL, Zandi PP (2004) A review from the evidence of family, twin and adoption studies for a genetic contribution to adult psychiatric disorders. Int Rev Psychiatry 16: 260–283

Skusa-Freeman B, Schneewe S, Warschburger P, Wilke K, Petermann F (1997) Patientenschulung mit neurodermitiskranken Kindern und Jugendlichen. In: Petermann F (Hrsg) Asthma und Allergie. Hogrefe, Göttingen, S 327–354

Stein MB, Jang KL, Taylor S, Vernon PA, Livesley WJ (2002) Genetic and environmental influences on trauma exposure and posttraumatic stress disorder symptoms: a twin study. Am J Psychiatry 159: 1675–1681

Steingard RJ, Renshaw PF, Yurgelun-Todd D et al. (1996) structural abnormalities in brain magnetic resonance images of depressed children. J Am Acad Child Adolesc Psychiatry 35: 307–311

Steinhausen HC, Winkler-Metzke C (1997) Die Züricher Längsschnittstudien zur Entwicklungspsychologie und -psychopathologie im Jugendalter. Z Sozialisationsforschung Erziehungssoziol 17: 256–269

Stern DN (1998) Die Mutterschaftskonstellation. Klett-Cotta, Stuttgart

Stiensmeier-Pelster J, Schürmann M, Eckert C, Pelster A (1994) Der Attribuitionsstilfragebogen für Kinder und Jugendliche (ASF-KJ): Untersuchungen zu seinen psychometrischen Eigenschaften. Diagnostica 40: 329–343

Swedo SE, Pleeter JD, Ricter DM et al. (1995) Rates of seasonal affective disorder in children and adolescents. Am J Psychiatry 152: 1016–1019

Szasz BK, Mike A, Karoly R et al. (2007) Direct inhibitory effect of fluoxetine on N-Methyl-D-Aspartate receptors in the central nervous system. Biol Psychiatry 18, Epub ahead PMID 17659262

Taylor S, Vernon PA, Livesley WJ (2002) Genetic and environmental influences on trauma exposure and posttraumatic stress disorder symptoms: a twin study. Am J Psychiatry 159: 1675–1681

Thiagarajan A, Anand KS (1994) Parkinson's disease: incidence of depression, correlation of stages of depression to clinical staging and disability. Neurology 44 (Suppl 2): A254

Tronick EZ, Weinberg MK (1997) Depressed mothers and infants: Failure from dyadic state of consciousness. In: Murray L, Cooper PJ (eds) Postpartum depression and child development. Guilford, New York, pp 85–110

Trott GE (1999) Depressive Syndrome bei Kindern und Jugendlichen. Psychiatrie und Dialog 13: 3–7

Van der Kolk B (1987) The trauma spectrum: The interaction of biological and social events in the genesis of the trauma response. J Trauma Stress 1, 273–290

Wallander J, Varni V (1998) Effects of pediatric physical disorders in child and family adjustment. J Child Psychol Psychiatry 39: 29–46

Warner V, Weissman MM, Mufson L, Wickramaratne P (1999) Grandparents, parents and grandchildren at high risk for depression: A three-generation study. J Am Acad Child Adolesc Psych 38: 289–296

Weber DA, Reynolds CR (2004) Clinical perspectives on neurobiological effects of psychological trauma. Neuropsychol Rev 14: 115–129

Weinberger DR (2005) Early studies of schizophrenia genomics. Clin Therapy 27: 8–15

Weiss EL, Longhurst JG, Mazure CM (1999) Childhood sexual abuse as a risk factor for depression in women: psychosocial and neurobiological correlates. Am J Psychiatry 156: 816–828

Weniger G, Lange C, Irle E (2006) Abnormal size of the amygdala predicts impaired emotional memory in major depressive disorder. J Affect Disord 94(1–3): 219–229

Wheatley D (1999) Hypericum in seasonal affective disorder (SAD). Curr Med Res Opin 15(1): 33–37

Williamson DE, Dahl RE, Birmaher B et al. (1995) Stressful life events and EEG sleep in depressed and normal control adolescents. Biol Psychiatry 37: 859–865

Williamson DE, Birmaher B, Axelson DA, Ryan ND, Dahl RE (2004) First episode of depression in children at low and high familial risk for depression. J Am Acad Child Adolesc Psych 43: 291–297

Zarate CA Jr, Singh JB, Carlson PJ et al. (2006) A randomized trial of an N-methyl-D-aspartate antagonist in treatment-resistant major depression. Arch Gen Psychiatry 63(8): 856–864

Zobel AW, Nickel T, Künzel HE et al. (2000) Effects of the high-affinity corticotropin-releasing hormone receptor 1 antagonist R121919 in major depression: the first 20 patients treated. J Psychiatr Res 34(3): 171–181

Der Blick auf das Besondere: Störungsspezifische Diagnostik

4.1 Symptomanamnese und störungsspezifische Entwicklungsgeschichte – 74

4.2 Apparative Diagnostik, Labor- und Testdiagnostik – 77

4.3 Psychiatrische Differenzialdiagnostik – 81

4.4 Komorbidität und Begleitstörungen – 84

4.5 Entbehrliche Diagnostik – 88

Literatur – 89

4.1 Symptomanamnese und störungsspezifische Entwicklungsgeschichte

Die Diagnosestellung bezieht eine ausführliche Symptomanamnese sowie eine Entwicklungs- und Familienanamnese ein. Hilfreiche altersabhängige Fragestellungen an den betroffenen Patienten selbst sind exemplarisch in ◘ Tabelle 4.1 aufgelistet. Bei der Anamnese sollten aber sowohl Patient als auch sorgeberechtigte Bezugspersonen, auch bei älteren Jugendlichen, befragt werden – sinnvollerweise in getrennten Einzelgesprächen, um einen objektiveren Eindruck zu gewinnen. Vonseiten des Kindes sind dissimulative Reaktionen und Verharmlosungstendenzen häufig, auch spielen manchmal Schamgefühle eine große Rolle, wodurch die Berichtfähigkeit eingeschränkt wird. Umso wichtiger ist die Einbeziehung aller Informationsquellen, damit der Therapeut ein möglichst vollständiges Bild über Tagesablauf, situative Bezüge, Verhaltensbesonderheiten und Wesenseigenheiten erhält. Kritisch zu berücksichtigen ist aber, dass in vielen Untersuchungen in Selbstberichten von Kindern und Jugendlichen viel höhere Depressionswerte auftauchten als aus den Angaben der Sorgeberechtigten (Seiffge-Krenke 2007). Es wurde gemutmaßt, dass manche Erlebnis- und Wahrnehmungsbereiche der Kinder den Eltern unzugänglich und schwer einschätzbar zu sein scheinen (ebd.).

Grundsätzlich sollte die Exploration des Kindes oder Jugendlichen von folgenden Grundprinzipien getragen sein (Mattejat u. Eimecke 2007):

- Empathie, das heißt, der Untersucher bemüht sich um die Einfühlung in die Perspektive des Betreffenden,
- Transparenz, die dem Patienten Nachvollziehbarkeit der Abläufe und somit Orientierung und Sicherheit bieten soll,
- flexibles Kontakt- bzw. Gesprächsangebot, das weder zu intrusiv noch zu zurückhaltend ist, sondern sich individuell der Offenheit und Bereitschaft des Kindes oder Jugendlichen anpasst,
- alters- und entwicklungsgemäßes Eingehen auf den Patienten,
- Authentizität, das heißt, trotz Zugehens und Eingehens auf den Betreffenden sind Grundhaltungen, Grundprinzipien oder die Auftretensweise des Untersuchers beizubehalten.

Bei Vorschulkindern sind verbale und introspektive Fähigkeiten noch unausgereift, so dass hier auch nonverbalen Ausdruckmöglichkeiten wie Zeichnen oder halbprojektiven Verfahren eine diagnostische Bedeutung zukommt. Das Erfragen von rascher Spielunlust, schneller Entmutigung, Abwehrverhalten und gereizt-wählerischem oder quantitativ verändertem Essverhalten sollte ebenso Teil der Anamnese sein wie die Frage nach wechselhaften bzw. unauffällig-stabilen Stimmungs- und Verhaltensintervallen. Eine Neigung zu körperlichen Beschwerden, Quengeligkeit und häufiges Weinen können ebenfalls Zeichen einer Depression bei Kleinkindern sein.

Bei Schulkindern kommt die Leistungsanamnese hinzu, also die Einbeziehung von Zeugnissen und Schulberichten. In diesem Zusammenhang sind Konzentrationsfähigkeit, Erschöpfungs- oder Überforderungsgefühle ebenso zu erfragen wie Denkblockaden bzw. Grübelneigung, Appetitveränderungen, Schlafstörungen oder Probleme bei strukturiertem Arbeiten (z.B. Hausaufgaben). Von besonderer Bedeutung ist es, gegebenenfalls Leistungsknicke auszumachen und Vergleiche zu Phasen besserer Leistungsfähigkeit ziehen zu lassen. Schulkinder können z.T. bereits echte Sorgen äußern und sollten deshalb ausführlich selbst befragt werden. Auch lebensmüde Gedanken sind zu eruieren. Im Schulalter spielt darüber hinaus in besonderem Maße die psychosoziale Integration eine Rolle:

Tab. 4.1. Hilfreiche Fragen in der Anamneseerhebung depressiver Erkrankungen

Vorschulkind	– Bist du eher ein trauriges oder ein fröhliches Kind? – Musst du oft weinen? – Wann bist du richtig fröhlich? Was macht dir richtig Spaß? – Denkst du, dass andere Kinder fröhlicher oder glücklicher sind als du? – Schläfst du lange nicht ein? Bist du in dieser Zeit oft besonders traurig? – Was isst du denn gerne? Magst du das immer noch genauso gerne? – Kannst du sagen, was dich manchmal traurig macht? – Spielst du manchmal mit Mama oder Papa oder anderen Kindern? Oder hast du dazu oft keine Lust mehr? – Tut dir öfter etwas weh? – Was würdest du dir wünschen, wenn eine gute Fee käme und du drei Wünsche frei hättest?
Schulkind	– Welche Schulnote würdest du dir denn in letzter Zeit auf deine Stimmung geben? – Gibt es bestimmte Dinge, die dich traurig machen? – Macht dir vieles keinen Spaß mehr, was du früher gerne gemacht hast? Hast du ein Hobby? – Wann hast du dich zuletzt richtig freuen können? Über was? – Wie kommst du in der Schule zurecht? Sind die Noten schlechter geworden? Fällt dir das Aufpassen oft schwer? Kannst du deine Hausaufgaben schaffen? – Musst du oft an bestimmte Dinge denken, die gar nicht mehr aus deinem Kopf herausgehen? Machst du dir viele Sorgen? – Unternimmst du auch in deiner Freizeit etwas mit Gleichaltrigen? – Hast du schon manchmal gedacht, dass du nicht gerne lebst?
Jugendlicher	– Fühlst du dich oft niedergeschlagen oder »down«? War das früher anders? – Kreisen deine Gedanken oft um dasselbe? Grübelst du viel? Über was? – Bist du leicht reizbar oder hast Stimmungsschwankungen? Manchmal auch ohne äußeren Grund oder bei Kleinigkeiten? – Hast du Probleme beim Ein- oder Durchschlafen? Wachst du oft zu früh auf? Bist du sehr erschöpft und könntest dauernd schlafen? – Kommst du in der Schule/in der Ausbildung zurecht? Oder ist dir alles zu viel? War das früher anders? Wie sind die Leistungen? – Hast du öfter körperliche Beschwerden? Hattest du schon Fehlzeiten in der Schule oder am Ausbildungsplatz, weil es dir einfach nicht gut ging oder du dich nicht aufraffen konntest, hinzugehen? – Hast oder hattest du besondere Hobbys? Beschäftigst du dich damit weiterhin, oder hat dein Interesse/deine Lust nachgelassen? – Verabredest du dich mit Freunden in deiner Freizeit? Was unternehmt ihr dann? – Wie sieht ein typischer Tagesablauf bei dir aus? – Gibt es Ansprechpartner für dich, mit denen du Sorgen oder Probleme vertrauensvoll und offen besprechen kannst? Wer ist das? Nutzt du das? Wenn ja – hilft es dir? – Wie gehst du mit Stimmungstiefpunkten um? Gibt es etwas, womit du dir selbst die Situation erleichtern kannst? – Hast du schon einmal Drogen zu dir genommen? Trinkst du regelmäßig Alkohol? Auch manchmal alleine? Bist du schon öfter betrunken gewesen? Musstest du erbrechen? Hattest du einen »Filmriss«? – Wie wünschst du dir deine Zukunft? Wie soll dein Leben z.B. in fünf Jahren aussehen? Wo wirst du leben? Welchen Beruf willst du ausüben? Hättest du gerne eine/n Partner/in, eine Familie? – Warst du schon einmal so verzweifelt, dass du nicht mehr leben wolltest? Hast du schon einmal Versuche unternommen, dir etwas anzutun? Oder dir einen Plan gemacht, wie du dein Leben beenden könntest? Spielen lebensmüde Gedanken auch jetzt eine Rolle?

- Fühlt sich das Kind im Klassenverband akzeptiert?
- Gibt es auch Freizeitaktivitäten mit Gleichaltrigen?
- Wie sieht der Tagesablauf des Kindes aus?
- Gibt es ein Gleichgewicht an schulischen und altersentsprechenden Freizeitaktivitäten?

Bei Jugendlichen sollten neben Leistungsfähigkeit, Schlaf- und Appetitverhalten, Neigung zu Somatisierungssyndromen und Antriebs- sowie Interessenlage auch Stimmungsschwankungen und Gereiztheit erfragt werden, da in dieser Altersgruppe nicht selten expansiv wirkende Verhaltensweisen die eigentliche Depression verdecken, insbesondere bei Jungen. Überdies sollten Substanzmissbrauch und suizidale Gedanken oder parasuizidale Handlungen eruiert werden. Bedeutsam ist, in Erfahrung zu bringen, ob der Jugendliche Zukunftspläne hat, da ansonsten der Perspektivenfindung eine vorrangige Rolle zukommt. Zu beachten ist, dass bei Jugendlichen Irritabilität und Dysphorie häufig Teil der physiologischen Pubertät sind, ohne psychiatrischen Krankheitswert zu erlangen. Hier ist eine objektivierende Psychodiagnostik hilfreich, um eine Erkrankung auszuschließen und Angehörige zu entlasten bzw. deren Sichtweisen zu modifizieren.

Auffälligkeiten der Eigenanamnese bezüglich des Verhaltens, möglicher Entwicklungsverzögerungen oder psychischer Besonderheiten spielen eine wichtige differenzialdiagnostische und prognostische Rolle. Hier müssen deprivierende Phasen oder Beziehungsdiskontinuität ermittelt werden, gegebenenfalls traumatisierende Ereignisse in der Lebensgeschichte und die erzieherischen Rahmenbedingungen. Entwicklungsverzögerungen können, je nach Lebensgeschichte, einerseits Folge einer chronischen frühen Depression sein, andererseits durch resultierende Defizite in den Alltagsfunktionen aber auch Auslöser einer Depression sein.

Durch die Familienanamnese werden potenziell biologisch oder reaktiv prädisponierende depressive und sonstige neuropsychiatrische Erkrankungen in der Kernfamilie oder weiteren Aszendenz eruiert, zudem psychosoziale Belastungsfaktoren wie z.B. Migration, chronische Erkrankungen, Arbeitslosigkeit und Armut. Wichtig ist es, mögliche Interaktionsprobleme oder Konfliktfelder der Familie als Belastungsfaktor aufzudecken, da dies dann vorrangiger therapeutischer Inhalt sein müsste. Im Gespräch mit der Familie lässt sich außerdem ein Überblick über mögliche Ressourcen gewinnen, die für die Therapie genutzt werden können (Empfehlungen zu Anamnese und Diagnostik kindlicher depressiver Störungen der American Association of Child and Adolescent Psychiatry: Birmaher et al. 2007).

! Es gilt zu beachten, dass familiäre Konflikte und Belastungsfaktoren nicht immer sofort preisgegeben werden, da Scham- oder Schuldgefühle eine große Rolle spielen. Es kann auch vorkommen, dass deshalb tatsächlich zutreffende Dinge zunächst verneint werden. Der Vertrauensgewinnung kommt daher eine entscheidende Bedeutung zu. Regelmäßige Elternkontakte, transparente Therapiegestaltung und Einbeziehung der gesamten Familie sind unabdingbare Faktoren, um ein Arbeitsbündnis zu gewährleisten. Dies sollte natürlich abhängig vom Alter des Patienten gesehen werden – so muss sich bei Jugendlichen der Schwerpunkt zunehmend auf den Patienten als sich verselbstständigende Person verschoben werden. Es empfiehlt sich gegebenenfalls auch, Vater oder Mutter neben gemeinsamen Elternterminen auch einmal einzeln zu sprechen bzw. – sollte immer nur ein Sorgeberechtigter zu den Terminen erscheinen – den anderen explizit einzuladen. Auch Geschwister können sehr beeinträchtigt sein durch die Erkrankung des Bruders oder der Schwester, so dass sie möglicherweise ebenfalls altersentsprechend befragt und einbezogen werden sollten.

Angaben zu psychosozialem Funktionsniveau und Leistungsvermögen durch Familie, Schule und sonstige Bezugspersonen geben ebenfalls wichtige Hinweise zur diagnostischen Einschätzung und zur Bewertung des Schweregrades. Außerdem kann die Fremdanamnese Hinweise geben auf belastende Ereignisse im außerfamiliären Rahmen (z.B. schulische Über-/Unterforderung, soziale Ausgrenzung im Klassenverband). Für die Besprechung mit sonstigen Bezugspersonen ist immer eine schriftliche Schweigepflichtsentbildung der Sorgeberechtigten einzuholen.

Bei Jugendlichen ist es besonders wichtig, nach ihrem Freundeskreis zu fragen. Mitunter wird es von depressiven Jugendlichen bejaht, ihren Freundeskreis weiterhin zu pflegen und sich dort auch über Probleme austauschen zu können. Es kann jedoch vorkommen, dass dieser Freundeskreis der Symptomatik nicht zuträglich ist (z.B. »Freunde« in Internet-Chatrooms, Bezugspersonen im Drogenmilieu oder ein Freundeskreis, der sich vorrangig mit Themen wie Selbstverletzung und anderen destruktiven Inhalten oder mit dem Tod befasst). Man sollte demnach genauer nachfragen und gegebenenfalls mit den Eltern die Eindrücke über den Freundeskreis erheben – in manchen Fällen jedoch kennen Sorgeberechtigte die Freunde ihrer Kinder gar nicht und sind wenig informiert über deren Freizeitaktivitäten, was sicherlich auch aufschlussreich sein kann.

Dem Thema »Suizidalität« muss besondere Aufmerksamkeit geschenkt werden. Entscheidend ist hierbei, ob der Betreffende schon einmal in der Vergangenheit oder/und aktuell lebensmüde Gedanken hatte bzw. hat, entsprechende suizidale Pläne entwarf oder sogar parasuizidale Handlungen oder ernste Suizidversuche im Vorfeld durchführte. Waren diese versteckt und mit Bedacht sowie längerfristig geplant? Oder impulsiv gesteuert und abhängig von situativ konkreten Frustrationen? Gibt es aktuell konkrete Pläne? Sind diese überdauernd und gefestigt? Wurden Vorbereitungen getroffen? Gibt es Abschiedsbriefe oder Ideen dafür? Wie würden die Menschen reagieren, was wären die Folgen? Kann der Patient zusagen, sich bis zum nächsten Termin nichts anzutun? Oder ist dieser Zeitraum zu lang? Wie sehen die nächsten Tage bis dahin aus? Wie werden die Tage ablaufen? Wird der Patient zur Schule gehen? Wer ist zu Hause für ihn da? Wo kann er sich konkret Hilfe holen, wenn es ihm doch plötzlich schlechter geht? Traut er sich zu, sich rechtzeitig zu melden, ehe er sich etwas antut?

4.2 Apparative Diagnostik, Labor- und Testdiagnostik

Grundsätzlich müssen zum Ausschluss organischer Ursachen (hirnorganische Syndrome, postinfektiöse Depression, Schmerzen durch somatische Erkrankungen, endokrinologische Störungen etc.) eine **körperlich-neurologische Untersuchung**, bei spezifischen Fragestellungen **Labordiagnostik** (Hormonstatus, Entzündungsparameter, Stoffwechsel- oder Organerkrankungen, Antigen- und/oder Antikörpertests, Drogen-Screening) und immer eine **medizinische Anamnese** erfolgen. Dazu gehören die

Erhebung regelmäßig eingenommener Medikamente und die Frage nach Substanzmissbrauch als mögliche Induktoren der Depression. Die körperliche Untersuchung trägt außerdem zur Feststellung eines somatischen Begleitsyndroms der Depression bei (Schlafstörungen, Gewichtsverlust) sowie gegebenenfalls zur Entdeckung von Spuren selbstverletzenden Verhaltens. Bei Verdacht auf ein Anfallsleiden oder ein sonstiges hirnorganisches Leiden sind ein Elektroenzephalogramm sowie gegebenenfalls weiterführende bildgebende Diagnostikverfahren indiziert (Magnetresonanztomographie, Computertomographie, u.U. funktionelle Bildgebung).

Bestandteil der Routinediagnostik ist eine **Leistungsdiagnostik** zum Ausschluss von Über- oder Unterforderung. Bei entsprechenden Hinweisen sollte die Testung in der ausführlichen Form erfolgen und gegebenenfalls eine Teilleistungsdiagnostik einschließen, um auch Lese- und Rechtschreibstörungen oder Rechenstörungen nicht zu übersehen. Überforderungen in der Schule können zu chronischen Erschöpfungssyndromen mit depressiver Entwicklung führen. Hochbegabte Schüler können durch abweichende Interessen und soziale Integrationsprobleme paradoxerweise schlechte Noten, eine Außenseiterrolle und dementsprechende Unzufriedenheit davon tragen.

Zur umfassenden Beurteilung sind ausführliche Testverfahren anzuraten. Einige der gängigsten Intelligenztests sind:
- HAWIK-IV (Hamburg-Wechsler-Intelligenztest für Kinder IV): ausführliches Verfahren, geeignet von 6 Jahren bis zum vollendeten 16. Lebensjahr, ab 17 ist die Erwachsenenversion zu verwenden (Petermann u. Petermann 2007),
- K-ABC (Kaufman-Assessment-Battery for Children): ausführliches Verfahren, für 2;6–12;5 Jahre (Melchers u. Preuß 2001),
- CFT 1 und CFT 20-R (Grundintelligenztest Skala 1 und 2): geeignet für 5;3–9;5 bzw. 8;5–19;0 Jahre (Cattell et al. 1997; Weiss 2006),
- AID 2 (Adaptatives Intelligenzdiagnostikum 2) für 6;0- bis 15;11-Jährige (Kubinger u. Wurst 2001),
- CPM (Coloured Progressive Matrices), kurzes orientierendes Verfahren für 4;0- bis 10;11-Jährige (Bulheller u. Häcker 2002).

Bei Verdacht auf Reifungsverzögerungen sind **Entwicklungstests** indiziert, z.B.
- ET 6-6 (Entwicklungstest von 6 Monaten bis 6 Jahren; Petermann et al. 2000),
- MFED 1 und 2-3 (Münchener Funktionelle Entwicklungsdiagnostik für das 1. bzw. 2. und 3. Lebensjahr (Hellbrügge 1994; Hellbrügge et al. 1999),
- Vineland Skala für 1- bis 18-Jährige (Sparrow et al. 1984),
- WET (Wiener Entwicklungstest), geeignet für 3–6 Jahre (Kastner-Koller u. Deimann 2002),
- MZT (Mann-Zeichen-Test) für 4–14 Jahre (Ziler 2007),
- PET (Psycholinguistischer Entwicklungstest) für 3;0–9;11 Jahre (Angermaier 1977).

Um die Fülle der symptombezogenen Angaben valide, reliabel und diagnostisch verwertbar zu erheben, bieten sich **strukturierte und standardisierte diagnostische Interviews** an. Die Ergebnisse werden objektiver und einheitlicher als bei einem ausschließlich freien Anamnesegespräch. Suggestives Einwirken auf den Patienten, Unvollständigkeit und Informationsvarianz werden reduziert, alle erfragten Kriterien sind operationalisiert und somit in der Auswertung klar einordenbar. Einflussfaktoren sind jedoch selektive Wahrnehmungen und Protokollierungen des Untersuchers sowie Diskrepanzen zwischen den Angaben der Eltern vs. denjenigen des

Kindes oder Jugendlichen: Während introversive Symptome besser von den Betreffenden selbst wiedergegeben werden können bzw. sich den Eltern zu einem gewissen Grad auch verschließen (bei Kleinkindern, weil die eigeninitiative Verbalisierungsfähigkeit noch fehlt; bei Jugendlichen, weil aktive Abgrenzungsprozesse gepflegt werden), fallen expansive Symptome mehr bei den Bezugspersonen ins Gewicht. Auch Ängste werden von Eltern bezüglich Schweregrad und Auswirkung z.T. höher interpretiert als von Kindern.

Zur Einga ngsdiagnostik der Gesamtpsychopathologie sind halbstrukturierte Verfahren gut geeignete Instrumente. Diese Interviews lassen genügend Spielraum für ergänzende Nachfragen und sind sowohl mit Patient als auch mit dessen Eltern durchführbar:

- DISYPS-KJ (Diagnostik-System für psychische Störungen im Kindes- und Jugendalter nach ICD-10 und DSM-IV), geeignet ab 11 Jahren (Döpfner u. Görtz 2005); ein für depressive Störungen besonders relevanter Unterteil ist der Fremd- und Selbstbeurteilungsfragebogen zu depressiven Symptomen (FBB/SBB-DES),
- K-SADS-PL (Schedule for Affective Disorders and Schizophrenia for school-age children – Present and Lifetime version), geeignet von 7–17 Jahren (Kaufman et al. 1997),
- SKID (Strukturiertes Klinisches Interview für DSM-IV): geeignet ab 14 Jahren, nur Selbst-Rating.

Strukturierte Interviews für Patient und dessen Eltern sind:

- MSR (Marburger Symptom Rating) für Kinder und Jugendliche (Mattejat u. Remschmidt 2005),
- DISC (Diagnostic Interview Schedule for Children), geeignet von 6–17 Jahren (Shaffer et al. 2000),
- Diagnostisches Interview bei psychischen Störungen im Kindes- und Jugendalter (Kinder-DIPS), geeignet von 6–18 Jahren (Unnewehr et al. 1995),
- DICA (Diagnostic Interview for Children and Adolescents), geeignet ab 6 Jahren (Herjanic u. Reich 1982).

Spezifisch für depressive Symptome und Angstsymptome konzipiert ist das halbstrukturierte ISCA (Interview for Children and Adolescents) für 8- bis 17-Jährige, anwendbar mit Patient und Eltern (Sherrill u. Kovacs 2000). Zur Erhebung besonderer psychosozialer und insbesondere familiärer Belastungsfaktoren empfiehlt sich das strukturierte Mannheimer Elterninterview (MEI), das sich auf 6- bis 16-Jährige bezieht (Esser et al. 1989). Weitere **Instrumente zur Erfassung der psychosozialen Beeinträchtigung** (Achse V des Multiaxialen Klassifikationsschemas) sind:

- CGAS (Children's Global Assessment Scale) für 4- bis 16-Jährige zur Prüfung der Bereiche Schule, Familie, Gleichaltrige (Shaffer et al. 1983),
- Child Columbia Impairment Scale für 9- bis 17-Jährige, kurze Skala mit 13 Items zur Erfassung von Zwischenmenschlichkeit, Schule/Arbeit, Freizeit (Bird u. Gould 1995),
- SAICA (Social Adjustment Inventory for Children and Adolescents) für 6- bis 18-Jährige, halbstrukturiertes, ca. einstündiges Interview zu Schule, Beziehungsgestaltung, Familie, Freizeit (John et al. 1987).

In der spezifischen Psychodiagnostik depressiver Störungen raten die deutschen Leitlinien (in: Warnke u. Lehmkuhl 2007) zur Persönlichkeitsdiagnostik mittels **projektiver Verfahren**. Infrage kommen

- Satzergänzungstest nach Rotter (Rotter u. Willerman 1947), in dem Kinder ab 8 Jahren aufgefordert werden, Satzanfänge zu ergänzen, um kindliche Wahrnehmung und Erlebensweise zu erfassen,

- Scenotest für 4- bis 14-Jährige, wobei das Kind, variierenden Instruktionen folgend, mit verschiedenen Spielmaterialien (Bausteine, Tiere, menschliche Figuren) inneres Erleben aufzeigen kann (von Staabs 1992),
- Thematischer Gestaltungstest – Salzburg TGT (Revers u. Widauer 1985), ab dem 7. Lebensjahr geeignet, mit verschiedenen Bildkarten, die herangezogen werden können, um bestimmte Inhalte auszudrücken,
- Schwarzfuß-Test (Corman 1977), eine Familien-Bildergeschichte für Kinder anhand der Figur »Schweinchen Schwarzfuß«.

Als **spezifische Depressionsfragebögen** für Diagnostik und zur Verlaufskontrolle sind folgende üblich:

- Der deutsche Depressionstest für Kinder (DTK) von Rossmann (1993) misst als Selbstbeurteilungsverfahren bei 8- bis 13-jährigen Kindern depressive Symptome auf den Subskalen Dysphorie/Selbstwert, agitiertes gereiztes Verhalten, Müdigkeit/autonome Reaktionen.
- Ein weiteres Fragebogenverfahren zur Erfassung depressiver Symptome bei Minderjährigen ist das Depressionsinventar für Kinder und Jugendliche (DIKJ; Stiensmeier-Pelster et al. 2000), ein Selbsteinschätzungsverfahren für 8- bis 17-Jährige.
- Schließlich kann der Attributionsstil-Fragebogen (AFS; Stiensmeier-Pelster et al. 1994) herangezogen werden, geeignet für 8- bis 16-Jährige. Es werden je acht positive und negative Ereignisse vorgelegt, für jedes Ereignis soll zunächst die Hauptursache benannt und diese anschließend hinsichtlich ihrer Lokation (internal vs. external), Stabilität und Globalität eingeschätzt werden. Getrennt für positive und negative Ereignisse werden drei Kennwerte für Internalität, Stabilität und Globalität der Attribution ermittelt.
- Als Verlaufsinstrument wird durch die Leitlinien die Montgomery Asberg Depression Rating Scale (MADRS; Montgomery u. Asberg 1979) empfohlen, ein Interview, das in zehn Items die Bereiche sichtbare Traurigkeit, berichtete Traurigkeit, innere Spannung, Schlaflosigkeit, Appetitverlust, Konzentrationsschwierigkeiten, Untätigkeit, Gefühllosigkeit, pessimistische Gedanken und Selbstmordgedanken erfragt.
- Die Children's Depression Rating Scale (CDRS; Poznanski et al. 1984, dt. von Steinhausen 1996) fragt 6- bis 12-Jährige nach depressiven, somatischen und suizidalen Symptomen ab, ist jedoch adaptierbar auch für Jugendliche.

Um bestimmte Wesenszüge besser abbilden und ihre Bedeutung für die depressive Symptomatik erfassen zu können, bieten sich bei Bedarf Instrumente zur **Persönlichkeitsdiagnostik** an:

- PFK 9-14 (Persönlichkeitsfragebogen für Kinder von 9–14 Jahren), ein 45-minütiges Verfahren, das die Persönlichkeitsdimensionen Verhaltensstile, Motive und Selbstbild umfassend abbildet (Seitz u. Rausche 2004),
- HANES-KJ (Hamburger Neurotizismus- und Extraversionsskala für Kinder und Jugendliche), ein 15-minütiges Verfahren für 8- bis 17-Jährige, das als kurzes, umfassendes Screening-Instrument klinisch sehr geeignet ist, um Extraversion, Introversion und Neurotizismus zu erfassen (Buggle u. Baumgärtel 1975),
- HSPQ (High School Personality Questionnaire), ein Fragebogen für 12- bis 18-Jährige, der in 30–45 Minuten 14 klinisch relevante Persönlichkeitsdimensionen erfasst (Schuhmacher u. Cattell 1977).

Die psychologische und psychiatrische Testdiagnostik sollte stets durch **verhaltensdiagnostische Verfahren** ergänzt werden. Dazu gehört die klinische Verhaltensbeobachtung in verschiedenen altersentsprechenden Kontexten, also z.B. Spielsituationen alleine, mit Eltern, mit Gleichaltrigen, Bewältigung von Alltagssituationen (Trennung von der Bezugsperson, Kontaktaufnahme zu Gleichaltrigen oder Erwachsenen, Körperhygiene, Kulturtechniken, Hausaufgaben, Übernahme von Haushaltspflichten) und das Verhalten in Anforderungssituationen (Schule, körperliche Aktivität, arbeitstherapeutisches Umfeld). Bestimmte zu beobachtende Parameter (Stimmungslage, Aktivitätsgrad, körperliche Beschwerden, Schlaf- und Essverhalten etc.) können in einem Protokoll durch Patient und gegebenenfalls der Eltern festgehalten werden – als Diagnostik zu Hause. Apparativ können bestimmte Interaktionssituationen videographiert werden (mit Einverständnis der Eltern), um anschließend gemeinsame Verhaltensanalysen und Wahrnehmungen abzugleichen.

Das **Multiaxiale Klassifikationsschema** (MAS; Remschmidt et al. 2001; ◘ Tab. 4.2) der Kinder- und Jugendpsychiatrie ermöglicht eine umfassende Beurteilung und Einordnung psychischer Störungen im Kindes- und Jugendalter. Neben der psychiatrischen Hauptdiagnose (Achse I) ergänzen die Achsen II–VI des MAS die weiterführende Diagnostik und Gegebenheiten: Achse II beschäftigt sich mit Teilleistungsstörungen, Achse III mit der Begabung; hier sollen Über- oder Unterforderungen detektiert werden, die gegebenenfalls zur Reduktion des Selbstwerts beitragen und auslösend sein könnten für die depressive Störung. Allerdings ist bei schwerer Depression wegen der ausgeprägten Denkhemmung das Testergebnis oft nicht repräsentativ, sodass hier erst eine gewisse Stabilisierung abgewartet werden sollte. Zum Abgleich des prämorbiden Leistungsniveaus können Zeugnisse oder Vorbefunde herangezogen werden. Achse IV prüft das Vorliegen somatischer Grunderkrankungen. Achse V umfasst psychosoziale Besonderheiten wie peristatische oder familiäre Belastungsfaktoren, und Achse VI bildet den Schweregrad der psychosozialen Beeinträchtigung des Erkrankten ab.

4.3 Psychiatrische Differenzialdiagnostik

Als psychiatrische Differenzialdiagnosen der Depression sind andere **affektive Erkrankungen** wie bipolare Störungen mit manischen oder hypomanischen Phasen (F31) sowie schizoaffektive Erkrankungen, gegenwärtig depressiv (F25.1), abzugrenzen; Letztere beinhalten gleichermaßen depressive, aber auch deutlich schizophrene Symptome wie Denkstörungen, Beeinflussungserleben oder Halluzinationen. Entscheidend bei manischen oder hypomanischen Anteilen ist die Frage nach Phasen der Hochstimmung, des Gefühls extremer Leistungsfähigkeit sowie gegebenenfalls besonderer Kreativität und geringen Schlaf- und Nahrungsbedürfnisses. Familiäre Belastungen mit den genannten affektiven Erkrankungen sind unbedingt zu erfragen, da eine erbliche Komponente besteht. Sofern Phasen beschrieben werden, die sich – wichtig! – situationsunabhängig ausprägen, sind diese in die bisherige Lebensgeschichte einzuordnen und bezüglich Beginn und Ende sowie Ausprägungsgrad möglichst genau zu charakterisieren. Als schwächere Ausprägungsgrade sind Dysthymie (F34.1), Hypomanie (F30.0) oder Zyklothymie (F34.0) zu bedenken.

Ein ähnliches Bild wie bei depressiven Störungen kann sich bei **reaktiven Störungen und Anpassungsstörungen** (F43) ergeben. Hier besteht jedoch eine eindeutige zeitliche Verknüpfung mit einem belastenden Ereignis, entweder als akute, vorübergehende Belastungsreaktion (F43.0), als Posttraumatische Belastungsstörung (PTBS; F43.1) oder als Anpassungsstörung (F43.2). Charakteristika der PTBS sind innerhalb von sechs Monaten nach dem Ereignis u.a. Flashbacks und traumabezogene vermeidende

Tab. 4.2. Multiaxiales Klassifikationsschema. (Nach Remschmidt et al. 2001)

Achse	Bezeichnung	Inhalte
I	Klinisch-psychiatrisches Syndrom	Hauptdiagnose (psychiatrisch)
II	Umschriebene Entwicklungsstörungen	motorische und sprachliche Entwicklungsstörungen, schulische Teilleistungsstörungen wie Legasthenie oder Dyskalkulie
III	Intelligenzniveau	Ergebnisse der Leistungsdiagnostik
IV	Körperliche Symptomatik	körperliche Erkrankungen
V	Assoziierte aktuelle abnorme psychosoziale Umstände	– abnorme intrafamiliäre Beziehungen (Mangel an Wärme in der Eltern-Kind-Beziehung; Disharmonie zwischen den Erwachsenen; feindliche Ablehnung/Sündenbock-Zuweisung gegenüber dem Kind; Misshandlung; sexueller Missbrauch) – psychische Störung, abweichendes Verhalten eines Elternteils (auch: Behinderung eines Elternteils) – inadäquate, verzerrte intrafamiliäre Kommunikation – abnorme Erziehungsbedingungen (elterliche Überfürsorge; unzureichende elterliche Aufsicht und Steuerung; Erziehung, die eine unzureichende Erfahrung vermittelt; unangemessene Forderungen und Nötigungen durch die Eltern) – abnorme unmittelbare Umgebung (Erziehung in einer Institution; abweichende Elternsituation; isolierte Familie; Lebensbedingungen mit psychosozialer Gefährdung) – akute belastende Lebensereignisse (Verlust einer liebevollen Beziehung; bedrohliche Umstände infolge von Fremdunterbringung; negativ veränderte familiäre Beziehungen durch neue Familienmitglieder; Ereignisse, die zur Herabsetzung der Selbstachtung führen; sexueller Missbrauch außerhalb der Familie; unmittelbare beängstigende Ereignisse) – gesellschaftliche Belastungsfaktoren (z.B. Migration oder soziale Verpflanzung) – chronische zwischenmenschliche Belastung in Zusammenhang mit Schule oder Arbeit (abnorme Streitbeziehung mit Schülern/Mitarbeitern; Sündenbock-Zuweisung durch Lehrer/Ausbilder; allgemeine Unruhe in der Schule oder Arbeitssituation) – belastende Lebensereignisse oder Sitationen infolge von Verhaltensstörungen oder Behinderungen des Kindes (institutionelle Erziehung; bedrohliche Umstände infolge von Fremdunterbringung; abhängige Ereignisse, die zur Herabsetzung der Selbstachtung führen)
VI	Globale Beurteilung des psychosozialen Funktionsniveaus	– 0 = herausragend – 1 = mäßig – 2 = leichte soziale Beeinträchtigung – 3 = mäßige soziale Beeinträchtigung – 4 = ernsthafte soziale Beeinträchtigung in 1–2 Bereichen – 5 = ernsthafte und durchgängige soziale Beeinträchtigung – 6 = funktionsunfähig in den meisten Bereichen, benötigt Betreuung und Aufsicht – 7 = schwere und durchgängige soziale Beeinträchtigung – 8 = tiefe und durchgängige soziale Beeinträchtigung (Unfähigkeit zur Körperhygiene oder Gefahr der Selbst- oder Eigenverletzung oder fehlende Kommunikation) – 9 = nicht zutreffend/nicht einschätzbar

Verhaltensweisen, Erinnerungsunfähigkeit an das Trauma bzw. erhöhte Sensitivität mit Schlafstörungen, Reizbarkeit, Konzentrationsproblemen, Hypervigilanz oder Schreckhaftigkeit.

Die Anpassungsstörung beginnt innerhalb des ersten Monats nach dem Ereignis, welches in Abgrenzung von Traumata kein katastrophales Ausmaß einnimmt (z.B. Einschulung, Schulwechsel, Trennung der Eltern), und geht einher mit subjektivem Leidensdruck sowie Beeinträchtigung emotionaler, sozialer und Leistungsfunktionen. Depressive Symptome sind häufig, so dass Anpassungsstörungen auch unterklassifiziert werden können: mit kurzer, bis zu einem Monat dauernder oder längerer, bis zu zwei Jahren dauernder depressiver Reaktion (F43.20 bzw. F43.21), mit Angst und depressiver Reaktion gemischt (F43.22) sowie mit gemischter Störung von Gefühlen und Sozialverhalten (F43.25). Während akute Belastungsreaktionen und Posttraumatische Belastungsstörungen primär eine exogene Ursache aufweisen, spielen bei Anpassungsstörungen neben der äußeren Veranlassung biologische und persönliche Vulnerabilitätsfaktoren eine zunehmend wichtige Rolle im Hinblick auf die angelegten Bewältigungsstrategien.

Bei der **Posttraumatischen Belastungsstörung (PTBS)** sind kindspezifisch oft von Erwachsenen abweichende Symptome zu beachten. Simons und Herpertz-Dahlmann (2007) nennen folgende Kriterien:

- Agitation oder Desorganisiertheit (anstelle der bei Erwachsenen oft typischen Furcht und Hilflosigkeit),
- monotones, repetitives, rituelles Verhalten und Albträume (anstelle intrusiver Erinnerungen und Flashbacks),
- Vermeidung von Erinnerungen, Situationen oder Orten, die mit dem Trauma in Zusammenhang stehen (wie Erwachsene),
- verstärkte vegetative Reaktionen (»Arousal«): Schlaflosigkeit, Konzentrationsprobleme, Schreckhaftigkeit (noch intensiver als bei Erwachsenen),
- Dauer: < 3 Monate = akute PTBS; > 3 Monate = chronische PTBS; PTBS-Eintritt: > 6 Monate nach dem Ereignis = verzögerte PTBS (nach DSM-IV),
- Rückschritt in frühere Entwicklungsstufen, stärkere Anhänglichkeit, Trennungsängste (anstelle der Alltagsfunktionsstörungen und Leistungseinbrüche bei Erwachsenen).

Diagnostisch ist bei der PTBS zunächst eine getrennte, offene Befragung des Kindes ohne bewertende Einmischung vonseiten des Untersuchers zu dem Trauma anzuraten. Es zeigte sich, dass Kinder in Anwesenheit der Eltern ihre Befindlichkeit weniger offen schildern, um diese vor weiteren Belastungen zu schützen (Yule u. Williams 1990). Da die Ereignisse oft scham- und schuldbehaftet sind, ist ein äußerst sensibles Herangehen ohne Druckausübung notwendig. In einer weiteren Exploration sind dann mit den Ereignissen verbundene Emotionen abzufragen, was altersabhängig schwerfallen kann. Unabhängig von dieser Einzelbefragung sind selbstverständlich fremdanamnestische Angaben einzuholen, die das Gesamtbild ergänzen. Auch die Elternbefragung sollte getrennt vom Kind erfolgen und u.a. erheben, welche Implikationen das Trauma aus Sicht der Eltern für das Kind birgt, wie sie damit umgehen und welche Verhaltens- und Wesensveränderungen beim Kind es seitdem gegeben hat.

Für Kinder und Jugendliche geeignete Interviewverfahren zur Prüfung einer PTBS (Übersicht: Simons u. Herpertz-Dahlmann 2007) sind z.B. der Children's Posttraumatic Stress Index (CPTS-RI, dt. von Landolt 2003), das Interview zu Belastungsstörungen (IBS-KJ; Steil u. Füchsel 2006) und die Impact of Event Scale (revidiert: CRIES-13, dt. von Simons 2004, abrufbar unter www.childrenandwar.org).

Angststörungen implizieren mitunter ebenfalls Stimmungseinbrüche, Rückzugs- und Vermeidungstendenzen sowie körperliches Unwohlsein mit Analogien zum somatischen Syndrom der Depression. Besonders auszuschließen ist die emotionale Störung mit Trennungsangst des Kindesalters (F93.0), die mit unrealistischen Sorgen einhergeht, der Hauptbezugsperson könnte ein Unheil geschehen oder es könnte sich ein Verlust der Hauptbezugsperson ereignen. Der Eintritt der Störung liegt vor dem 6. Lebensjahr; die Betreffenden sind extrem trennungsängstlich und dysphorisch-verzweifelt bei bevorstehender Trennungssituation von der betreffenden Person. Eine ernste und prognostisch ungünstige Form ist die Generalisierte Angststörung (F41.1), die die betreffenden Personen meist in ihrem gesamten alltäglichen Funktionsniveau beeinträchtigt und nicht selten an ein sehr begrenztes, »sicheres Terrain«, z.B. zu Hause, bindet. Agoraphobien (F40.0) oder soziale Phobien (F40.1) fördern ebenso generalisiertes Vermeidungverhalten und sozialen Rückzug; eine negative Erwartungshaltung, ähnlich wie in der Depression, wird antizipiert. Insofern können sich hier häufig Überschneidungen oder Komorbiditäten von Angst und Depression ergeben (◘ Tab. 4.3).

Die **emotionale Störung mit Geschwisterrivalität** (F93.3) zeigt sich durch Konkurrieren mit den Geschwistern um die Aufmerksamkeit der Eltern. Dabei können Stimmungslabilität, Wutausbrüche, Unglücklichsein, Regressivität und Schlafstörungen einer Depression ähneln. Selbstabwertungsgefühle bzw. die Annahme, bei den Eltern weniger beliebt oder insgesamt benachteiligt zu sein, sowie das permanente subjektive Frustrationserleben und die hohe Frequenz schwerer Konflikte können jedoch auch sekundär eine depressive Verstimmung bedingen.

Bei der kombinierten **Störung des Sozialverhaltens und der Emotionen** (F92) wird eine Unterform mit depressiver Störung aufgeführt (F92.0). Diese Kombination von überdauernd aggressiven, dissozialen und aufsässigen Verhaltensweisen mit depressiven oder anderen affektiven Störungen (Ängste, Zwangsgedanken, Zwangshandlungen, Phobien, Depersonalisations- oder Derealisationsphänomen) ist häufig. Hier müssen die Diagnosekriterien für beide Störungskategorien, Störung des Sozialverhaltens (F91) und affektive Störung (F30 bis F39), gleichermaßen erfüllt sein.

4.4 Komorbidität und Begleitstörungen

Depressive Störungen im Kindes- und Jugendalter gehen mit einer hohen Rate an komorbiden Erkrankungen einher, insbesondere mit Angststörungen (bis zu 75%; Lewinsohn et al. 1997), einer Störung des Sozialverhaltens (bis zu 50%;

◘ **Tab. 4.3.** Differenzialdiagnose zwischen depressiven Störungen und Angststörungen. (Mod. nach Essau 2002)

Gemeinsame Symptome von Angst und Depression	gedrückte Stimmung, Stimmungslabilität, Weinerlichkeit, Passivität, Leistungseinschränkungen, Energieverlust, soziale Unsicherheit, Hilflosigkeit, Entscheidungsprobleme, Konzentrationsdefizite, Grübeln, negative Selbsteinschätzung, Panikgefühle, Schlafstörungen
Symptome vor allem bei Depression	ausgeprägte Traurigkeit, Verzweiflung, psychomotorische Hemmung, Interessenverlust, Anhedonie, Hoffnungslosigkeit, Appetit- und Libidoverlust, evtl. Suizidalität
Symptome vor allem bei Angst	ausgeprägte Angst, Angespanntheit, Aktivitätssteigerung, Unruhe, Unsicherheit, Gefühl des Bedrohtseins, Hypervigilanz, vegetative Zeichen

Kusch u. Petermann 1997) sowie mit Substanzmissbrauch, vor allem im Jugendalter (25%, Nottelmann u. Jensen 1999). Etwa 40% der depressiven Minderjährigen weisen eine komorbide Störung auf, etwa 18% zwei (Essau et al. 1998). Jene Subgruppe impliziert ein erhöhtes Risiko für Suizidalität.

Bei Mädchen können Vergesellschaftungen mit **Essstörungen** beobachtet werden, wobei im Rahmen der Anorexia nervosa ein biologisches, Kachexie-korreliertes Zusammenspiel bezüglich depressiver Störungen gesichert ist. Dafür spricht die klinische Erfahrung, dass bei einer Gewichtsrekonstitution, die den Anorexie-Patientinnen aufgrund der Gewichtsphobie und der Körperschemastörung eigentlich schwerfällt, dennoch oft eine Stimmungsverbesserung zu beobachten ist. Ein zugrunde liegender biologischer Zusammenhang bezieht sich auf die im Hungerzustand zerebral verringerte Verfügbarkeit der Serotonin-Vorläuferaminosäure Tryptophan (Anderson et al. 1990). Die Folge ist eine mit dem Gewichtsverlust assoziierte verminderte Serotonin-Synthese, die sich in einer bis zu 20% reduzierten Konzentration des Serotonin-Hauptmetaboliten, 5-Hydroxyindolessigsäure, bei anorektischen Patienten niederschlägt (Kaye et al. 1998). Bei einer Gewichtsrekonstitution normalisiert sich dieser Befund. Die Veränderungen des Serotonin-Haushalts erklären nicht nur die depressiven, sondern auch die zwanghaft anmutenden und ängstlichen Begleitsymptome (vor allem Gewichtsphobie, Anspannung bei Nahrungsaufnahme) der Anorexia nervosa.

Zudem spielen die in der Starvation veränderten endokrinologischen Funktionen der Hypothalamus-Hypophysen-Nebennierenrinden-Achse bzw. der Hypothalamus-Hypophysen-Gonaden-Achse bzw. Hypothalamus-Hypophysen-Schilddrüsen-Achse eine wichtige Rolle (► 3.3): Während die beiden letztgenannten Systeme in der Kachexie herabreguliert werden und es hier zu hormonellen Mangelerscheinungen kommt, wird Kortisol infolge der körperlichen Stressbedingungen vermehrt ausgeschüttet (Herpertz-Dahlmann 2002).

Aus therapeutischer Sicht ist infolgedessen eine zu frühe medikamentöse Behandlung depressiver Symptome bei Magersucht kontraindiziert. Vielmehr sollte die Realimentation nach Möglichkeit abgewartet und erst bei Persistenz depressiver Zeichen auch nach einer Gewichtsstabilisierung Antidepressiva erwogen werden. In diesem Fall wäre dann neben Anorexia nervosa eine depressive Störung als eigenständige Begleitdiagnose zu stellen (◘ Abb. 4.1).

Auch **Zwänge**, die ebenfalls auf Defekte des serotonergen Systems zurückgehen, können sich in Assoziation mit depressiven Störungen akzentuieren bzw. manifestieren. 20–40% der zwangserkrankten Kinder und Jugendlichen weisen parallel depressive Symptome auf (Döpfner 2000). Meist sind die depressiven Störungen die Folge der Zwangserkrankung und nur selten umgekehrt. In der Regel bestehen bereits prodromal Zusammenhänge zwischen depressiv-ängstlichen, selbstunsicheren und vermutlich als kompensatorisch zu wertenden zwanghaft-rigiden Verhaltensweisen. Im fortgeschrittenen Jugendalter und Erwachsenenalter können sich darüber hinaus Persönlichkeitsakzentuierungen herausbilden, z.B. als Aggravierung der ängstlich-dependenten oder zwanghaften Grundwesenszüge. Auf sozialer Inkompetenz und Zurückweisung sowie chronischer Isolation können sich sekundär verstärktes Misstrauen, Meidung von Kontakten und Festhalten an realitätsfernen Überzeugungen aufbauen, bis zu einer paranoiden oder schizoiden Persönlichkeitsstörung.

! In der Therapie einer kombinierten depressiven Störung und Zwangserkrankung ist zu beachten, dass durch die Depression die für

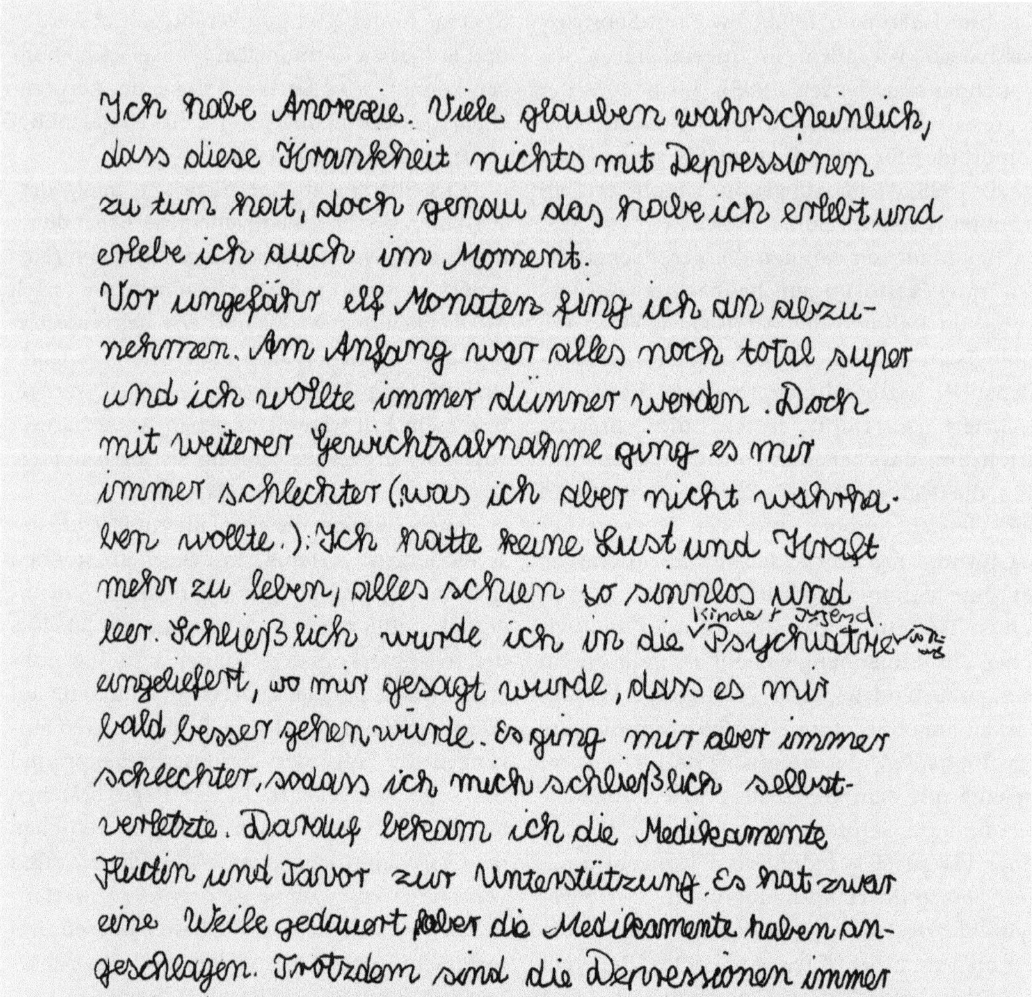

Ich habe Anorexie. Viele glauben wahrscheinlich, dass diese Krankheit nichts mit Depressionen zu tun hat, doch genau das habe ich erlebt und erlebe ich auch im Moment. Vor ungefähr elf Monaten fing ich an abzunehmen. Am Anfang war alles noch total super und ich wollte immer dünner werden. Doch mit weiterer Gewichtsabnahme ging es mir immer schlechter (was ich aber nicht wahrhaben wollte.): Ich hatte keine Lust und Kraft mehr zu leben, alles schien so sinnlos und leer. Schleißlich wurde ich in die Kinder + Jugend Psychiatrie eingeliefert, wo mir gesagt wurde, dass es mir bald besser gehen würde. Es ging mir aber immer schlechter, sodass ich mich schließlich selbstverletzte. Darauf bekam ich die Medikamente Fluctin und Tavor zur Unterstützung. Es hat zwar eine Weile gedauert aber die Medikamente haben angeschlagen. Trotzdem sind die Depressionen immer noch da. Der Wunsch tot zu sein, nur Trauer und Leere zu verspüren. Es ist ~~zwar~~ nicht mehr so extrem und ich hoffe, dass die Depression bald ganz verschwinden.

Abb. 4.1. Bericht einer 14-Jährigen mit Anorexie und Depression

die Behandlung der Zwangserkrankung erforderlichen Expositionsverfahren oft nicht bewältigt werden können bzw. die Motivation fehlt. Insofern muss ein besonderes Augenmerk auf das kooperative Arbeitsbündnis gelegt werden. Hilfreich kann auch eine frühe pharmakotherapeutische Unterstützung durch selektive Serotonin-Wiederaufnahmehemmer (SSRI) sein, die sowohl depressive als auch – in höherer Dosierung – zwanghafte Symptome mildern (Döpfner 2002).

Wie bereits beschrieben, muss der Therapeut berücksichtigen, dass **Posttraumatische Belastungsstörungen (PTBS)** bei jüngeren Kindern von den ICD-10-Kriterien abweichen können. So können nur isolierte, nicht unbedingt die gesamte Bandbreite der unter ► 4.3 genannten Symptome auftreten. Zudem sind nach dem Trauma manchmal neu entstehende Trennungsängste und sonstige Ängste zu beobachten, die inhaltlich mit dem Ereignis keine Verbindung aufweisen müssen. Auch eine besonders aggressive Reizbarkeit, Somatisierungsneigungen und regressives Verhalten mit scheinbarem Verlust bereits erworbener Fähigkeiten treten auf (Scheeringa et al. 2003). Die Manifestation der PTBS kann somit mit einem depressiven Symptomkomplex einhergehen. Oft dominieren Furcht und Hilflosigkeit das Erscheinungsbild. Eine unbehandelte PTBS kann zu Substanzmissbrauch (in 29,4% der Fälle; Essau et al. 1999), somatoformen Störungen (35,3%) und sehr häufig zu eigenständigen depressiven Erkrankungen führen (41,2%). Auch Störungen des Sozialverhaltens können eine Folge sein. Liegen familiäre Traumata zugrunde, können parallel Bindungsstörungen einhergehen.

Die Vergesellschaftung der Depression mit **Aggressivität** ist gehäuft bei Jungen zu beobachten; jene Kombination ist zudem oft mit Substanzmissbrauch, Dissozialität und Suizidalität assoziiert (Kusch u. Petermann 1997). Ein Modell der komorbiden Depression-Aggression entwarfen Kusch und Petermann (1997). Zugrunde liegt demnach eine besondere Informationswahrnehmung und -verarbeitung: Bei selektiv sensitiver Wahrnehmung von aggressiven Reizen werden impulsiv-aggressive Reaktionsweisen ausgeübt, von denen sich die Betreffenden positive Verstärker erwarten. Bei Ausbleiben kommt es zu einem Hilflosigkeitsempfinden und in der Folge zu gesteigertem Ärger und vermehrter (Auto-)Aggressivität (ebd.). Besonderheiten der Informationsverarbeitung in dieser Subgruppe sind möglicherweise die Basis für eine eigene neurobiologische Entität der Depression, die oft, vor allem bei Jungen, mit einem Aufmerksamkeitsdefizit-/Hyperaktivitätssyndrom verknüpft ist.

Die Erfassung einer komorbiden Depression bei Personen mit Störungen des Sozialverhaltens, Impulsivität und Aggressivität ist oft erschwert, da die emotionalen Symptome durch das expansive Auftreten verdeckt und somit oft übersehen werden. Gerade diese Subgruppe ist aber wegen der großen Diskrepanz zwischen Außenwirkung und tatsächlichem Befinden gefährdet, bei unerkannter Depression im Verbund mit geringer Frustrationstoleranz und Impulsivität ernste Suizidversuche zu unternehmen bzw. mittels Substanzabusus »Selbstheilungsversuche« zu unternehmen.

Bei **schizophrenen Erkrankungen** erinnert die neben der durch Wahrnehmungs- und Denkstörungen sowie psychomotorische Symptome gekennzeichnete Positiv- oder Plussymptomatik bestehende Negativ- oder Minussymptomatik stark an depressive Syndrome. Charakteristisch sind sozialer Rückzug, Interessenverlust, Apathie, Passivität, reduzierter nonverbaler Ausdruck, Aufmerksamkeits-, Konzentrations- und Gedächtnisdefizite mit entsprechenden Leistungseinbußen.

Insofern ist es oft schwierig, diese unter der Diagnose einer schizophrenen Störung zu subsumierende Negativsymptomatik von einer eigenständigen komorbiden Depression abzugrenzen. Unter der Behandlung mit typischen Neuroleptika sind auch pharmakogen induzierte Folgedepressionen möglich, die jedoch aufgrund der häufigen extrapyramidal-motorischen Nebenwirkungen dieser Substanzen wiederum nicht einfach als eigene Krankheitskategorie identifiziert werden können: Die Patienten zeigen nicht selten katatone Bewegungseinschränkungen, die die nonverbale Kommunikation nachhaltig beeinflussen und depressiv imponieren können.

Bei schizophrenen Patienten ist ein gegenüber der Allgemeinbevölkerung 20- bis 50-fach erhöhtes Suizidrisiko von ca. 10% zu berücksichtigen. Zu den Risikofaktoren zählen neben akut psychotischen Zuständen, die aufgrund der mangelhaften Selbststeuerungsfähigkeiten per se oft eine Selbstgefährdung mit sich bringen, auch psychosoziale Belastungsfaktoren wie ein chronischer Verlauf mit entsprechenden Funktionseinschränkungen und soziale Isolation (Rohde u. Marneros 1995). Ähnlich wie bei Depressionen sind vorausgegangene Suizidversuche und die Diskrepanz zwischen hoher Erwartungshaltung an sich selbst und die Unfähigkeit, die Dinge zu bewältigen, prädisponierend für Suizidversuche (ebd.). Ausgeprägte Negativsymptome, die besonders bei Kindern oft auch retrospektiv als prämorbide Zeichen schizophrener Erkrankungen zu erheben sind, sind häufig ein prognostisch ungünstiger Faktor für den Verlauf, da die Bewältigung von Entwicklungs- und Alltagsaufgaben sowie soziales Lernen nur eingeschränkt stattfinden konnten.

! Die psychosoziale Reintegration ist auch nach Remission der Positivsymptomatik gefährdet, was wiederum depressive Entwicklungen induzieren kann. Umgekehrt ist auch eine schwere Produktivsymptomatik, die besondere Anforderungen an die Krankheitsbewältigung stellt und oft lange Therapieverläufe sowie starke Einschränkungen mit sich bringt, ein möglicher prädisponierender Aspekt für die spätere Entwicklung von Depressionen (Schulz et al. 2002).

In der Therapie muss primär die schizophrene Erkrankung behandelt werden. Moderne, so genannte atypische Neuroleptika weisen neben dem für die antipsychotische Wirkpotenz wichtigen Dopamin-Rezeptor-Antagonismus eine hohe Affinität zu Serotonin-Rezeptoren auf (Mehler-Wex et al. 2004a,b). Das heißt, moderne Neuroleptika verfügen zusätzlich über antidepressiv günstige Eigenschaften. Ein Präparat mit hoher Serotonin-Affinität ist deshalb bei stark ausgeprägter Negativsymptomatik bzw. depressiver Symptomatik vorzuziehen, z.B. Quetiapin, Olanzapin oder Risperidon. Möglicherweise sind mehrere Neuroleptikawechsel zu erwägen, ehe man bei Persistenz eine zusätzliche antidepressive Medikation wählt. In manchen Fällen mit hoher Therapieresistenz der produktiven Symptomatik jedoch liegt bei einem diesbezüglich effektiven Neuroleptikum die Priorität in der Beibehaltung dieses Wirkstoffs. Dann ist eine Komedikation mit einem Antidepressivum ratsam, wodurch mitunter auch insgesamt eine Wirksamkeitssteigerung im Sinne einer Augmentationsstrategie erreicht werden kann (► 5.7.7).

4.5 Entbehrliche Diagnostik

Spezifische Labordiagnostik wie Dexamethason-Tests oder sonstige endokrinologische Analysen, Stoffwechseldiagnostik und Ähnliches sind nur bei entsprechendem Verdacht heranzuziehen.

Weiterführende bildgebende Verfahren wie Magnetresonanz- oder Computertomographie sowie funktionelles Neuroimaging sind ebenfalls nur bei begründeter Annahme eines hirnorganischen Korrelates indiziert.

Literatur

Anderson IM, Parry-Billings M, Newsholme EA, Fairbanks CG, Cowen PJ (1990) Dieting reduces plasma tryptophan and alters brain 5-HT-function in women. Psychol Med 20:785–790

Angermaier M (1977) Psycholinguistischer Entwicklungstest. Beltz, Weinheim

Bird HR, Gould MS (1995) The use of diagnostic instruments and global measures of functioning in child and adolescent epidemiological studies. In: Verhulst FC, Koot HM (eds) The epidemiology of child and adolescent psychopathology. University Press, Oxford, pp 86–103

Birmaher B, Brent D, American Association of Child and Adolescent Psychiatry Work Group on Quality Issues (2007) Practice parameter for the assessment and treatment of children and adolescents with depressive disorders. J Am Acad Child Adolesc Psychiatry 46(11):1503–1526

Buggle F, Baumgärtel F (1975) Hamburger Neurotizismus- und Extraversions-Skala für Kinder und Jugendliche (HANES, KJ), 2. Aufl. Hogrefe, Göttingen

Bulheller S, Häcker H (2002) Colored Progressive Matrices (CPM). Evaluation und Neunormierung, 3. Aufl. Swets Test Service, Frankfurt/Main

Cattell R, Weiß R, Osterland J (1997) Grundintelligenztest CFT 1, 5., rev. Aufl. Westermann, Braunschweig

Corman L (1977) Schwarzfuß-Test. Deutsche Version. Ernst Reinhardt, München

Deutsche Gesellschaft für Kinder- und Jugendpsychiatrie, Psychosomatik und Psychotherapie et al. (2007) Depressive Episoden und Rezidivierende depressive Störungen (F32,F33), Anhaltende affektive Störungen (F34). In: Warnke A, Lehmkuhl G (Hrsg) Leitlinien zur Diagnostik und Therapie von psychischen Störungen im Säuglings-, Kindes- und Jugendalter, 3. Aufl. Deutscher Ärzte Verlag, Köln, S 57–72

Döpfner M (2000) Angst- und Zwangsstörungen bei Kindern und Jugendlichen: Einführung in den Themenschwerpunkt. Kindheit und Entwicklung 9:131–132

Döpfner M (2002) Zwangsstörungen und Depression. In: Braun-Scharm H (Hrsg) Depressionen und komorbide Störungen bei Kindern und Jugendlichen. Wissenschaftliche Verlagsgesellschaft mbH, Stuttgart, S 143–164

Döpfner M, Görtz A (2005) DISYPS-KJ: Diagnostik-System für Psychische Störungen im Kindes- und Jugendalter nach ICD-10 und DSM-IV. In: Strauß B, Schumacher J (Hrsg) Klinische Interviews und Ratingskalen. Hogrefe, Göttingen, S 121–124

Essau CA (2002) Depression bei Kindern und Jugendlichen. Psychologisches Grundlagenwissen. Ernst Reinhard, München

Essau CA, Karpinski NA, Petermann F et al. (1998) Häufigkeit, Komorbidität und psychosoziale Beeinträchtigung von depressiven Störungen bei Jugendlichen: Ergebnisse der Bremer Jugendstudie. Z Kinder Jugendpsychiatr Psychother 46:319–329

Essau CA, Conradt J, Petermann F (1999) Häufigkeit der Posttraumatischen Belastungsstörung bei Jugendlichen: Ergebnisse der Bremer Jugendstudie. Z Kinder Jugendpsychiatr Psychother 27:37–45

Esser G, Blanz B, Geisel B, Laucht M (1989) Mannheimer Elterninterview. Beltz Test, Weinheim

Hellbrügge T (1994) Münchener Funktionelle Entwicklungsdiagnostik 2-3, 4. Aufl. Hogrefe, Göttingen

Hellbrügge T, Lajosi S, Menara D, Schamberger R, Rautenstrauch D (1999) Münchener Funktionelle Entwicklungsdiagnostik (erstes Lebensjahr) (MFED 1), 6. Aufl. Hanisches Verlagskontor, Lübeck

Herjanic B, Reich W (1982) Development of a structured psychiatric interview for children: agreement between child and parent on individual symptoms. J Abnorm Child Psychol 10:307–324

Herpertz-Dahlmann B (2002) Essstörungen und Depression. In: Braun-Scharm H (Hrsg) Depressionen und komorbide Störungen bei Kindern und Jugendlichen. Wissenschaftliche Verlagsgesellschaft mbH, Stuttgart, S 124–141

Herpertz-Dahlmann B, Hebebrand J (2007) Ess-Störungen. In: Herpertz-Dahlmann B, Resch F, Schulte-Markwort M, Warnke A (Hrsg) Entwicklungspsychiatrie, 2. Aufl. Schattauer, Stuttgart, S 835–884

John K, Gammon GD, Prusoff BA, Warner V (1987) The social adjustment inventory for children and adolescents (SAICA): Testing of a new semi-structured interview. J Am Acad Child Adolesc Psychiatry 26:898–911

Kastner-Koller U, Deimann P (2002) Der Wiener Entwicklungstest (WET), 2. Aufl. Hogrefe, Göttingen

Kaufman J, Birmaher B, Brent D (1997) Schedule for Affective Disorders and Schizophrenia for school-age children – present and lifetime version (K-SADS-PL): initial reliability and validity data. J Am Acad Child Adolesc Psychiatry 36:980–988

Kaye WH, Gendall K, Shober M (1998) Neuronal function and selective serotonin reuptake inhibitor treatment in anorexia and bulimia nervosa. Biol Psychiatry 44:825–838

Kubinger KD, Wurst E (2001) AID 2. Adaptives Intelligenzdiagnostikum 2. Hogrefe, Göttingen

Kusch M, Petermann F (1997) Komorbidität von Aggression und Depression. Kindheit und Entwicklung 6:212–223

Landolt M (2003) CPTS-RI. Markus.Landolt@kispi.unizh.ch

Lewinsohn PM, Zinbarg R, Seeley JR et al. (1997) Comorbidity among anxiety disorders and other mental disorders in adolescents. J Anxiety Disord 11:377–394

Mattejat F, Remschmidt H (2005) Marburger Symptomskalen MSS. In: Strauß B, Schumacher J (Hrsg) Klinische Interviews und Ratingskalen. Hogrefe, Göttingen, S 266–271

Mattejat F, Eimecke S (2007) Therapiebezogene Diagnostik. In: Remschmidt H, Mattejat F, Warnke A (Hrsg) Therapie psychischer Störungen bei Kindern und Jugendlichen. Thieme, Stuttgart, S 11–29

Mehler-Wex C, Martin M, Wewetzer Ch (2004a) Schizophrenie, schizotype und wahnhafte Störungen. In: Gerlach M, Warnke A, Wewetzer Ch (Hrsg) Neuro-Psychpharmaka im Kindes und Jugendalter. Grundlagen und Therapie. Springer, Wien, S 283–289

Mehler-Wex C, Wewetzer Ch, Gerlach M (2004b) Neuroleptika. In: Gerlach M, Warnke A, Wewetzer Ch (Hrsg) Neuro-Psychpharmaka im Kindes und Jugendalter. Grundlagen und Therapie. Springer, Wien, S 151–175

Melchers P, Preuß U (2001) Kaufman-Assessment-Battery for Children (K-ABC). Deutsche Version, 6., teilw. ergänzte Aufl. Swets und Zeitlinger, Frankfurt/Main

Montgomery SA, Asberg M (1979) Montgomery Asberg Depression Scale. Hogrefe, Göttingen

Nottelmann ED, Jensen PS (1999) Comorbidity of depressive disorders in children and adolescents: rates, temporal sequencing, course and outcome. In: Essau CA, Petermann F (eds) Depressive disorders in children and adolescents: epidemiology, risk factors and treatment. Jason Aronson, New Jersey, pp 137–191

Petermann F, Stein LA, Macha T (2000) ET 6-6: Entwicklungstest von 6 Monaten bis 6 Jahren. Hogrefe, Göttingen

Petermann U, Petermann F (2006) Training mit sozial unsicheren Kindern, 9. Aufl. Beltz PVU, Weinheim

Petermann F, Petermann U (2007) Hamburg-Wechsler-Intelligenztest für Kinder (HAWIK-IV). Hogrefe, Göttingen

Poznanski EO, Grossman JA, Buchsbaum Y et al. (1984) Preliminary studies of the reliability and validity of the children's depression rating scale. J Am Acad Child Psychiatry 23(2):191–197

Remschmidt H, Schmidt M, Poustka F (2001) Multiaxiales Klassifikationsschema für psychische Störungen des Kindes- und Jugendalters nach ICD-10 der WHO. Huber, Bern

Revers WJ, Widauer H (1985) Thematischer Apperzeptionstest (Salzburg). Beltz, Weinheim

Rohde P, Marneros A (1995) Suizidprävention bei schizophrenen Patienten. In: Wolfersdorf M, Kaschka WP (Hrsg) Suizidalität – Die biologische Dimension. Springer, Berlin Heidelberg New York Tokio, S 193–200

Rossmann P (1993) Der Depressionstest für Kinder (DTK). Huber, Bern

Rotter JB, Willerman B (1947) The incomplete sentences test as a method of studying personality. J Consult Clin Psychol 11:43–48

Scheeringa MS, Zannah Ch, Myers L, Putnam FW (2003) New findings on alternative criteria for PTSD in preschool children. J Am Acad Child Adolesc Psychiatry 42:561–570

Schulz E, Fleischhaker C, Hennighausen K (2002) Schizophrene Psychosen und Depression. In: Braun-Scharm H (Hrsg) Depressionen und komorbide Störungen bei Kindern und Jugendlichen. Wissenschaftliche Verlagsgesellschaft mbH, Stuttgart, S 165–182

Schuhmacher C, Cattell RB (1977) Deutscher HSBQ (High School Personality Questionnaire). Huber, Bern

Seiffge-Krenke I (2007) Depression bei Kindern und Jugendlichen: Prävalenz, Diagnostik, ätiologische Faktoren, Geschlechtsunterschiede, therapeutische Ansätze. Prax Kinderpsychol Kinderpsychiatr 56:185–205

Seitz W, Rausche A (2004) Persönlichkeitsfragebogen für Kinder 9-14 (PFK 9-14), 4. Aufl. Hogrefe, Göttingen

Shaffer D, Gould MS, Brasic J et al. (1983) A children's global assessment scale (CGAS). Arch Gen Psychiatry 40:1228–1231

Shaffer D, Fisher P, Lucas C, Dulcan M, Schwab-Stone M (2000) NIMH Diagnostic Interview Schedule for Children Version IV (NIMH DISC IV): description, differences from previous versions and reliability of some common diagnoses. J Am Acad Child Adolesc Psychiatry 39:28–38

Sherrill JT, Kovacs M (2000) Interview Schedule for Children and Adolescent (ISCA). J Am Acad Child Adolesc Psychiatry 39:67–75

Simons M (2004) Revised Child Impact of Events Scale. www.childrenandwar.org

Simons M, Herpertz-Dahlmann B (2007) Posttraumatische Belastungsstörungen. In: Remschmidt H, Mattejat F, Warnke A (Hrsg) Therapie psychischer Störungen bei Kindern und Jugendlichen. Thieme, Stuttgart, S 387–398

Sparrow S, Balla D, Cicchetti DV (1984) Vineland Adaptive Behaviour Scales (Survey Form). American Guidance Service Circel Pines, Minnesota

Staabs G von (1992) Der Scenotest: Beitrag zur Erfassung unbewusster Problematik und charakterologischer Struktur in Diagnostik und Therapie, 8. Aufl. Huber, Bern

Steil R, Füchsel G (2006) Interviews zu Belastungsstörungen bei Kindern und Jugendlichen (IBS-KJ). Hogrefe, Göttingen

Steinhausen HC (1996) Children's Depression Rating Scale. In: Steinhausen HC (Hrsg) Psychische Störungen im Kindes- und Jugendalter, 3. Aufl. Urban & Schwarzenberg, München, S 397

Stiensmeier-Pelster J, Schürmann M, Eckert C, Pelster A (1994) Der Attributionsstilfragebogen für Kinder und Jugendliche (ASF-KJ): Untersuchungen zu seinen psychometrischen Eigenschaften. Diagnostica 40:329–343

Stiensmeier-Pelster J, Schürmann M, Duda K (2000) Depressions-Inventar für Kinder und Jugendliche (DIKJ), 2., überarb. Aufl. Hogrefe, Göttingen

Unnewehr S, Schneider S, Margraf J (1995) Kinder-DIPS. Diagnostisches Interview bei psychischen Störungen im Kindes- und Jugendalter. Springer, Berlin Heidelberg New York Tokio

Weiss RH (2006) Grundintelligenztest Skala 2 – Revision (CFT 20-R). Hogrefe, Göttingen

Yule W, Williams R (1990) Post traumatic stress reactions in children. J Trauma Stress 3:279–295

Ziler H (2007) Der Mann-Zeichen-Test (MZT), 11. Aufl. Aschendorff, Münster

Was ist zu tun: Interventionen

5.1 Auswahl des Interventionssettings – 94

5.2 Psychoedukative Maßnahmen – 94

5.3 Krankheitsstadienbezogene Komponenten – 95

5.4 Der Umgang mit suizidalen Patienten – 99

5.5 Psychotherapieverfahren – 100

5.6 Weitere Therapieprogramme – 110

5.7 Pharmakotherapie – 122

5.8 Ergänzende Behandlungsmaßnahmen bei Depression – 151

5.9 Besonderheiten bei ambulanter Behandlung – 157

5.10 Besonderheiten bei teilstationärer Behandlung – 159

5.11 Besonderheiten stationärer Behandlung – 160

5.12 Jugendhilfe und Rehabilitationsmaßnahmen – 161

5.13 Entbehrliche Behandlungsmaßnahmen – 165

5.14 Ethische Fragen – 165

Literatur – 168

5.1 Auswahl des Interventionssettings

Die erste grundlegende Entscheidung nach Diagnosestellung einer Depression betrifft die Wahl des Behandlungssettings. Einer stationären kinder- und jugendpsychiatrischen Behandlung sollten zugeführt werden:

- Patienten mit schwerer depressiver, evtl. psychotischer Symptomatik,
- Patienten mit suizidaler Symptomatik,
- Patienten mit besonders schwerer Traumatisierung (z.B. durch sexuellen Missbrauch, Misshandlung),
- Patienten mit komplexer Komorbidität,
- Patienten, die keinen Schulbesuch mehr bewältigen können,
- Patienten in einer akuten Krise,
- Patienten, die unter besonders ausgeprägten, das Kindeswohl gefährdenden familiären Bedingungen leben,
- Patienten mit psychisch kranken Eltern, die die Versorgung des Kindes/Jugendlichen nicht gewährleisten können (evtl. besondere Form der Kindeswohlgefährdung),
- Patienten, die in der ambulanten Therapie nicht respondierten.

Eine teilstationäre Behandlung ist zu befürworten bei nicht akut suizidalen Patienten mit einer Depression geringeren Schweregrades, bei denen eine alltagsnahe und/oder familienorientierte Schwerpunktsetzung indiziert ist, z.B. bei familiären oder sozialen Interaktionsproblemen. Der Patient muss in der Lage sein, die tägliche An- und Abreise zu bewältigen, und das familiäre Bezugssystem sollte, sofern hier der Fokus der psychotherapeutischen Arbeit zu setzen ist (vor allem bei jüngeren Patienten), kooperativ sein. Das teilstationäre Setting fordert einen höheren Aktivitätsgrad und kann im Vergleich zum vollstationären Rahmen Rückzugs- und Ruhezeiten nur begrenzt einräumen. Auch diesbezüglich ist zu prüfen, ob hierdurch keine Überforderung droht.

Von ambulanten Therapien können leichte bis mittelgradige Depressionsformen profitieren, bei denen Alltagsfunktionen noch weitgehend erhalten und persönliche oder familiäre Ressourcen vorhanden sind. Mögliche Bestandteile umfassen einzelpsychotherapeutische Sitzungen, ambulante Gruppentherapien (z.B. zur Schulung der sozialen Kompetenz), familienbezogene Maßnahmen in begrenztem Umfang sowie bei Bedarf Planung sozialpsychiatrischer Strategien (z.B. Jugendhilfe) und gegebenenfalls eine psychopharmakotherapeutische Unterstützung.

5.2 Psychoedukative Maßnahmen

Grundsätzlich ist eine engmaschige Absprache der Diagnostik- und Behandlungsschritte mit Patient und Sorgeberechtigten erforderlich. Steht die Diagnose einer depressiven Störung fest, sollte eine ausführliche Erläuterung des Krankheitsbildes, seiner altersspezifischen Symptome und der Auswirkungen auf die Alltags-, Leistungs- und Sozialfunktionen erfolgen. Oft stellt es eine enorme Entlastung für den Patienten dar, dass z.B. das Leistungsversagen nicht selbst verschuldet, sondern depressionsbedingt ist. Auch für die Bezugspersonen werden durch das Depressionsmodell die Auffälligkeiten, Einschränkungen und Besonderheiten des Betreffenden besser verständlich. Möglicherweise trägt schon die Diagnosestellung durch den Facharzt dazu bei, schwere sekundäre familiäre Konflikte (z.B. Hausaufgabendrama), Schuldzuweisungen (z.B. erzieherisches Versagen) und Zerwürfnisse (z.B. strafende Haltung in der Annahme fehlender Motivation des Kindes oder Jugendlichen) zu klären.

Weiterhin ist es von Bedeutung, mögliche auslösende oder aufrechterhaltende Faktoren aufzuspüren und sie als solche darzustellen. Direkt durch Familienarbeit, Umschulung oder Hilfen zur

Erziehung bzw. durch Psychotherapie angehbare und möglicherweise lösbare Aspekte sind z.B.

- primäre familiäre Konflikte,
- Leistungsüberforderung durch inadäquaten Schultypus,
- emotional deprivierende Verhältnisse.

Dabei ist es wichtig, allen Beteiligten die Bedeutung dieser Faktoren nachdrücklich zu erklären, um eine Partizipation an der Verantwortungsübernahme zur Besserung der Umstände zu gewährleisten. Es darf nicht passieren, dass der Patient quasi »nur zur Reparatur« abgegeben wird und an offensichtlichen exogenen Umständen nicht von allen gearbeitet wird.

Schwieriger sind zunächst unlösbare Belastungen, wie schwere Erkrankungen eines Elternteils, Armut, Arbeitslosigkeit etc. Während bei einer Umgebung, die das Kindeswohl aktiv gefährdet (z.B. dissoziales Milieu), ein Entzug der elterlichen Sorge als letzte Maßnahme zum Schutz erwogen werden muss, wird es bei den anderen genannten Beispielen notwendig sein, einen individuellen Weg zu finden, den Patienten zu einem altersentsprechend eigenen Lebensbereich zu verhelfen, innerhalb dessen er sich weiterentwickeln kann und – wichtig – auch freuen darf und soll. Dazu können die Pflege eines altersentsprechenden Hobbys gehören, der Beitritt in einen Verein, eventuell auch die Schaffung einer Rückzugsmöglichkeit und Distanz durch Tagesstätten oder Nachmittagsbetreuungsprogramme. Es ist zu beachten, dass psychotherapeutische Gespräche allein kaum ausreichen werden. Es ist stets eine intensive sozialpsychiatrische Arbeit zur Besserung der Umstände erforderlich.

5.3 Krankheitsstadienbezogene Komponenten

Bei unterschwelligen Störungen, die nicht die klassifikatorischen Kriterien einer depressiven Erkrankung erfüllen, sind Art und Maß tatsächlich vorhandener Funktionseinschränkungen entscheidend dafür, ob und in welcher Form eine weitere Behandlung erforderlich ist. Prinzipiell muss bei relativ unbeeinträchtigtem Funktionsniveau und dennoch formuliertem Leidensdruck durch den Betreffenden oder die Angehörigen behutsam ein Weg gefunden werden, die vorhandenen Ressourcen herauszuarbeiten und zu verstärken, um ein möglichst an Gesundem orientiertes Verhalten zu fördern und eine unverhältnismäßige Pathologisierung und Psychologisierung, wodurch ein sekundärer Krankheitsgewinn entstehen könnte, zu vermeiden. Bedeutsam ist eine Psychoedukation über entwicklungsphysiologisch immanente Stimmungsschwankungen, um ein biologisches und psychologisches Verständnis für die Besonderheiten insbesondere der Pubertät zu vermitteln. Des Weiteren helfen Stimmungstagebücher, um situative Auslöser und Stimmungsmuster zu erkennen. Eine Beratung hinsichtlich konstruktiver Tagesstrukturierung, Aktivitätsaufbau, Initiierung oder Intensivierung sozialer Kontakte und Förderung von Interessen, v.a. im Kontext mit Gleichaltrigen (z.B. Vereinsteilnahme), ist oft eine ausreichende Basis für eine Stabilisierung der Befindlichkeit, ohne dass weiterreichende psychotherapeutische Maßnahmen notwendig werden. Auch die Beleuchtung familiärer oder schulischer Belastungsfaktoren sollte wichtiger Bestandteil der Diagnostik sein, um hier gegebenenfalls entlastende Strategien zu entwickeln. So kann es beispielsweise auch hilfreich sein, streng leistungsbezogene Eltern eines bemühten, jedoch schwächer begabten Kindes dahingehend zu beraten, das Arbeitspensum etwas zu reduzieren bzw. die durch die Erwartungshaltung emotional aufgeladenen Hausaufgaben- und Lernsituationen lieber in externe Hände zu legen (z.B. schulische Nachmittagsbetreuung) und die Wertschätzung des Kindes dringend über andere Zugehensweisen zu vermitteln.

Bei innerfamiliären Interaktionsschwierigkeiten oder sonstigen Belastungen können Unterstützungsmaßnahmen durch Erziehungsberatungen, -beistände oder Familienhilfen durch das Jugendamt zur Besserung der Ausgangsbedingungen beitragen. Grundsätzlich ist ein kumulativer Effekt vorhandener psychosozialer Risikofaktoren zu berücksichtigen, wobei das Alter des Kindes oder Jugendlichen und die Gleichzeitigkeit oder Abfolge sowie der Schweregrad der Belastungen individuell eine Rolle spielen. In Korrelation hierzu sind verfügbare individuelle Schutzfaktoren (Resilienz; z.B. gute soziale Integration, positive Eltern-Kind-Interaktion) abzuwägen. Das Verhältnis zwischen Vulnerabilität (z.B. ungenügende Stressbewältigungsmechanismen, geringe Problemlösestrategien) und Resilienz entscheidet darüber, inwieweit eine intensive, prophylaktisch orientierte Behandlung zu wählen ist oder eine niederschwellige, alltagspraktische Beratung als ausreichend erachtet werden kann (vgl. Ihle et al. 2008).

Ein Algorithmus der Behandlungsentscheidungen wurde durch die Deutsche Gesellschaft für Kinder- und Jugendpsychiatrie, Psychosomatik und Psychotherapie et al. (2007) entworfen (▣ Abb. 5.1).

Unabhängig von der Wahl des psychotherapeutischen Verfahrens sind folgende generelle Kernziele der Depressionstherapie zu nennen:

- Abbau belastender Faktoren,
- Aufbau positiver Aktivitäten,

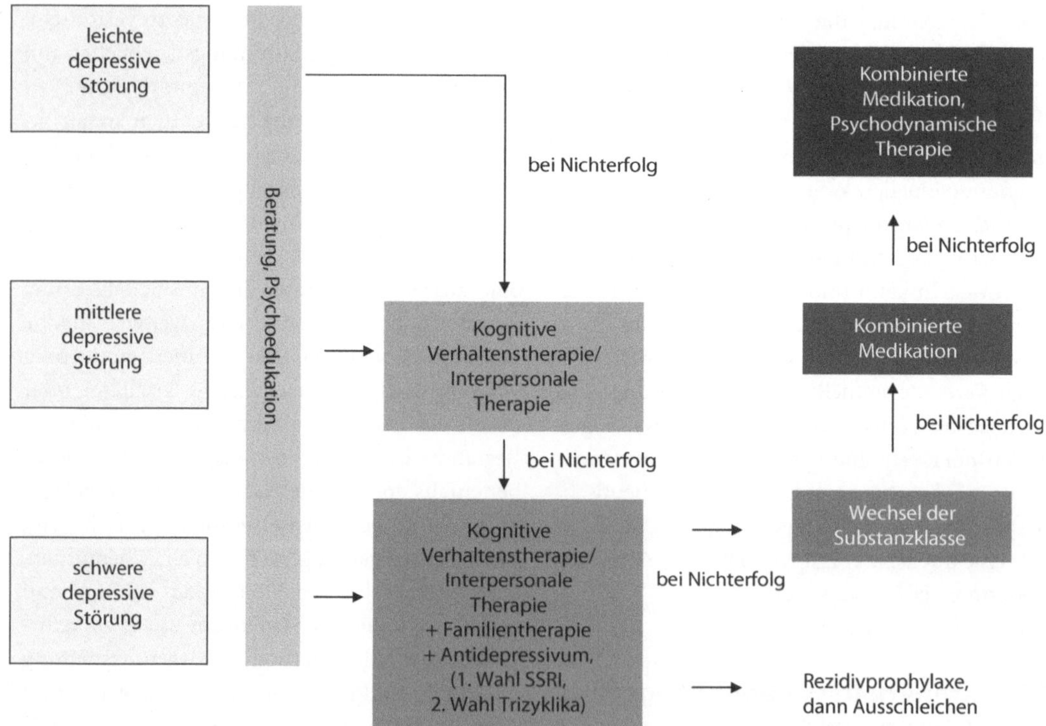

▣ **Abb. 5.1.** Algorithmus zur Behandlung anhaltender depressiver Störungen im Kindes- und Jugendalter. (Mod. nach den Leitlinien der Deutschen Gesellschaft für Kinder- und Jugendpsychiatrie, Psychosomatik und Psychotherapie et al. 2007)

- Strukturierung des Alltags,
- Förderung und Bewusstmachung vorhandener Ressourcen,
- Training sozialer Kompetenzen,
- Erlernen von Problemlösestrategien,
- Modifikation negativer Perzeptions- und Interpretationsmuster,
- Steigerung von Selbstsicherheit und Selbstwert.

Abhängig vom Schweregrad der Depression besteht am Anfang z.T. Ratlosigkeit – bis hin zur aktiven Abwehr. Ein eigener Behandlungsauftrag liegt häufig nicht vor. Bei einer besonderen Belastungssituation bzw. schweren sekundären Alltags- und Sozialdysfunktionen sind die Patienten jedoch oft der akuten Entlastung durch eine stationäre Aufnahme nicht abgeneigt. Die Befreiung vom Besuch der Heimatschule, die Enthebung von Alltagspflichten und die Anerkennung ihres Krankheitsstatus sind Aspekte, die einer Behandlungseinsicht und -motivation in der Regel förderlich sind. Am Anfang ist demnach ein individuell auf den Betreffenden abgestimmtes und im Anforderungsgrad angepasstes Tagesprogramm anzustreben, das Minimalanforderungen enthält, etwa Teilnahme an den Mahlzeiten und Wahrnehmung diagnostischer Termine. Gegebenenfalls sollten auch erste niederschwellige, vorzugsweise nonverbale Therapieangebote wie Kunst- oder Musiktherapie angeboten werden. Zu Freizeitangeboten sollte der Patient in jedem Fall eingeladen sein, denn Interessenbildung wäre ein anzustrebender Fortschritt.

Zur Wiedererlangung der Lebensfreude können auch **euthyme Methoden** einen wirksamen Beitrag leisten: So können im so genannten Genusstraining Sinnesmodalitäten durch positive Stimuli wieder spürbarer gemacht werden, etwa durch Düfte, stimmungsvolle Fotos, Wärme, Massagen, angenehme Musik und entspannende Vibrationen über den Einsatz von Klangschalen. Bausteine, die dem Patienten schon früh im Sinne eines wenig fordernden Wohlfühlprogramms zuteil werden sollten, sind:

- die bewusstere Wahrnehmung durch alle Sinnesmodalitäten,
- der Genuss positiver Reize im Alltag,
- die Vertiefung genussreicher Situationen durch In-sensu-Prozeduren,
- die bewusste Freude an Körperwahrnehmung und Bewegung.

Die pragmatische Initiierung von Aktivitäten und die Reinstallation einer Tagesstruktur stellen oft schon grundlegende Weichen zur Stimmungsaufhellung und Motivationsgewinnung, vermitteln erste Erfolge und eröffnen somit die ersten Schritte zu einer verbesserten Selbstakzeptanz. Im Weiteren können komplexere therapeutische Strategien greifen, da sich durch die Abzeichnung positiver Perspektiven dann oft allmählich, sofern initial nicht vorhanden, ein subjektiver Behandlungsauftrag bei dem Patienten einstellt. Während Kinder vor allem von verhaltenszentrierten Ansätzen profitieren, greifen bei Jugendlichen auch kognitive Verfahren.

> ✪ Die Psychotherapie und die psychiatrische Anamnese bieten die einzige Möglichkeit, suizidale Gedanken und Impulse zu eruieren und den Patienten dementsprechend adäquat zu betreuen. Aus diesem Grund ist die psychiatrisch-psychotherapeutische Betreuung des Patienten unabdingbar und nicht durch eine alleinige medikamentöse Behandlung ersetzbar.

Der **therapeutischen Beziehung** kommt dabei – unabhängig von der therapeutischen Schulen-Zuordnung – die größte Bedeutung und Verantwortung zu. Gerade zu Beginn einer Therapie sollte in den Therapiesitzungen gezielt nach suizidalen Gedanken gefragt werden. Oft ist es sinnvoll, dies nicht erst am Ende der Sitzung zu tun, sondern das Thema bereits innerhalb dieser anzusprechen. Über Antisuizidverträge besteht hinsichtlich ihrer tatsächlichen Wirksamkeit keine Evidenz. Wichtig ist aber, dass sie die Beziehung zwischen Patient und Therapeut symbolisieren können. Solange ihre Unwirksamkeit nicht belegt ist, sollte man nicht auf sie verzichten. Wichtig ist dabei, realistische Zeitspannen zu vereinbaren.

> Bei Jungen bedarf es in der Therapie oft besonders viel Geduld, bis eine Vertrauensbasis hergestellt werden kann und eine Öffnung erfolgt. Mitunter besteht auch eine längerfristige, z.T. durch den Patienten besonders betonte Abwehr, sich mit der emotionalen Situation auseinanderzusetzen. Dann ist es oft hilfreich, ganz pragmatisch an den faktisch vorhandenen Beeinträchtigungen im Alltag zu arbeiten und so dem Patienten eine Brücke zu bauen.

Im Therapieverlauf – mit zunehmendem Aktivitätenaufbau und Fortschreiten der psychotherapeutischen und gegebenenfalls familientherapeutischen Arbeit – werden nach allmählicher Stabilisierung die **Steigerung der Belastbarkeit** sowie der **Transfer in den Alltag** notwendig. Bausteine hierfür können die Steigerung der täglichen Schulstunden-Anzahl und die Initiierung eines Außenschulbesuchs bzw. eine stufenweise aufgebaute Teilnahme am regulären Unterricht sein. Auch die Wiederaufnahme von vor der Erkrankung ausgeübten Vereinstätigkeiten oder die Suche nach einem geeigneten Verein, um ein neu entdecktes Hobby zu pflegen, können dazu gehören. »Hausaufgaben« in den Wochenendbeurlaubungen können z.B. die Verabredung mit Freunden oder die Gestaltung eines aktiven Wochenendes sein. Probleme in der Umsetzung der Vorgaben, Stimmungseinbrüche und deren situativer Zusammenhang, auch Sorgen des Patienten oder der Sorgeberechtigten sollten jeweils zeitnah nach den Beurlaubungen besprochen und in die Vorbereitung auf die nächste Belastungserprobung oder Realitätskontrolle einbezogen werden.

Bei Identifizierung konkreter äußerer Belastungsfaktoren sollten frühzeitig in der Therapie entsprechende **belastungsreduzierende Maßnahmen** in die Wege geleitet werden. So benötigt der Antrag auf eine Unterstützung durch das Jugendamt einen gewissen zeitlichen Vorlauf, bis eine Genehmigung und Umsetzung möglich wird. Eine zu empfehlende Umschulung muss ebenfalls rechtzeitig geplant werden, um den Schulwechsel gegebenenfalls noch vor der Entlassung aus dem therapeutischen Setting begleiten zu können.

Eine zu frühe Entlassung ist unbedingt zu vermeiden, da durch Erlebnisse des Scheiterns die Gefahr eines schweren Rezidivs zu befürchten ist. Der Zeitpunkt ist richtig gewählt, wenn wichtige Alltagserprobungen gut bewältigt werden konnten. Eine zu lange Hospitalisierung hingegen ist ebenfalls kritisch zu bewerten, da die Entlastung von alltäglichen Situationen möglicherweise krankheitsverstärkend oder aufrechterhaltend wirken könnte. Insofern ist die Planung der Rücküberführung in den Alltag und Entlassung sorgfältig abzuwägen. Eine etwaige Perspektive der weiteren Behandlungsdauer und die entsprechend erforderlichen Therapiebausteine sollten während der gesamten Behandlung Gegenstand der zielführenden Planung sein.

Nach der Entlassung aus der teilstationären oder vollstationären Behandlung ist unbedingt zeitnah ein Wiedervorstellungstermin als **Nachbetreuung** anzuberaumen, möglichst mit Sorgeberechtigten, um die ersten Erfahrungen des Alltags zu besprechen. Erfolgte die Therapie ausschließlich im ambulanten Setting, so kann nach Abschluss der Kernphase eine Lockerung der Terminfrequenz mit zunehmend längeren Intervallen der Wiedervorstellungen erfolgen. Das Gleiche gilt für die poststationäre Behandlung. Die Möglichkeit einer Notfallvorstellung bei Bedarf, etwa im Krisenfall, sollte gewährleistet sein. Günstig ist, wenn der Patient mit einer Telefonnummer für den Notfall ausgerüstet werden kann, z.B. von Kliniken mit Bereitschaftsdiensten. Allerdings sollte der Patient von Beginn der Stabilisierung an, unabhängig vom Behandlungssetting, selbst eine Art »Notfallkoffer« mit Selbsthilfemaßnahmen entwickeln und in Krisensituation anwenden, ehe er bei Unzulänglichkeit dieser Maßnahmen therapeutische Hilfe sucht. Somit soll dem Patienten auch eine Eigenverantwortlichkeit und die Möglichkeit zur Selbsthilfe vermittelt und das Gefühl einer Abhängigkeit vom Behandler möglichst vermieden bzw. im Verlauf aufgehoben werden. Fallabhängig bedeutsam ist die Anbahnung weiterer ambulanter Behandlungsmaßnahmen direkt vor Ort (Familientherapie, Erziehungshilfen etc.).

Die Bestandteile eines »Notfallkoffers« zur Selbsthilfe sollten auf den Patienten abgestimmt in der Therapie erarbeitet werden. Es sollten Maßnahmen sein, die ohne großen Aufwand und möglichst unabhängig von äußeren Faktoren oder anderen Personen umzusetzen sind und eine akute Selbsthilfe zur Entlastung ermöglichen. Ideen, die Patienten entwickelt haben, sind z.B. das Hören einer Lieblingsmusik, Hörbücher zur Ablenkung, Anwendung von Entspannungsverfahren, Spazierengehen etc.

5.4 Der Umgang mit suizidalen Patienten

Die Frage der Suizidalität sollte bei depressiven Patienten sorgfältig geprüft werden (► 2.4 und ► 4.1). Bei vorhandenen Suizidgedanken muss, sofern keine Warnkennzeichen wie konkrete Planung etc. vorliegen, nicht automatisch von akuter Suizidalität ausgegangen werden. Sofern die Patienten im ambulanten Setting konkrete Pläne für die Struktur der folgenden Tage oder positive Unternehmungen vorweisen können, ist dies ein günstiges Zeichen. Anzuraten ist dann ein gegebenenfalls schriftlicher, eventuell mit Handschlag besiegelter **Antisuizidvertrag**, worin der Patient zusagt, für einen ihm vorstellbaren Zeitraum (z.B. bis zum nächsten Wiedervorstellungstermin) keine autoaggressiven oder suizidalen Handlungen zu begehen. Die Zusage des Patienten muss jedoch sehr kritisch überprüft werden und sollte nicht als Routine zur Entlastung des Therapeuten missverstanden werden. Bisweilen fällt im Einzelfall die Zusage, sich zu melden, leichter, wenn die Verantwortung für sich selbst nicht mehr getragen werden kann statt einen formellen Vertrag zu unterzeichnen. Die Frage der Suizidalität sollte grundsätzlich durch einen kinder- und jugendpsychiatrischen Facharzt geklärt werden.

Immer sollte mit den Patienten ein **Notfallkoffer** mit einfach umsetzbaren Selbsthilfestrategien (Ablenkungs- oder Entspannungsmanöver) erarbeitet werden, damit die Patienten sich bei akuten Verstimmungen und Frustrationen selbst auf konstruktive Weise zur Entspannung verhelfen können. Zudem sollten konkret erreichbare Ansprechpartner, vorzugsweise sorge- oder erziehungsberechtigte Erwachsene, bzw. auf der Station der Therapeut oder das Pflegepersonal als Anlaufstellen vorhanden sein und durch den Patienten relevant in Anspruch genommen werden.

Kann sich ein Patient von akuter Suizidalität nicht distanzieren, ist zu seinem Schutz eine Aufnahme in eine geschlossene psychiatrische Abteilung oder, sofern nur eine offene Station zur Verfügung steht, eine intensive Einzelbetreuung (»Sitzwache«) erforderlich. Sobald Suizidalität durch einen Facharzt festgestellt wurde, darf der Patient nicht mehr allein gelassen werden. Die vorliegende Suizidalität muss schriftlich dokumentiert werden. Die geschlossene Unterbringung kann auch gegen den Willen des Patienten und der Sorgeberechtigten erfolgen, sofern Gefahr im Verzug ist. Auch mit Einwilligung des Patienten und der Sorgeberechtigten muss innerhalb von 24 Stunden das lokal zuständige Familiengericht benachrichtigt werden. Vorzugsweise sollte der Antrag durch die Sorgeberechtigten gestellt werden. In der Regel erfolgt eine zeitnahe Anhörung des Patienten in der Klinik durch den Familienrichter, um die Notwendigkeit der geschlossenen Unterbringung nach § 1631b BGB (▶ 8.4) zu bestätigen. Zumeist wird eine schriftliche Stellungnahme eines Facharztes notwendig. Hierin wird eine Frist der Unterbringung vorgeschlagen, meist nicht länger als zunächst sechs Wochen. Durch den Richter ergeht dann ein entsprechender Beschluss. Die Notwendigkeit der Unterbringung muss engmaschig geprüft und (schriftlich!) aufgehoben werden, sobald sie nicht mehr erforderlich erscheint. Anderenfalls kann eine Verlängerung beantragt werden; dieser Antrag sollte rechtzeitig vor Ablauf der ersten Unterbringungsfrist erfolgen. Willigen die Sorgeberechtigten nicht in die fachärztlich indizierte Unterbringung ein, kann den Eltern das Sorgerecht nach § 1666 BGB wegen Kindeswohlgefährdung vorübergehend gerichtlich entzogen werden. In diesem Fall muss eine Gefahr für das körperliche, geistige oder seelische Wohl des Kindes vorliegen, und zwar infolge missbräuchlicher Ausübung der elterlichen Sorge, durch die Vernachlässigung des Kindes, durch unverschuldetes Versagen der Eltern oder durch das Verhalten eines Dritten. Die Eltern sind nicht in der Lage oder nicht gewillt, die Gefahr ohne vormundschaftliche Maßnahmen abzuwehren.

! Maßnahmen im Rahmen der geschlossenen Unterbringung, die gegen den Willen des Patienten erfolgen, z.B. Fixierung oder die Verabreichung parenteraler Notfallmedikation bei akuter Selbst- oder Fremdgefährdung, müssen genauestens protokolliert werden. Hierbei sind Begründung, Dauer und Beendigung der Maßnahme sowie der psychopathologische Verlauf im Krankenblatt exakt zu dokumentieren.
Die nachstationäre Betreuung nach einem Suizidversuch sollte insbesondere in den ersten zwölf Monaten nach der Entlassung wegen des erhöhten Wiederholungsrisikos sorgfältig geplant werden.

Maßnahmen zum Umgang mit suizidalen Patienten zeigt ■ Tabelle 5.1.

5.5 Psychotherapieverfahren

Der Erfolg eines psychotherapeutischen Verfahrens ist wesentlich abhängig von der Motivation und Kooperation des Patienten. Weitere wichtige Faktoren sind die Fähigkeiten und Bereitschaft des Patienten,

- sich mitzuteilen,
- Ziele zu definieren,
- eine adäquate Einschätzung der persönlichen Bedürfnisse und Einschränkungen wahrzunehmen,
- Fortschritte sukzessive zu erlernen, vorzunehmen und aktiv einzubringen.

Interaktionsverhalten und Bindungsstil im Hinblick auf ein Arbeitsbündnis sind Variablen, die sowohl vom Therapeuten als auch vom Patienten abhängen. Kritische Hinterfragungen von Gegenübertragungstendenzen, Respektieren von Grenzen und Gewährleistung einer Zielgerichtetheit des therapeutischen Konzepts obliegen dem Therapeuten und sind wichtige Aspekte, die neben fachlicher Kompetenz, Engagement und Empathiefähigkeit zum Aufbau der therapeutischen Beziehung und zum Gelingen des Verfahrens beitragen. Mittels unvoreingenommener Akzeptanz und Wertschätzung vonseiten des Therapeuten soll eine Atmosphäre

Tab. 5.1. Umgang mit suizidalen Patienten

Erstmalige Äußerung suizidaler Gedanken	Sichtkontakt mit dem Patienten, nach Möglichkeit Einbindung in Tätigkeit, in jedem Fall nicht allein lassen; Hinzurufen eines kinder- und jugendpsychiatrischen Facharztes zur Beurteilung
Bei Distanzierungsfähigkeit	schriftliche, gemeinsame Dokumentation eines Antisuizidvertrages inklusive Vereinbarung des zeitlichen Rahmens, für den das Versprechen gehalten werden kann; vor Ablauf pünktlich erneutes Gespräch
Bei mangelnder Distanzierungsfähigkeit	– Unterbringung in intensiv-psychiatrischem Rahmen – Durchsuchung nach zur Selbstverletzung geeigneten Gegenständen, Verwahrung dieser – Reizabschirmung bzw. Einbindung in ruhigere Aktivitäten auf der Station, falls dies den Patienten unterstützt – ggf. Einzelbetreuung; engmaschiger Kontakt mit dem Patienten durch das Stationspersonal (unmittelbare Handlungsabsichten?, eigene Wünsche des Patienten zum Selbstschutz oder zur Ablenkung) – nach Möglichkeit wenige, kontinuierliche Bezugspfleger/innen – je nach Akuität Nächtigen in Beobachtungsraum, evtl. mit Sitzwache bei schwerer Agitation, sonst mindestens stündliches Aufsuchen des Patienten durch Nachtpflegepersonal zur Kontrolle – ggf. Entspannungsverfahren – in Akutfällen bei strengster Indikationsstellung bei angstgetönter Agitation evtl. kurzfristig Benzodiazepine oder bei aggressiv-gereizter Unruhe bzw. »Selbstverletzungsdruck« niedrig potente Neuroleptika

geschaffen werden, die dem Patienten die offene Mitteilung subjektiver Perzeptionen und Gedanken ermöglicht sowie dessen Selbstsicherheit fördert. Anamnestische Informationen und im Verlauf der Behandlung gewonnene, therapeutisch bedeutsame Erkenntnisse, angewandte Verfahren, »Hausaufgaben« und Inhalte der Sitzungen sollten im Rahmen einer umfassenden Basisdokumentation ausführlich schriftlich festgehalten werden und zur Orientierung in der Therapieplanung bezüglich bereits erreichter Meilensteine und noch offener Ziele dienen. Die Notizen dienen der Vor- und Nachbereitung der Sitzungen, so dass eine klar strukturierte, planvolle Vorgehensweise gewährleistet sein sollte.

Als Besonderheiten bei Kindern und Jugendlichen gilt es zu beachten, dass eine enge Verknüpfung zwischen Psychopathologie und Entwicklungsdimensionen besteht, die wechselseitig kausal miteinander verbunden sein können:

- Verzögerte Bewältigung von Entwicklungsschritten oder Überforderung durch bestimmte Reifungsschritte können psychische Belastungen auslösen, und umgekehrt induzieren seelische Erkrankungen Entwicklungsstagnationen oder sogar -rückschritte. Demzufolge müssen beide Dimensionen in der Therapie berücksichtigt werden.
- Zudem sind Kinder und Jugendliche auf die Fürsorge durch die Sorgeberechtigten angewiesen; infolgedessen muss das individuelle Bezugssystem mit seinen Ressourcen oder Schwächen in die Therapie einbezogen werden.
- Auch sind Reflexionsfähigkeit und Krankheitsverständnis bei Kindern und Jugendlichen altersabhängig nicht gleichermaßen vorauszusetzen wie bei Erwachsenen. Während bei Letzteren die Vermittlung eines Krankheitskonzepts die Hauptgrundlage für die Therapie sein kann, ist der Zugang bei Kindern und Jugendlichen oft weniger über

eine Offenlegung der Krankheitsätiologie indiziert, sondern mehr über alltagspragmatische, spielerische und verhaltensmodifizierende Strategien, über deren Erfolge dann sekundär ein retrospektives Krankheitsverständnis entstehen kann.

Abweichend von Erwachsenen ist es bei jungen Patienten vor allem so, dass nicht immer ein konkreter eigener Behandlungsauftrag besteht oder formuliert werden kann. Der Therapeut muss vielmehr die z.T. nicht verbalisierten Belange seines Patienten und der eigentlichen Auftraggeber (Sorgeberechtigte, Lehrkräfte, Jugendamt) integrieren und einen therapeutischen Weg finden, das Kind zur Erarbeitung einer regelrechten weiteren psychosozialen Integration und Alltagsfunktionsfähigkeit anzuleiten.

Die Deutsche Gesellschaft für Kinder- und Jugendpsychiatrie, Psychosomatik und Psychotherapie et al. (2007) bewerten die Evidenzgrade psychotherapeutischer Behandlungsformen bei Kindern und Jugendlichen mit Depression wie folgt: Die besten kurz- und mittelfristigen Wirksamkeitsnachweise durch kontrollierte Studien und Meta-Analysen randomisierter Studien gibt es für die Kognitive Verhaltenstherapie (KVT) (Evidenzgrad I), gefolgt von der Interpersonalen Therapie (IPT) (II). Für Familientherapie, klientenzentrierte Spieltherapie und tiefenpsychologische Verfahren sind kaum empirische Daten verfügbar, hier gibt es nur klinische Erfahrungs- bzw. Einzelfallberichte (Evidenzgrad IV–V) und sehr wenige kontrollierte Studien, die meist limitierend v.a. durch kleine Fallzahlen und zahlreiche Komorbiditäten gekennzeichnet sind. Bei schwerer Depression greifen psychotherapeutische Ansätze weniger als bei leichteren Formen; auch raten die Leitlinien bei der Major Depression ▼ von einer vorrangigen Konfliktzentrierung ab. Auch Psychoedukation und supportive Maßnahmen sind bei leichteren Depressionsformen in ihrer Wirksamkeit nicht zu unterschätzen (Richtlinien der American Association of Child and Adolescent Psychiatry, Birmaher et al. 2007). Meta-Analysen zeigten, dass die Wirksamkeit psychotherapeutischer Therapien nicht von ihrer Dauer abhängt, so dass die amerikanischen Leitlinien bei Kindern und Jugendlichen eher für zeitlich überschaubare, intensive Psychotherapie mit nachgeschalteten Booster-Sitzungen (Auffrischungssitzungen) für den protrahierten Effekt plädieren.

5.5.1 Kognitive Verhaltenstherapie (KVT)

Kognitiv-verhaltenstherapeutische Strategien haben sich auch bei Kindern und Jugendlichen mit Depression als effektiv erwiesen; in der Regel werden ähnliche oder altersadaptierte Verfahren wie bei Erwachsenen angewandt (Groen u. Petermann 1998; Harrington 2001; Hautzinger 1997). Die Kognitive Verhaltenstherapie und ihre Kombination mit Antidepressiva zeigten sich überlegen gegenüber systemisch-behavioralen oder nichtdirektiven Therapieansätzen (Brent et al. 1997; March et al. 2004). Verhaltenstherapeutische Elemente scheinen bei Minderjährigen, insbesondere ab dem 11. Lebensjahr bei normaler Begabung, bessere Erfolge als gesprächspsychotherapeutische Strategien zu erbringen (Weisz u. Jensen 1999). Für die längerfristige Wirksamkeit sind nach Abschluss der kerntherapeutischen Phase Auffrischungssitzungen (Booster-Sitzungen) bei Kindern und Jugendlichen oft sinnvoll (Birmaher et al. 2007; Deutsche Gesellschaft für Kinder- und Jugendpsychiatrie, Psychosomatik und Psychotherapie et al. 2007). Wichtige verhaltenstherapeutische Manuale bieten Herpertz-Dahlmann (1997), Harrington (2001), Ihle und Herrle (2003) sowie das Präventionsprogramm von Pössel et al. (2004).

Ausgangspunkt ist das Depressionsmodell nach Beck (1976; ▸ 3.9.1), dem zufolge der Patient negativ und abwertend über sich selbst denkt, in seinem Umfeld und in seinen Interaktionen vornehmlich Negatives wahrnimmt (z.B. Misserfolge, Benachteiligungen oder Enttäuschungen) und für die Zukunft pessimistische Erwartungen hegt. Die Kognitive Verhaltenstherapie bietet ein strukturiertes und lösungsorientiertes Konzept, das dem Patienten dazu verhilft, emotionale Befindlichkeiten, Denkweisen und Handlungsabläufe konstruktiv zu kontrollieren und zu steuern.

Bestandteile der Kognitiven Verhaltenstherapie (KVT)

- kurzfristig entlastende Maßnahmen
- der Aufbau positiver Aktivitäten, sozialer Fertigkeiten und Kontakte
- der Abbau negativer Stressoren
- die Veränderung einseitiger Bewertungsstile und Wahrnehmungen
- die Korrektur absolutistischer, dysfunktionaler Grundüberzeugungen
- die Bearbeitung von depressionsauslösenden Bedingungen

Manualisierte kognitiv-verhaltenstherapeutische Programme für Kinder- und Jugendliche (Harrington 2001; Ihle u. Herrle 2003) umfassen in acht bzw. zehn Sitzungen die in ◘ Tabelle 5.2 dargestellten Therapieziele.

Die Verhaltenstherapie betont die Verknüpfung von Aktivität und Stimmung. Ein wichtiger Bestandteil ist deshalb ein **Aktivitätenplan**, der gleichzeitig die Reflexion über die mit der Aktivität verbundenen Befindlichkeit einfordert. Als Basis gilt immer, gemeinsam mit dem Patienten den Zusammenhang zwischen Gedanken (z.B. »Ich bin nichts wert«), Gefühl (z.B. traurig) und Aktivität bzw. Handlung (z.B. »Ich gehe nicht mehr zu Freunden«) zu erarbeiten und für ihn verstehbar zu machen. Ein wichtiges Schema einer solchen funktionalen Verhaltensanalyse ist das so genannte SORK-Modell, das **S**ituative Bedingungen, innere Wahrnehmung und Verarbeitung (**O**rganismus-Variable), **R**eaktionsverhalten und **K**onsequenzen miteinander verknüpft (◘ Abb. 5.2).

Das **Erkennen von Gefühlen** kann man im Rahmen eines Emotionstrainings z.B. kindgerecht üben, indem man verschiedene Karten mit Bildern oder Text zu einzelnen Emotionen vorzeigt und das Kind/den Jugendlichen die Emotionen erklären und Beispiele geben lässt, wann er/sie sich zuletzt so gefühlt hat. Ein Stimmungstagebuch soll die Wahrnehmung verschiedener situationsassoziierter Stimmungsnuancen schulen, aber auch so einfach sein, dass es tatsächlich geführt wird (◘ Abb. 5.3). Mithilfe des Stimmungstagebuchs kann auch bei der Planung angenehmer Aktivitäten überprüft werden, inwieweit diese Auswirkungen auf die Stimmung haben, bzw. wenn nicht, warum nicht etc. Die Rolle der positiven Verstärkung übernimmt bei gelungener Planung die Wahrnehmung des positiven Erlebnisses oder eines persönlichen Erfolgs.

Ein weiteres wichtiges Ziel ist die Wiedererlangung eines entwicklungsabhängig möglichst autonomen **Selbstmanagements**. Dafür erlernen und trainieren die Patienten zunächst eine adäquate Selbstbeobachtung, das heißt, Alltagssituationen und entsprechende Bewertungen werden protokolliert und gegebenenfalls modifiziert, um automatisierte negative Perzeptionen zu durchbrechen und Zwischennuancen des Interpretationsmaßstabs zu etablieren. Der »Gedankendetektiv« soll – vor allem im Alltag – dabei helfen, negative oder automatische Gedanken aufzuspüren. Das Kind wird angehalten,

Tab. 5.2. Therapieziele der Kognitiven Verhaltenstherapie bei Kindern und Jugendlichen. (Mod. nach Harrington 2001)

Therapieziele	Inhalte	Hausaufgaben
Zieldefinition	Erfassen bestehender Einschränkungen, Erstellen einer Problemliste und einer Zielliste	
Emotionserkennung und -differenzierung	Beschreibung von Emotionsbegriffen, Gedanken und Handlungen zu Emotionen, Interpretation der Affektlage anderer	Emotionstagebuch in 3-Spalten-Technik mit eigenen Beispielen: Gefühl – Situation/Handlung – Gedanken
Selbstbeobachtung	Herstellung von Zusammenhängen zwischen Situationen, Stimmung und Gedanken anhand des Emotionstagebuchs, Wahrnehmung angenehmer Ereignisse, Beispiele für unangenehme Ereignisse, Differenzierung zwischen positiv und negativ, Entdeckung automatischer Gedanken	Protokoll positiver und negativer Ereignisse: angenehmes / unangenehmes Ereignis – Gefühle - Gedanken
Aktivitätsaufbau	gemeinsames Erstellen eines Aktivitätsplans mit konkreter, überschaubarer Tagesstruktur	Beobachtungsbogen: Was ich unternommen habe
Methoden der Selbstverstärkung	Einführung von Verstärkertechniken: Selbstverstärkung, Verstärkung durch Eltern, Entwurf einer Verstärkerliste	Beobachtungsbogen: Was ich unternommen habe – meine Belohnungen
Schulung der kommunikativen und interpersonalen Fähigkeiten	Erfassen von bestehenden Kontaktschwierigkeiten, Übungen zu: Zuhören, Sich vorstellen, Konversation, auf andere zugehen, teilen, Komplimente machen, anderen helfen	Beobachtungsbogen zu sozialen Aktivitäten
Soziale Aktivitäten, soziale Problemlösestrategien	Besprechen beispielhafter schwieriger sozialer Situationen, Rollenspiele, eigene Beispiele, Erarbeiten von Lösungsalternativen, Training selbstsicheren Verhaltens	Protokoll: Probleme mit anderen: Situation – was hätte ich tun können zu Beginn, während und am Ende des Kontakts?
Kognitive Umstrukturierung	Identifikation dysfunktionaler Gedanken, Prüfung der Angemessenheit, Entwicklung alternativer Gedanken, Bewertung von Gedanken	Gedankenprotokoll: Ereignis – Gefühl – Gedanken – alternative Gedanken – Wie richtig sind die früheren Gedanken in %?
Training positiven, konstruktiven Denkens	Herausarbeiten negativer Denkstile, Verknüpfung Gedanken – Emotionen	Beobachtungsbogen: angenehme/unangenehme Ereignisse – Folgen

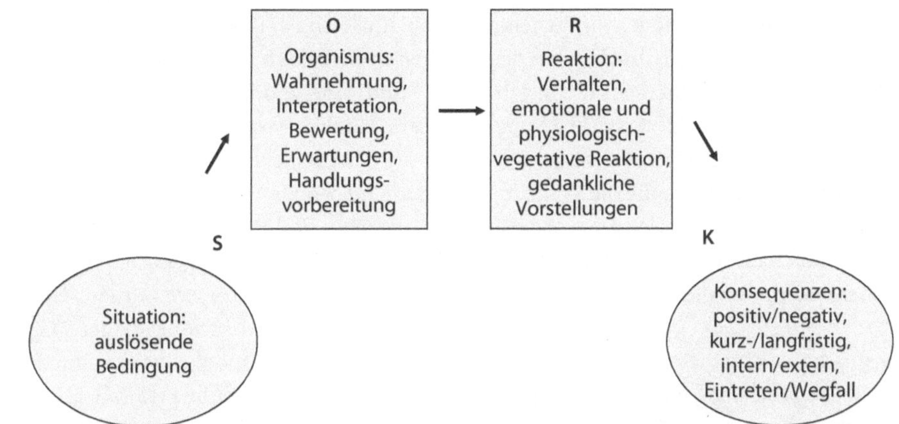

Abb. 5.2. Das SORK-Modell zur funktionalen Verhaltensanalyse. (Mod. nach Mattejat 1997)

	Stimmung ☺ oder Schulnoten	**Situation** Was war los?	**Gedanke** Was habe ich mir gedacht?
Vormittags			
Nachmittags			
Abends			

Abb. 5.3. Stimmungstagebuch

darauf zu achten, welche negativen Gedanken in welcher Situation aufkommen und welche positiven Gedanken es hat. Es soll selbst sein eigener »Detektiv« werden, auf diesem Weg mehr Kontrolle über seine Gedanken erhalten und somit lernen, sich selbst und seine Stimmung beeinflussen zu können.

Es folgt in einem zweiten Schritt die Selbstbewertung, mit der positive Aktivitäten und Situationen bewusst angestrebt und als solche erlebt werden sollen. Schließlich soll eine Selbstverstärkung induziert werden, um eine Eigenmotivation des Betreffenden zu ermöglichen und Selbstabwertungen und -bestrafungen zu vermeiden.

Ähnlich wie in der Selbstkontrolltherapie geht es bei der Kognitiven Verhaltenstherapie darum, fixierte negative Denkstile zu durchbrechen. Das ist das, was als **kognitive Umstrukturierung** bezeichnet wird (Beck 1994). Frühe belastende Erfahrungen und Lernprozesse bedingen die Ausbildung so genannter dysfunktionaler Schemata oder dysfunktionaler Gedanken, das heißt einer verzerrten Wahrnehmung mit generalisiert-negativer Sichtweise des Selbst (Selbstwertmangel), der Umwelt (überfordernde, negative Bedingungen) und der Zukunft (Hoffnungslosigkeit). Diese Denkfehler, wie auch pessimistische Verallgemeinerungen und Dichotomisierung, werden bei kritischen Lebensereignissen reaktiviert, induzieren negative automatische Gedanken und bahnen den Weg zur Depression, welche ihrerseits die negativen Gedanken teufelskreisartig verstärkt (Naber 2001). Möglicherweise sind eigene hohe perfektionistische Ansprüche beteiligt, die die Wahrung von Kontrolle und die Gewährleistung sozialer Erwünschtheit aufrechterhalten und somit der vermeintlichen Akzeptanz dienen.

Therapeutisch müssen in einem ersten Schritt die polarisierten, übergeneralisierten, negativen Gedanken (»Schwarz-weiß-Denken«) und Einstellungen konkret identifiziert werden. Der negative Attributionsstil (ungünstige Ereignisse führen zu Schuldzuweisungen an sich selbst) muss durchbrochen werden. Die Neigung zu arbiträren Schlussfolgerungen ohne situative Differenzierung, die selektive Wahrnehmung vor allem negativer Ereignisse und Gefühle mit Katastrophisierungsneigung sowie die Tendenz, sich für alles (Negative) und jeden verantwortlich zu fühlen, sind ebenfalls Aspekte, die dem Patienten ins Bewusstsein gerückt werden müssen. Es folgt dann die kritische Hinterfragung und Prüfung dieser Kognitionen bezüglich der logischen Gültigkeit und des Realitätsgehaltes. Im Weiteren soll die Verknüpfung automatisierter negativer Gedanken mit entsprechend negativen Gefühlen als eine negative Konsequenz erkannt und hinterfragt werden.

Problematisch ist, dass Jugendliche sich oft noch schwertun, Fakten von Perspektiven abzugrenzen und eine modifizierende Sichtweise zuzulassen. Mögliche vorbereitende Maßnahmen wie Übung des Perspektivenwechsels im Rahmen von Geschichten oder Filmen können der Arbeit an der eigenen Problematik vorgeschaltet werden. Auslösende Ereignisse, zugehörige Gedanken und Gefühle sollen protokolliert werden. Geübt werden dann alternative, realitätsnähere Gedanken oder Interpretationsmöglichkeiten, mit der Konsequenz positiverer Gefühle (▪ Tab. 5.3). Schließlich müssen die eingeübten alternativen Betrachtungs- und Handlungsweisen in den Alltag transferiert werden. Zum Schluss empfiehlt es sich, für erfolgte Transferübungen eine abschließende Bewertung durchzuführen: War die modifizierte Betrachtungs- bzw. Verhaltensweise eine Verbesserung im Vergleich zu früheren Gepflogenheiten? Nur durch die bewusste Wahrnehmung der eigenen Fortschritte kommt es zu einer Verstärkung des therapeutisch geleiteten Verhaltens.

Wichtige Bestandteile der Kognitiven Verhaltenstherapie sind **Selbstinstruktionstechniken**, das heißt die Zerlegung der Handlungsschritte und Überlegungen in einzelne Abschnitte zur kontrolliert-differenzierten Bewältigung:

- Wie ist die Situation?
- Was sind problematische Auslöser?
- Welche Gefühle entstehen bei mir dadurch?
- Wie könnte man die Situation auch noch anders beurteilen?
- Wie könnte ich reagieren?
- Welche Reaktion ist angemessen?

▪ **Tab. 5.3.** Kognitive Verhaltenstherapie – Beispiel für Protokollführung

Situation	**Automatische Gedanken**	**Gefühle (Grad 1–10)**	**Alternative Gedanken**	**Gefühle zu alternativen Gedanken (Grad 1–10)**
Kein Anruf	Keiner mag mich	Wut (6), Traurigkeit (9)	Eventuell sind die Schulkollegen mit Lernen beschäftigt	Wut (2), Traurigkeit (5)

Diesem gedanklichen Prozess sollte ein inneres Selbstlob folgen, zur eigenen Verstärkung des strategischen Vorgehens.

Das alltagsnahe **Problemlösetraining** kann für Kinder aufgrund seines pragmatischen Charakters sehr hilfreich sein (Groen u. Petermann 1998). Problematische und depressionstriggernde Situationen sollen in einem ersten Schritt erkannt (Problemdefinition), in einem zweiten Schritt spezifiziert (Problemanalyse) und zukünftig durch Selbstinstruktionen, Shaping, Verstärkungssysteme bzw. kognitives Einüben konstruktiv gelöst werden. Dafür müssen als Drittes mögliche Lösungsalternativen für Problemsituationen gesammelt und reflektiert werden, so dass viertens die Wahl einer möglichst guten Lösungsoption gebahnt werden kann. Schließlich soll das gewählte Verhalten einer retrospektiven Bewertung zugeführt werden (Bellingrath 2001).

Dieser fünfgliedrige Problemlösungszugang bietet zahlreiche Ansatzpunkte, die geschult werden sollten, setzt aber einige Fähigkeiten voraus:

- Diskriminationsfähigkeit,
- schlussfolgerndes und strategisches Denken,
- soziale Wahrnehmungsfähigkeit,
- Verständnis für soziale Wechselwirkungen,
- das Bewusstsein emotionaler Interferenzen mit dem Problemlöseverhalten,
- Selbstbeobachtungs- und Selbstbewertungsvermögen,
- Selbstkontrolltechniken.

Dem Kind oder Jugendlichen sollte die Verknüpfung von bisherigem ungünstigen Problemverhalten und negativen Folgen sowie von alternativen Handlungsmöglichkeiten und positiver Zielerreichung bewusst werden. Hierbei sind entwicklungspsychologische Voraussetzungen zu berücksichtigen und altersentsprechend relevante Problembereiche individuell anzugehen. Meist ist die Verständnisfähigkeit für ein effektives Problemlösetraining erst ab dem Schulalter gegeben. Eltern und Erzieher sollten im Sinne einer Mediatorenfunktion unterstützend einbezogen werden. Problemlösetrainings sind in der Regel nicht zielführend bei mangelhafter Veränderungsmotivation und überdauernd diskrepanter Problemeinschätzung zwischen Kind und Bezugspersonen. Die Durchführung eines Problemlösetrainings umfasst eine kleinschrittige, detaillierte Analyse von Problemsituationen, um begleitende Kognitionen und Emotionen des Betreffenden herauszuarbeiten. Durch Geschichten, Rollenspiele, positive Verstärkung und Modell-Lernen wird der Patient an prosoziales Verhalten herangeführt, werden kognitive Strategien und alternative Problemlösungsentwürfe gefördert und allmählich realen Bedingungen und komplexeren Bedingungen angenähert. Wichtigste Ziele sind, möglichst vielfältige Problemlösungsvarianten anzuregen und die Assoziation zwischen Handlungen und zu erwartenden Konsequenzen zu vermitteln.

Entsprechende Trainings sind häufig auf Kinder mit impulsiv-aggressiven Verhaltensweisen zugeschnitten, wobei Anteile zur Analyse der Problemsituation, die Überlegung und Abwägung von Handlungsalternativen und Selbstverstärkung bei gelungener Vorgehensweise auch für unsichere Kinder verwendet werden können (z.B. das THOP-Programm; Döpfner et al. 1997). Das interpersonale Problemlösetraining von Shure und Spivack (1981) hingegen richtet sich u.a. an Vorschulkinder mit schüchtern-gehemmten Eigenschaften. In Interaktions-Spielübungen mit den Eltern mithilfe von Spielzeug und Handpuppen werden die Kinder geschult, soziale Herausforderungen wahrzunehmen, zu unterscheiden und zu bewältigen. Hierzu zählen die Wahrnehmung von Gefühlen, das Sich-Hineinversetzen in andere, die Ergründung von Verhaltensweisen und das Erkennen von Handlungskonsequenzen. Auch den Eltern wird in diesem interaktiven Programm ein Gespür für Schwächen, Emotionen und Stärken ihres Kindes nahe gebracht, so dass nebenbei eine präventive Gundlage für die kompetent-konstruktive Lösung von gemeinsamen Konflikten gebahnt wird.

5.5.2 Interpersonale Therapie (IPT)

Interpersonale Therapieverfahren, für Jugendliche modifiziert (Fombonne 2001; Moreau et al. 1991), führen bei Jugendlichen zu 50% Symptombesserung (Schulte-Markwort u. Forouher 2003). Ihre Wirksamkeit wurde im Rahmen einer randomisierten Therapiestudie bei Jugendlichen gezeigt (Mufson et al. 2004). Der Grundgedanke dieser Therapieform ist eine kurzzeitige pragmatisch-alltagsnahe Bearbeitung zwischenmenschlicher Dysfunktionen. Im Fokus stehen dabei folgende Bereiche (Schramm 2003):

- pathologische Trauer,
- interpersonale Konfliktbewältigung,
- Rollenwechsel, z.B. durch neue Lebensabschnitte,
- interpersonale Defizite, vor allem bezüglich sozialer Kompetenz.

Bei Jugendlichen sind zudem Ablösungsprozesse von den Eltern, Umgang mit Autorität, Abgrenzung von Erwartungsdruck durch Gleichaltrige und das Initiieren sowie Gestalten von Paarbeziehungen von großer Bedeutung. Ziel ist die Gewinnung von Handlungsspielräumen zur Beherrschung sozialer Aufgabenstellungen, die depressionsauslösend oder -aufrechterhaltend sein können. Am Anfang stehen psychoedukative und stützende Maßnahmen. Im Weiteren werden bestimmte Problembereiche identifiziert und lösungsorientiert unter Berücksichtigung und Abwägung verschiedener Handlungsalternativen bearbeitet (z.B. konkrete Konflikte, abnorme Trauerreaktionen). Schließlich sollen die erlernten Fortschritte in den Alltag transferiert werden.

Die Interpersonal Family Therapy for Childhood Depression (IFT; Schwartz et al. 1998) für Grundschulkinder ist ein spezieller familienorientierter Behandlungsansatz und untersucht dysfunktionale Interaktionsmuster in der Eltern-Kind-Beziehung als mögliche depressionsauslösende bzw. -aufrechterhaltende Faktoren. Die 16 Sitzungen umfassen Familiendiagnostik, Psychoedukation zum Krankheitsbild der Depression, Stressbewältigungsstrategien, Erkennung und Hinterfragung depressiver Kognitionen, Übungen zum emotionalen Ausdruck, Problemlösestrategien, Förderung sozialer Kompetenzen und Kontakte, Aktivitätsaufbau mit Gleichaltrigen sowie Erkennung und Modifikation dysfunktionaler Strukturen in der Familie.

5.5.3 Sonstige Psychotherapieverfahren

Psychodynamische Therapie

Idealisierungstendenzen anderer Personen mit starker Idol-Orientierung und Entwicklung von Abhängigkeitsmustern sollen nach psychodynamischem Konzept Ausdruck bzw. Auslöser mangelnden Selbstwerts sein. Das Scheitern des Abhängigkeitswunsches bedingt in der Folge Wut und Depression. Die psychodynamische Fokaltherapie zielt vor allem auf die verzerrte, idealisierende Wahrnehmung anderer vs. Abwertung der eigenen Person und hat die Korrektur der Selbst- und Fremdwahrnehmung sowie die der habituellen Beziehungsmuster zum Inhalt (Schauenburg 2000). Generelle Grundlagen der psychodynamischen Psychotherapieverfahren sind zum einen interpretierende Interventionen zur Relativierung bzw. Erweiterung der Sichtweisen des Patienten und zum anderen unterstützende Strategien, um vorhandene Ressourcen zu aktivieren bzw. zu stärken. Eine weitere Dimension stellen die Analyse repetitiver interpersonaler Verhaltensmuster und deren Transfer in die therapeutische Beziehung dar (Leichsenring u. Leibing 2007).

Die Studienlage zur psychodynamischen Psychotherapie beruht auf derzeit insgesamt 24 kontrollierten, randomisierten Untersuchungen, wovon sich nur sieben mit der Wirkung auf depressive Störungen befassten (ebd.). Es handelte sich jeweils um Kurzzeitbehandlungen bis maximal 24 Sitzungen, die insgesamt günstige Effekte zeigten. Studien zu jungen Patienten schlossen in ihre Untersuchungen zur Wirksamkeit der psychodynamischen Therapie zumeist ein breites Spektrum an psychischen Erkrankungen sowie eine hohe Anzahl an Komorbiditäten (durchschnittlich bis zu drei) ein. Als psychometrische Maße wurden zumeist übergreifende und keine depressionsspezifischen Skalen verwendet; oft fehlen unbehandelte Kontrollgruppen, die Stichproben sind teilweise ungenau beschrieben und berücksichtigen wichtige Informationen wie Begabung oder mögliche medikamentöse Therapie nicht. Auch wurde mitunter kein einheitliches Behandlungsprotokoll verfolgt. Schließlich waren die primären Endpunkte und das Kriterium der Krankheitsremission meist ungenau definiert; und die Follow-up-Zeitpunkte, für die positive Wirkungen erhoben werden, lagen teilweise zeitlich so weit vom Therapieende entfernt (bis zu 1,5 Jahre), dass konfundierende Effekte wie lebensgeschichtlice Ereignisse und Spontanremissionen mit hoher Wahrscheinlichkeit einbezogen werden müssten (Baruch u. Fearon 2002; Muratori et al. 2003; Trowell et al. 2007). Nichtsdestotrotz sind in den genannten Publikationen positive Wirkungen – Remissionsraten bis zu 74% – beschrieben worden; in der empirisch fundierten, randomisiert-kontrollierten Studie von Horn et al. (2005) an 20 Kindern und Jugendlichen mit Major Depression oder Dysthymie erbrachten 25 Sitzungen psychodynamischer Psychotherapie bei 20% eine signifikante Verbesserung vs. 0% in der Wartelistengruppe.

Allerdings merken Leichsenring und Leibing (2007) zu Recht methodologische Erschwernisse in der Durchführung kontrollierter Studien zur psychodynamischen Therapie an:

- Langfristigen, mehrjährigen Verfahren können kaum ein generelles Manual und einheitliche Kontrollbedingungen zugrunde gelegt werden.
- Der Anteil interpretierender und unterstützender Strategien muss individuell angepasst werden und hängt vom Ermessen des Therapeuten ab, so dass eine homogen behandelte Stichprobe kaum möglich ist und Ergebnisse weniger allgemein statistisch als vielmehr einzelfallbezogen deskriptiv darstellbar sind.
- Die unterschiedlichen Therapiemodelle erschweren einen Vergleich der bisherigen Studien und schränken generalisierbare Aussagen zur Wirksamkeit dieser Behandlungsform ein.

Psychoanalytische Therapie

Eine Studie zur psychoanalytischen Therapie bei 65 depressiven Kindern und Jugendlichen zeigte nach zwei Jahren mit intensiven 4–5 Sitzungen pro Woche bei 82% eine Remission und eine signifikante Überlegenheit gegenüber niedrigerfrequenten Sitzungen (Target u. Fonagy 1994). Kontrollierte Studien zu diesem Verfahren bei depressiven Störungen im Kindes- und Jugendalter liegen jedoch nicht vor. Die Leitlinien der Deutschen Gesellschaft für Kinder- und Jugendpsychiatrie und Psychotherapie et al. (2007) stufen den Evidenzgrad der tiefenpsychologischen Therapie in dieser Altersgruppe demnach zum aktuellen Zeitpunkt noch niedrig ein (IV–V).

5.6 Weitere Therapieprogramme

5.6.1 Soziales Kompetenztraining

Defizite sozialer Fertigkeiten können primär angelegt und mit auslösend für eine depressive Episode sein oder aber eine sekundäre Folge einer Depression darstellen. Inhalte des Trainings sind negative und positive Selbstbehauptung (d.h. Abgrenzung, Verneinung, Zurückweisung vs. bewusster Ausdruck positiver Emotionen) sowie Konversationsfähigkeiten. Sinnvoll sind gruppentherapeutische Settings mit Gleichaltrigen oder/und Rollenspiele sowie individuelle Hausaufgaben wie Anrufe tätigen, jemanden nach dem Weg fragen, Ware umtauschen, einen Klassenkameraden einladen etc. Im Training mit sozial unsicheren Kindern nach Petermann und Petermann (1996) gibt es vier Komponenten:
- Training sozialer Fertigkeiten und Üben von spezifischen Reaktionsmustern,
- Training zur Wahrnehmung und zur Deutung sozialer Signale sowie gedankliche Antizipation der Folgen verschiedener Reaktionsalternativen,
- praktische Einübung des Gelernten,
- Selbstbewertung und Selbstverstärkung.

Das Trainingsprogramm für sozial unsichere Kinder von Petermann und Groen (2006) geht in vier Schritten auf eine Vielzahl von Verhaltenssymptomen sowie kognitiven, emotionalen und motivationalen Symptomen ein (◘ Tab. 5.4): In einer Einführung auf ein Rollenspiel wird eine Geschichte vorgestellt, deren Bestandteile sozialen Verhaltens nach unsicheren und sicheren Elementen der Protagonisten gemeinsam analysiert wird. In einem zweiten Schritt wird das Rollenspiel dann aktiv mit den Patienten in verschiedenen Rollen durchgeführt, und im dritten Schritt werden die beim Spiel erlebten Kognitionen, körperlichen Reaktionen und Emotionen analysiert. Im vierten Schritt erfolgt der Transfer des Gelernten auf den Alltag.

5.6.2 Familientherapeutische Ansätze

Sind familiäre Interaktionen oder Belastungen krankheitsfördernd bzw. -aufrechterhaltend, ist eine spezifische therapeutische Einbeziehung der Familie notwendig, um zugrunde liegende Konflikte zu lösen, Defizite und Dysfunktionen in der Kommunikation und auf der Beziehungsebene zu beheben und gegebenenfalls einzeltherapeutische Maßnahmen zu initiieren (im Falle psychischer Belastungen für die Eltern). Die Etablierung einer tragfähigen, verlässlichen Beziehung in der Familie sowie die Bestärkung der erzieherischen Handlungsfähigkeit der Sorgeberechtigten ist eine eminent wichtige Voraussetzung für die psychische Stabilisierung. Umgekehrt können auch primäre psychische Erkrankungen eines Kindes oder Jugendlichen erhebliche Auswirkungen auf die Verhaltens- und Erlebensformen ihrer Bezugspersonen ausüben. Mitunter ist zu beobachten, dass die Dynamik einer solchen Erkrankung das gesamte Familiensystem einbezieht und, je nach Art der Störung, auch funktionalisiert. In diesem Fall ist zur Rekonstitution eines »gesunden« Umfeldes ebenfalls eine Familientherapie sinnvoll, wobei die Eltern dann eine Art Ko-Therapeuten-Funktion einnehmen können.

Je jünger das Kind, desto bedeutsamer sind familiäre Interventionen. Bei älteren Kindern nimmt das sich durch die Entwicklungsaufgaben beständig erweiternde Umfeld (Schule, Freundeskreis, Vereine etc.) als wichtiger Bestandteil des Alltags- und Soziallebens eine zunehmende Bedeutung in der therapeutischen Arbeit ein.

Die empirische Datenlage zu Familieninterventionen ist für aggressiv-impulsive Störungsbilder am umfassendsten; Wirksamkeitsprüfungen zu Familientherapien bei introversiven Störungen sind mangelhaft (Evidenzgrad IV–V; Ihle

Tab. 5.4. Inhalte des sozialen Kompetenztrainings. (Mod. nach Petermann u. Groen 2006)

Bereich	Inhalte	Trainingsbausteine
Verhalten	verbale und nonverbale Kommunikationsfertigkeiten Kontaktaufbau, Beziehungspflege prosoziales Verhalten Flexibilität, Adaptation Durchsetzungsvermögen Selbststeuerung	Zuhören, mimischer und gestischer Ausdruck, Blickkontakt, Körperhaltung, Gesprächsführung Interesse zeigen, Verlässlichkeit, Freundlichkeit, Sympathiebekundung Hilfestellung, Kooperation Perspektivenwechsel, Rückstellen eigener Belange Fordern, Meinung vertreten, Nein sagen Verhaltenskontrolle, Selbstdarstellung
Kognition	Selbst- und Fremdwahrnehmung Perspektivenübernahme soziales Wissen Entscheidungsfähigkeit Bewertungsmuster	differenzierte Betrachtungsweise, Blick für »Nuancen« Einfühlung Manieren, gesellschaftliche Erwartungen, Erfahrungen Finden und Abwägen von Lösungsstrategien modifizierte Attribution
Emotion, Motivation	Empathie emotionale Stabilität affektive Bewusstheit Selbstwertgefühl, -sicherheit	Einfühlungsvermögen, Mitgefühl affektive Kontingenz, kausale Zusammenhänge wahrnehmen Gefühlsregulation und -wahrnehmung Wissen um eigene Stärken
Physiologie	Kontrolle vegetativer Symptome	

u. Jahnke 2005). Kognitiv-behaviorale Elterntrainings, die den Bezugspersonen lehren, das Verhalten ihres Kindes im häuslichen Rahmen systematisch in pädagogisch-»therapeutischem« Sinne zu beeinflussen, gelten erwiesenermaßen als wirksam und sind für das Kindes- und Jugendalter wohl am besten untersucht (Kazdin 2003), allerdings vor allem bei extraversiven Störungen. Psychoedukative Familieninterventionen zeigten sich insgesamt klar wirksam, was sich auch in der Reduktion der Rehospitalisierungsraten, u.a. bei depressiven Patienten, ausdrückte (Stieglitz 2002).

Das **Familienkooperationsprogramm** nach Mattejat (2006) definiert exemplarisch die Grundprinzipien einer Familienintervention: Ein gemeinsam definiertes Zielsymptom bzw. Problem soll in gemeinsamer Arbeit gelöst werden, wobei Planung, Durchführung und Verlaufsbeobachtung kooperativ geschehen und jeder Beteiligte eine Teilaufgabe übernimmt. Vonseiten des Therapeuten sind die Problemanalyse und der Vorschlag geeigneter Interventionen zu leisten, wobei individuelle Sichtweisen, Wahrnehmungen, Gegebenheiten und Ressourcen der Bezugspersonen systematisch mit in das therapeutische Konzept einbezogen werden sollten, so dass ein genereller, transparent erreichter Konsens über das Problem- und Therapiekonzept zugrunde gelegt werden kann. Baustein hierfür ist – neben der üblichen kinder- und jugendpsychiatrischen und -psychologischen Diagnostik (► 4.2) – ein familiendiagnostisches Interview, um Problemwahrnehmungen, Behandlungsauftrag, Zielvorstellungen, Kontextbedingungen, Lösungsideen und Kooperationsmöglichkeiten abzuklären. Dabei ist es wichtig, dass der Therapeut empathisch und akzeptierend verschiedene Sichtweisen zulässt und moderierend jeden mit einbezieht. Wichtige Gesichtspunkte der Befähigung zur therapeutischen Zusammenarbeit zeigt ◘ Tabelle 5.5.

Die Problemdefinition als Synthese der verschiedenen Perspektiven sollte transparent und kooperativ erfolgen, wobei die positive, in die Zukunft gerichtete, lösungsorientierte Sichtweise verstärkt werden sollte. In einem Familienberatungsgepräch gilt es dann, ein gemeinsames Zielkonzept und Therapiemodell zu erstellen, mit einer Zuteilung der Teilaufgaben. Dabei müssen die Hauptanliegen integriert sein und Schwerpunkte für primäre Ziele gesetzt werden (Problemgewichtung). Auch müssen die Vorgehensweise, Teilaufgaben und die zeitliche Perspektive (Planungsintervalle) erörtert werden. Durch die Übernahme von Teilaufgaben wird vermieden, dass Hauptverantwortlichkeiten zugeschoben oder Enthaltung ausgeübt wird. Immer zu fördern sind positive Lösungsorientiertheit und Ressourcenaktivierung. Eine initiale »Verschnaufpause«, um die neuen Erkenntnisse zu verarbeiten, kann therapeutisch sinnvoll sein, um den Familienmitgliedern eine gewisse Gelassenheit und Distanzierung von der anfangs extrem fokussierten Problematik zu ermöglichen. Die Vorschläge des Therapeuten sollten nicht als Vorschrift, sondern als Möglichkeiten zum Austesten verstanden werden. Auch sollte der Familie der Druck genommen werden, sofort Erfolge durch die Übungen und Interventionen erlangen zu müssen. Häufig ist genau dies am Anfang nicht der Fall, was aber normal ist und nicht entmutigend wirken sollte.

✪ Um die Kommunikation miteinander und die Kontextherstellung zwischen den Bezugspersonen der Familienintervention zu pflegen, empfiehlt Mattejat (2007) zirkuläres Fragen in den gemeinsamen Familiensitzungen, z.B.: »Wen stört es, dass …?«, »Wer merkt zuerst, wenn …?«, »Wie könnten sich deine Eltern ohne deine Unterstützung selbst helfen?«. Auch die Herstellung so genannter Familienskulpturen kann bei stockender Kommunikation familiäre Wechselwirkungen auf nonverbale Weise veranschaulichen (Wie sind die Familienmitglieder zueinander positioniert? Wer ist wie durch wen belastet?). Grundlage der therapeutischen Arbeit kann auch die Aufforderung sein, die Familie in Gestalt von Tieren zu malen.

Im weiteren Therapieverlauf kommen verschiedene Bausteine zum Einsatz, insbesondere individuumbezogene Maßnahmen (Psychotherapie, gegebenenfalls Medikation etc.), Familieninterventionen (Psychoedukation, Elterntraining etc.) und umfeldbezogene Strategien (Jugendhilfe etc.). In Intervallen von 4–6 Wochen sollten gemeinsame Zwischenevaluationsschritte und eine weitere Planung des therapeutischen Prozedere stattfinden. Um Erfolgserlebnisse zu ermöglichen, sollten die Zwischenziele realistisch erreichbar sein; große Veränderungswünsche müssen anfänglich zurückgestellt und Grundgegebenheiten zunächst noch akzeptiert werden (Mattejat 2006).

✪ Um Zielvorstellungen besser konkretisieren zu können, schlägt Mattejat (2007) u.a. die »Wunderfrage« vor: »Nehmen wir an, es geschieht über Nacht das Wunder, dass alle Probleme, die Sie hierher geführt haben, gelöst wurden. Was würde Ihnen zuerst als Veränderung auffallen? Und als Nächstes? Welche Schritte könnten gemacht werden, um diesem Wunder etwas näher zu kommen?«

Ein Problem, an dem die Zusammenarbeit scheitern kann, ist das initiale Bewusstsein der Familie, allein, das heißt ohne therapeutische Hilfe, nichts ausrichten zu können. Ein positiver Therapieverlauf würde dieses Bewusstsein noch bestätigen, und deshalb wird die Kooperation nur unzureichend und

▼

Tab. 5.5. Gesichtspunkte zur familientherapeutischen Zusammenarbeit. (Mod. nach Mattejat 2007)

Übergeordneter Gesichtspunkt	Inhalte	Zu prüfen
Engagement und Motivation der Familie	Kooperationsfähigkeit	Einsichtsfähigkeit, Annahme von Ratschlägen, kontinuierliches und zielgerichtetes Arbeiten
	Leidensdruck	Therapiemotivation der Einzelnen
	Kooperationsbereitschaft	Akzeptanz von fachlicher Hilfe, Schuldgefühle, desorganisiertes Verhalten, Entscheidungsschwierigkeiten, Ratlosigkeit
Umgang mit der psychischen Störung des Kindes/Jugendlichen	Kenntnisse zur psychischen Störung	Falscher oder unzulänglicher Informationsstand, Unkenntnis über eigene Anteile bzw. eigene Unterstützungsmöglichkeiten
	Umgang mit der psychischen Störung	Gegenseitig behindernde Lösungsversuche, ineffektive Bewältigungsstrategien, krankheitsaufrechterhaltende oder -verstärkende Reaktionen, vorhandene Ansätze hilfreicher Unterstützung
	Auswirkungen der psychischen Störung	Familienklima, Konflikte, funktionelle Anpassung der Familie an die Störung etc.
Eltern-Kind-Interaktion und -Beziehung	Defizite oder Dysfunktionen der Erziehungskompetenz	Mangel an Zuwendung oder Aufsicht, Inkonsequenz, inadäquate Strenge, fehlerhafte Kommunikationskultur
	dysfunktionale, irrationale oder destruktive Erziehungs- und Beziehungseinstellungen und -vorstellungen	Abwertungen, Konflikte, fehlendes gegenseitiges Verständnis, überängstlich-schonender Umgang, unterschwellige Spannungen, unausgesprochene Konflikte etc.
Sonstiges	Erfüllung von Grundbedürfnissen	Nahrung, Wohnung, Erwerb, finanzielle Situation etc.
	Alltagsorganisation	Versorgung der Kinder, Tagesstruktur, Schule/Arbeitstätigkeit
	soziale Einbindung der Familie	weiteres soziales Netz vs. soziale Isolation
	Erkrankungen in der Familie	körperlich/psychisch, Status, therapeutische Anbindung
	Substanzmissbrauch	
	Life-Events, Belastungen	Todesfälle, Arbeitslosigkeit, Gewalttätigkeit, Kriminalität, Misshandlung, sexueller Missbrauch

halbherzig ausgeführt. Eine andere widersprüchliche Einstellung ist der Wunsch an den Therapeuten, die Symptome zu beseitigen, nicht aber den Patienten selbst zu verändern. Eine Lösung dieser Verstrickung könnte in der paradoxen Intervention der Symptomverschreibung liegen: Der Therapeut legt dem Patienten nahe, zunächst nichts zu ändern und die Symptome beizubehalten. Oft aktiviert dies eigene, gegen die Symptomatik gerichtete, konstruktive Bemühungen vonseiten des Patienten, der somit selbst den Anstoß zur Veränderung gegeben hat und dies als eigenen Erfolg verbuchen kann (Mattejat 2007).

Ein weiteres familientherapeutisches Programm ist die FTDA (Family Therapy for Depressed Adolescents; Diamond u. Siqueland 1995). Hier steht die Verbesserung der familiären Interaktionsmuster im Vordergrund, um gegebenenfalls depressionsfördernde Aspekte zu reduzieren. Die Eltern-Kind-Bindung und der familiäre Zusammenhalt sollen durch gesteigerte Fürsorglichkeit und Empathie gebessert werden. Für vorliegende interpersonale Konflikte wird psychoedukativ ein familienübergreifender Zusammenhang hergestellt, um Schuldzuweisungen, Ablehnungen und negative Affekte in ihrer Kausalität zu relativieren. Gleichzeitig werden zugehörige negative Emotionen erörtert. Schließlich wird die Familie dazu angeregt, gemeinsam zu lösende Probleme als Zielsetzung herauszuarbeiten und mit therapeutischer Unterstützung Strategien zur Bewältigung zu entwickeln. Dabei sollte der Therapeut insbesondere berücksichtigen, die altersentsprechende Autonomie des Kindes oder Jugendlichen zu unterstützen.

5.6.3 Entspannungstechniken

Autogenes Training

Eines der bekanntesten Entspannungsverfahren ist das autogene Training, eine von J.H. Schulz (1978) entwickelte Selbstentspannungsmethode. Über standardisierte Selbstinstruktionsformeln induziert der in entspannter, bequemer Ausgangshaltung (z.B. »Droschkenkutscherhaltung« oder liegende Position) befindliche Patient eine Reduktion von sympathikoton vermittelten, überschießenden, vegetativen Aktivierungen zugunsten einer entspannteren, parasympathikotonen Reaktionslage. Bestandteile sind Herz-, Atem- und Sonnengeflechtsübungen. Die Kernbegriffe, die die Zielqualitäten umschreiben, sind »Schwere« und »Wärme«. Schwere- und Wärmeübungen sind oft ausreichend, um eine Entspannung herbeizuführen, Herzübungen etc. können bei Patienten mit körperlichen Beschwerden (Somatisierung, Migräne etc.) mitunter problematisch sein. Das Verfahren ist ab dem 8. Lebensjahr in altersadaptierter Form einsetzbar und besonders geeignet zur Verminderung von Stressempfinden und bei psychophysiologischen Syndromen wie Angststörungen. Durch regelmäßiges Üben kann eine rasche Entspannung herbeigeführt werden, bei Fortgeschrittenen auch nur durch innere Verbalisierung der Autoinstruktionen, also unabhängig vom äußeren Setting. Wichtig ist jedoch auch, die Zurücknahme des autosuggestiven Entspannungszustandes ausreichend zu trainieren, um entsprechende Leistungsfähigkeiten wieder freisetzen zu können. Zu Vorsicht wird geraten bei hypochondrischer, psychotischer oder neurotisch überlagerter Psychopathologie, da hier das autogene Training zur Fixierung und gegebenenfalls Aggravierung psychischen Missempfindens beitragen kann. Polender (1982; Beispiel bei Merod 2001) entwickelte eine Kinderversion des autogenen Trainings, die – z.T. über die Nachahmung von Tieren – ebenfalls eine Entspannung des Körpers bereits ab dem 4. Lebensjahr herbeiführen soll. Tatsächlich aber sollte ein Entwicklungsalter von mindestens fünf Jahren vorliegen, um die Übungen effektiv gestalten zu können (Merod 2001). Weitere Anregungen speziell für Kinder sind zu finden bei Müller (1994) und Friedrich und Friebel (1993).

Progressive Muskelrelaxation

Ein anderes bekanntes Verfahren ist die Progressive Muskelrelaxation (PMR) nach Jacobson (1938). Hierbei wird trainiert, sukzessive in bestimmten Muskelregionen die vorhandene Anspannung besser wahrzunehmen und nach bewusster Anspannung in Entspannung zu überführen, wodurch der wohltuende Kontrast zur Ausgangsspannung deutlich werden soll. Da kein längeres Training und kontinuierliches Üben erforderlich sind, ist PMR für die Arbeit mit Kindern besonders gut geeignet, auch bei vorliegendem Aufmerksamkeitsdefizit. Im klassischen Verfahren werden die gesamten Partien des Körpers nacheinander durchgegangen, wodurch eine umfassende bewusste Gesamtentspannung induziert wird. Für Kinder und Jugendliche gibt es altersadaptierte, kürzere Verfahren, z.B. die »Angstkugel«, bei der sich Kinder, zunächst auf dem Rücken liegend, in Kugelform kompakt zusammenziehen. Dabei umfassen sie mit den Armen die an den Körper angezogenen Beine und legen den Kopf auf die Knie, wobei alle Muskeln gleichzeitig ganz fest angespannt sind und auch die gesamte Konzentration auf diese körperliche Situation, weg von anderen Belangen, fokussiert werden soll. Nach einer Weile dürfen sie zurück in die entspannende Liegeposition und diese als Spannungslösung genießen. Auch kann die Visualisierung und das Verständnis für den Kontrast Anspannung vs. Entspannung bzw. das Gefühl für Ruhe bei kleineren Kindern mittels der Geschichte von Kapitän Nemo gelingen, der nach und nach einen engen Taucheranzug anlegt (Petermann u. Vaitl 1994). Ideen zur Durchführung der Progressiven Muskelrelaxation bei Kindern finden sich auch bei Nolte (1996) sowie bei Klein-Heßling und Lohaus (1998).

Grundsätzlich gilt: Kleinere Bewegungen, Husten, Niesen, kurzes Lachen oder Sprechen sollten während der Instruktion am besten nicht beachtet werden. Häufige und ausladende Bewegungen hingegen, häufiges Reden und Lachen sprechen am ehesten für eine Überforderung des Kindes und sollten zu einer Verkürzung des Verfahrens führen.

Beispiel für eine Entspannungsinstruktion: Kapitän Nemo (nach Petermann 1994)

»Stell dir vor, du bist von Kapitän Nemo in sein Unterwasserboot eingeladen worden. Ihr fahrt gemeinsam durch die Weltmeere und seht viele wunderschöne Dinge unter Wasser. Du ziehst einen speziellen Taucheranzug an. Er hat eine besondere Wirkung auf dich. Du merkst schon beim Anziehen, dass du vollkommen ruhig wirst. Zuerst steigst du mit dem rechten Bein in den Taucheranzug. Mein rechtes Bein ist ganz ruhig. Dann kommt das linke Bein dran. Auch das linke Bein wird ganz ruhig. Dann ziehst du deinen Taucheranzug über den Po und den Rücken herauf ... über den rechten Arm. Mein rechter Arm ist ganz ruhig. Und über den linken Arm. Mein linker Arm ist ganz ruhig. Du ziehst die Kapuze über den Kopf und machst den Reißverschluss zu. Du fühlst dich rundherum sicher und geschützt ... und bist vollkommen ruhig ...«

5.6.4 Spezifische Programme

Primary and Secondary Control Enhancement Training Program (PASCET; Weisz et al. 1997)

Das PASCET impliziert kognitiv-verhaltenstherapeutische Elemente und will Mechanismen zur primären und sekundären Kontrolle vermitteln. Es sollen also objektiv freie und veränderbare Bedingungen zur eigenen Verstärkung positiv und aktiv gestaltet werden (primäre Kontrolle), und für unveränderbare Bedingungen soll eine sich anpassende Verhaltensalternative gefunden werden, welche die positivste Konsequenz für den Betreffenden mit sich bringt (sekundäre Kontrolle). Vorgesehen sind 14 Einzelsitzungen à 45 Minuten (◘ Tab. 5.6), in denen Rollenspiele, Hausaufgaben und Videografie zum Einsatz kommen. Es ist zu Beginn und im weiteren Verlauf jeweils eine Elternsitzung vorgesehen, vor allem, um die elterliche Sichtweise kennen zu lernen und die Krankheit aufrechterhaltenden Aspekte aufzuspüren.

Adolescent Coping with Depression Course (CWD-A; Hautzinger 1997)

In diesem Gruppenprogramm für 3–8 Jugendliche in 16 zweistündigen Sitzungen (je zwei Sitzungen pro Woche) werden Selbstkontroll- und Selbstmanagementstrategien vermittelt, die zur Förderung sozialer und kommunikativer Kompetenzen sowie von Krisenbewältigungskompetenzen dienen. Auch die Verringerung negativer Überzeugungen soll so bewirkt werden. Inhalte sind Trainingseinheiten zur Steigerung der sozialen Kompetenz und für den Aufbau angenehmer Aktivitäten, Konfliktlösestrategien, Angstreduktion, Verminderung depressionsfördernder Kognitionen und Zukunftsplanung. Zur Anwendung kommen Selbstbeobachtungsprotokolle (z.B. Stimmungstagebuch, Protokoll negativer und

◘ Tab. 5.6. Primary and Secondary Control Enhancement Training Program (PASCET); Inhalt der 14 Einzelsitzungen. (Nach Weisz et al. 1997)

Sitzung	Inhalte
1	Einführung, Vorstellung der Manualregeln, Aufbau eines Arbeitsbündnisses, Erarbeitung von Auslösern für gutes/schlechtes Befinden
2	Unternehmung von angenehmen Aktivitäten (außerhäusig, gemeinsam; Erbringen von Hilfeleistungen für andere), positive Effekte auf Gefühle
3	Entspannungsverfahren zur Stressbewältigung
4	positive Selbstdarstellung (positiver vs. negativer Ausdruck im Rollenspiel, Kontrastierung der Alternativen durch Videografie)
5	Erkennung und Ausbau eigener Talente und Fertigkeiten
6	Ersetzen negativen Denkens durch positive Gedanken
7	Erkennen von guten Aspekten bei negativen Ereignissen
8	primäre und sekundäre Kontrolle, Entwicklung von positiven Handlungsalternativen mit verstärkendem Effekt
9	Zusammenfassung
10–14	individuelle Übungen

hilfreicher Gedanken, Liste angenehmer Aktivität), Verhaltens- und Kommunikationsübungen, Hausaufgaben, Entspannungsverfahren, Gruppen- und Videoarbeit. Parallel finden neun Elterntrainingssitzungen statt, um den Alltagstransfer der erworbenen Fähigkeiten durch die Jugendlichen zu ermöglichen und zu stützen.

Cognitive-behavioral Treatment Program for Depressed Youths (Stark et al. 1997)
Dieses Verfahren kombiniert Bausteine aus Selbstkontrolltherapie, sozialem Kompetenztraining und kognitiver Umstrukturierung in 30 Einzel- oder Gruppensitzungen. Die Inhalte umfassen den Erwerb differenzierter Problemlösestrategien über Instruktionen, Modell-Lernen und Coaching, u.a. anhand von Brettspielen. Weitere Bestandteile sind Identifikation und Modifikation negativer Gedanken sowie Selbstbeobachtung, -instruktion und kognitive Umstrukturierung zur Veränderung fixierter Perzeption und Interpretation. Im Elterntraining werden Methoden der positiven Verstärkung und des positiven Verhaltensmanagements nahe gebracht.

Problem Solving for Life Program (Spence u. Sheffield 2000)
Hierbei handelt es sich um eine präventiv einsetzbare Methode, die Coping-Fähigkeiten, positive Denkweisen und effektive Problembewältigung in den Mittelpunkt stellt. Basis ist wiederum der Zusammenhang zwischen Gedanken, Emotionen und Folgeverhalten. Es wird vermittelt, dass Probleme in verschiedene Schwergrade differenziert werden müssen, nicht grundsätzlich ein katastrophales Ausmaß haben und manchmal auch als unlösbar zu akzeptieren sind (z.B. bei einem Todesfall). An erster Stelle soll anhand einer schwierigen Situation eine adäquate Problemanalyse erlernt werden, dann die Setzung realistischer Ziele (»hilfreiche Gedanken«), die Suche möglicher Lösungsalternativen unter Abwägung der Konsequenzen und schließlich die Durchführung des entwickelten Plans.

New Beginnings Program (Lustig et al. 1999)
Das hochstrukturierte Programm versteht sich als Präventionsprogramm bei erfolgter Scheidung der Eltern und richtet sich an den Elternteil, bei dem die Kinder leben. In elf 1¾-stündigen Sitzungen und zwei individuellen Einzelsitzungen werden psychoedukative Elemente, Ressourcen- und Fähigkeitenfindung, Übungen in Rollenspielen sowie Hausaufgaben für den Alltagstransfer einbezogen. Die Beziehungsqualität und der kommunikative Austausch zwischen Mutter oder Vater und Kind sollen verbessert, erzieherische Fähigkeiten geschult und Lösungsstrategien für potenzielle Konflikte bezüglich des Umgangs mit dem Kind durch den getrennt lebenden Elternteil erarbeitet werden. Zuhören, Zuwendung, Verstärkung und Disziplinförderung sind Kompetenzbausteine, die gemeinsam eingeübt werden. In den Einzelsitzungen können individuell sensible Themen und Schwierigkeiten besprochen werden, z.B. solche in der Interaktion mit dem Ehepartner.

Prevention Intervention Project (Beardslee et al. 2003)
Das für Allgemeinärzte gedachte Präventionsprogramm spricht depressive Eltern mit 8- bis 15-jährigen nichtdepressiven Kindern an. Es handelt sich um ein psychoedukatives Programm, speziell zur Information der Eltern, um diese zur konstruktiven Unterstützung ihrer Kinder anzuleiten und um das Ausmaß depressionsauslösender Faktoren in der Familie möglichst gering zu halten.

5.6.5 Spieltherapie

Die Spieltherapie geht auf die klientenzentrierte Persönlichkeitstheorie von Rogers (1951) zurück:

Das »Konstrukt der Person« geht davon aus, dass jede Person in einer mehrdimensionalen Erfahrungswelt lebt und sich infolge der Interaktion mit dieser Erfahrungswelt Gefühle, Handlungen, Gedanken und Annahmen permanent dynamisch weiterentwickeln. Es ist also darauf zu achten, dass sich eine konstruktive Selbstorganisation mit positivem Selbstbild und positiver Reifung vollzieht. Das »Konzept des phänomenologischen Feldes« versteht alle Handlungsweisen und Reaktionen einer Person innerhalb der dieser Person eigenen Realität. Um das Verhalten des Kindes nachvollziehen zu können, muss also dessen innerer Bezugsrahmen, der sich auf die persönliche Erfahrungswelt erstreckt, sichtbar werden. Demzufolge gestaltet sich die Spieltherapie frei; das Kind bestimmt den Weg. Das »Selbst-Konzept« stellt die Synthese kindlicher Erfahrungen mit Dritten dar, z.B. erfahrene Ablehnungen oder Wertschätzungen. Durch Umfeldinteraktionen befindet sich das Selbst in beständiger Entwicklung, und Diskrepanzen zwischen Selbst- und Fremdbewertung können Grundlage für verzerrte Wahrnehmungen und Überzeugungen sein.

Basis der kindzentrierten Spieltherapie nach Axline (1947) sind somit Akzeptanz und die Schaffung eines sicheren Rahmens, damit sich das Kind zur »Selbstentdeckung« quasi frei entfalten kann. Richtungslenkende Einwände vonseiten des Therapeuten waren lange Zeit zu unterlassen; vielmehr sollte das Verhalten des Kindes vollständig respektiert werden. Hier kollidierten jedoch unerwünschte Verhaltensweisen der Kinder mit dem Wunsch nach therapeutischer Effizienz, so dass inzwischen Modifikationen angestrebt werden mussten (Landreth u. Sweeney 1997) und nach wie vor Diskussionen über die therapeutische Haltung im Rahmen der Spieltherapie bestehen (Mrochen u. Bierbaum-Luttermann 2001). Generelle Ziele der Spieltherapie sind ein verbessertes Selbstbewusstsein, das Empfinden einer gesteigerten Selbstwirksamkeit und die Förderung von Selbst- und Beziehungsreflexion sowie von Ausdrucksvermögen. Studien zur Wirksamkeit des Verfahrens sind mit der Tatsache konfrontiert, dass die Spieltherapie oft als Breitband-Therapeutikum bei sehr heterogenen Patientengruppen und Indikationen eingesetzt und wenig einheitlich gehandhabt wird. Dennoch ergeben Meta-Analysen positive Befunde zur Spieltherapie im Allgemeinen (Schmidtchen 1996).

Nach Schmidtchen (1974) ist im Gegensatz zu der früher gepflegten völligen Ungesteuertheit nun jedoch eine kontrollierte Abfolge von Aktionen und Reaktionen wünschenswert. Hierbei sind kommentierende, anreizsetzende, aktiv eingreifende und auch abwartende Strategien vonseiten des Therapeuten denkbar. Durch die Auswahl von Spielmaterialien können das Geschehen strukturiert und Themen vorgegeben werden. Durch Kommentierung, vor allem körpersprachlicher Art, kann eine Reaktionssteuerung durch den Therapeuten erfolgen. Die nonverbalen Kommunikationselemente werden bewusst eingesetzt, um einen Rapport herzustellen, Nähe und Distanz zu regulieren sowie letztlich Verhaltensweisen zu formen und unerwünschtes Handeln abzubauen. Differenzielle Interventionsmaßnahmen sind z.B. das Spiegeln von Emotionen, Konfrontieren, Aufzeigen von Grenzen oder »Einfrieren« des Spiels, wenn unerwünschtes Verhalten auftritt. Bei depressiven oder ängstlichen Kindern kann die Spieltherapie dazu anregen,

- sich mit gewohnten Handlungs- und ggf. negativen Denkstilen auseinanderzusetzen,
- Entscheidungsfähigkeiten einzuüben,
- Aktivitäten aufzubauen,
- Zielfindungsprozesse anzustoßen,
- Selbst- sowie Fremdbewertungen zu analysieren,
- eigene Ressourcen und Fähigkeiten zu entdecken,
- Selbstsicherheit in der sozialen Interaktion spielerisch zu erwerben.

Der zeitlich größte Anteil der Spieltherapie-Sitzungen sollte also auf Sozialspiele entfallen, etwa ein Drittel auf Übungs- und Funktionsspiele und jeweils weniger als 10% auf Regelspiele bzw. gestalterische Spiele (Mrochen u. Bierbaum-Luttermann 2001). Wichtigstes Anliegen der Spieltherapie ist, die Welt aus der Perspektive des Kindes zu sehen und zu verstehen, um somit gezielt therapeutisch lenkend eingreifen zu können. Das Verfahren ermöglicht zudem, schwer aussprechbare Vorkommnisse spielerisch auszudrücken. Da es an kontrollierten sowie größeren Interventionsstudien mangelt, ist der Evidenzgrad für die Wirksamkeit dieser Therapieform derzeit jedoch gering (IV–V).

5.6.6 Behandlung von Begleitsymptomen

Grundlegend für das Verständnis der Begleitsymptome ist die Psychoedukation. Nur über diese kann dem Patienten rational vermittelt werden, dass die Beschwerden Teil der Depression sind, also nicht isoliert medikamentös behandelt werden müssen, sondern sich im Rahmen der Depressionstherapie sekundär bessern werden.

Bei jüngeren Kindern, aber auch bei Jugendlichen muss stets darauf geachtet werden, dass einerseits ein gewisses Maß an Zuwendung hilfreich sein kann, um die Beschwerden zu lindern, dass jedoch andererseits ein Übermaß an Aufmerksamkeit im Gegenteil zur Aufrechterhaltung aufgrund eines sekundären Krankheitsgewinns führen kann. Die Folgen können weitere Regression mit entsprechendem Verlust an Selbstständigkeit sein. Insofern sind auch hier, abhängig vom Alter, Selbsthilfemaßnahmen sinnvoll, wie z.B. das bereits genannte Entspannungsverfahren, das auch kindgerecht erlernt werden kann (► 5.6.3). Auch Rituale können helfen, etwa bei Einschlafstörungen. Rituale bieten den Vorteil, ein maximal fixiertes Maß an Zuwendung zu enthalten.

Somatische Symptome der Depression können sich in diffusen Beschwerden wie Kopf- oder Bauchschmerzen, Übelkeit etc. äußern. Hier ist eine gute körperlich-neurologische Abklärung erforderlich, um körperliche Grunderkrankungen auszuschließen. Von einem Schmerzmittelgebrauch ist bei fehlender organischer Diagnose nach Möglichkeit abzuraten, um einen sekundären Substanzmissbrauch zu vermeiden. Zu bevorzugen sind Maßnahmen wie Entspannungsverfahren und der Einbau von kurzen Erholungsphasen in den Alltag. Auf ausreichende Nahrungs- und Flüssigkeitszufuhr ist zu achten, oft regulieren sich dadurch Kreislaufbeschwerden und Kopfschmerzen. Auch ein Mindestmaß an körperlicher Aktivität kann hierzu nachhaltig beitragen.

Schlafstörungen und Appetitverlust

Bezüglich hartnäckiger und sehr beeinträchtigender Symptome wie Schlafstörungen kann dem Betroffenen ein mitverantwortliches Entwickeln eines Konzepts zur Verbesserung abverlangt werden. Auch in puncto Appetitverlust sollte aus rationalen Gründen ein Mindestmaß an Nahrungsaufnahme bei den Hauptmahlzeiten möglich sein. Sollte die Therapie ambulant erfolgen, müsste dann die Verfügbarkeit an Speisen gewährleistet sein (z.B. regelmäßige Mahlzeiten zu Hause, Mitgabe von Schulbroten etc.), um es nicht an der mangelnden Motivation, sich Lebensmittel zu besorgen, scheitern zu lassen. Gegebenenfalls sind dann auch Ess- und Trinkprotokolle sinnvoll, um eine ausreichende Kalorien- und Flüssigkeitszufuhr zu gewährleisten.

Mögliche Maßnahmen zur Schlafhygiene fasst ◘ Tabelle 5.7 zusammen.

Tab. 5.7. Maßnahmen zu Schlafhygiene und Gestaltung der Abend- sowie Einschlafsituation. (Mod. nach Mehler-Wex 2007)

Verhalten	– am Abend Meidung von Aufregung und körperlicher Anstrengung – Meiden von Koffeinhaltigem und Alkohol »als Schlafmittel« – leichtes, nicht zu spätes Abendessen – tagsüber Einhalten eines Mindestmaßes an körperlicher Aktivierung – Bettnutzung ausschließlich als Schlafplatz
Umgebungsgestaltung	– Lärmabschirmung im Schlafbereich – adäquate Gestaltung der Beleuchtung (relative Dunkelheit, evtl. mit kleinem Nachtlicht zur Orientierung) – angenehme Raumtemperatur – angemessenes, bequemes Bettzeug – Miteinbeziehung beruhigend wirkender Kuscheltiere oder Puppen – kein TV-, PC- oder Videogerät im Schlafzimmer
Eltern-Kind-Interaktion	– liebevolle, aber nachdrückliche Zuweisung des Kindes ans eigene Bett, im Bedarfsfall wiederholt – altersabhängig Einbeziehung des Kindes in die Gestaltung des eigenen Schlafplatzes – Gewährleistung befriedigter Grundbedürfnisse (bzgl. Hunger, Durst, Ausscheidung) – pünktliche Zubettgehzeiten, feste Weckzeit am Morgen, geregelter Tag-Nacht-Rhythmus, Vermeiden von übermäßigem Schlaf tagsüber – allabendliche, liebevolle Rituale für das Sicherheitsgefühl des Kindes – Ermutigung des Kindes, allein zu schlafen – Belobigung bei Gelingen der Verselbstständigung und Kooperation

Bei älteren Kindern und Jugendlichen sind zur Schlafbesserung Techniken zum Stressmanagement und zur Selbstinstruktion indiziert. Konfliktbearbeitungen sollten nicht in die Abendstunden verschoben werden, Grübeln über Schlaflosigkeit sollte durch ablenkende, beruhigende Tätigkeiten durchbrochen werden. Dysfunktionale Gedanken (»Ich bin morgen nicht leistungsfähig, wenn ich jetzt nicht einschlafe«; »Ich brauche mindestens acht Stunden Schlaf« etc.) können durch kognitives Training therapeutisch angegangen werden (»Ich hatte schon oft erfolgreiche Tage, obwohl ich vorher nicht so gut geschlafen habe«; »Jeder Mensch braucht unterschiedliche Mengen an Schlaf – wenn es heute nicht so gut klappt, schlafe ich ein anderes Mal umso besser« usw.).

Durch Entspannungstechniken kann eine willentlich herbeigeführte graduelle Reduktion des Muskeltonus erreicht werden. Dies geschieht durch eine über medulläre Motoneurone gelenkte Rückkopplung in den Hirnstamm. In der Folge senken dort sekundär aminerge Neurone ihren aktivierenden Impulsstrom mit dem Resultat der Hirnstromberuhigung und Entspannung zum allmählichen Übergang in den Schlaf.

Angst

Bei bestehenden konkreten Angstsymptomen können **Desensibilisierungs- und Konfrontationsverfahren** zum Zuge kommen. Dem Desensibilisierungsverfahren liegt eine so genannte Angsthierarchie zugrunde: Der Patient erarbeitet eine Stufenleiter verschiedener für ihn angstauslösender Situationen, die dann sukzessive angegangen werden – ausgehend von der am wenigsten ängstigenden Situation. Dabei setzt sich der Patient nach ausreichender Vorbereitung, in der Regel unter Begleitung durch den Therapeuten, den entsprechenden Situationen so lange aus, bis das subjektive Angstniveau auf ein erträgliches Maß absinkt. Wichtig für den Erfolg der systematischen Desensibilisierung ist, dass

- eine gute Psychoedukation im Vorfeld stattfindet (vegetative Reaktionen sind sinnvoll als Aktivierung des Körpers zur »Flucht«; Angst ist nicht tödlich),
- eine Vorbereitung auf die Exposition erfolgt (z.B. In-sensu-Strategien vor der realen Konfrontation, Entspannungstechniken),
- der Patient aktiv seine subjektive Angst einschätzt und somit auch die Veränderungen des Angstniveaus bewusst wahrzunehmen lernt (z.B. über ein »Angstbarometer« mit den Stufen 1–10),
- eine verlässliche Unterstützung und durchgängige, ungestörte Anwesenheit in der Situation durch den Therapeuten erfolgt,
- die Situation keinesfalls vorzeitig, also vor einer objektiven Reduktion der subjektiven Angst, abgebrochen wird (was mitunter Stunden erfordern kann, dies muss im Vorfeld eingeplant werden).

Angstlösende Medikamente sind kontraindiziert und allenfalls dem Notfall vorbehalten. Der Lernprozess besteht darin, dass sich die durch Vermeidungen und Rituale fixierte hohe Erwartungsangst durch die Habituation im Rahmen der Expositionen auf ein adäquates Maß reduziert. In der sytematischen Desensibilisierung werden nach und nach die Stufen der Angsthierarchie abgearbeitet, während in der direkten Konfrontation (»Flooding«) gleich der extremste Angstreiz aufgesucht wird – selbstverständlich ebenfalls nach guter Vorbereitung. Letzteres setzt eine gutes Krankheitsverständnis, eine hohe Motivation und eine therapeutisch notwendige, passagere Leidensbereitschaft voraus, was von Kindern und Jugendlichen nicht immer erwartet werden kann, so dass in dieser Altersgruppe systematische Verfahren zur Angsttherapie häufiger Anwendung finden.

Posttraumatische Belastungsstörung (PTBS)

Bei Posttraumatischen Belastungsstörungen (PTBS) stehen als »erste Hilfe« die Gewährleistung der Grundversorgung und der Schutz des Betroffenen im Vordergrund. Entspannungsverfahren sowie die pragmatische Sicherstellung eines strukturierten Tagesablaufs sind ebenfalls indiziert. Besonders gut evaluiert bei Kindern und Jugendlichen mit PTBS ist die **Traumafokussierte Kognitive Verhaltenstherapie** (Tf-KVT; Cohen et al. 2004). Hier kommen nach ausreichender Stabilisierung und guter Vorbereitung abgestufte Expositionsverfahren (in sensu, d.h. imaginatives Nacherleben; in vivo, d.h. Aufsuchen des Ortes etc.) und kognitive Umstrukturierung bezüglich verzerrter Kognitionen und Affekte (unangebrachte Schuld- oder Schamgefühle etc.) zum Einsatz. Geeignete Manuale stammen von Deblinger und Heflin (1996) sowie von Cohen et al. (2006). Dysfunktionale Gefühlsregulationen können mithilfe einzelner Bausteine der Dialektisch-Behavioralen Therapie für Adoleszente (DBT-A; Böhme et al. 2002) angegangen werden.

Außerdem stellt sich bei PTBS als eine Behandlungsoption auch bei Kindern und Jugendlichen das umstrittene EMDR-Verfahren (EMDR = Eye Movement Desensitization and Reprocessing) dar (Greenwald 2001). Während der Patient angehalten wird, bestimmte Inhalte des Traumas zu fokussieren, soll er mit den Augen den Fingerbewegungen des Therapeuten folgen. Neurobiologischer Hintergrund ist die Annahme, dass die traumatisch bedingte interhemisphärische Kommunikationsstörung durch die bilaterale Stimulation mittels Bulbusbewegungen eine Resynchronisation der beiden Hirnhälften ermöglicht.

Andere Möglichkeiten sind die wechselseitige Beschallung oder das rhythmische Berühren beider Hände. Die kurzfristige und schnelle Wirksamkeit dieser Methode gilt inzwischen als erwiesen; zum Langzeiterfolg fehlen bislang empirische Daten (www.wbpsychotherapie.de).

5.7 Pharmakotherapie

5.7.1 Vergleichende Therapieforschung

Psychopharmakotherapeutische Eingriffe bei Depression waren und sind z.T. noch immer Gegenstand lebhafter Diskussionen – vor allem in psychoanalytischen Fachbereichen –, da man eine artifizielle Reduktion des für die Therapiemotivation erforderlichen Leidensdrucks zu Bedenken gibt mit Einschränkung der zur kausalen Bearbeitung notwendigen Konfliktbearbeitungsbereitschaft (Strik u. Moggi 2006). Andererseits wird argumentiert, dass bei schweren Depressionen eine psychotherapeutische Arbeit erst durch die Pharmakotherapie, die sich zudem auf biologische Korrelate bezieht, angebahnt werden kann.

Inzwischen zeigten Studien jedoch, dass auch Psychotherapie biologische Effekte im Zentralnervensystem erzielen kann: So wurden in einer zwölfwöchigen Studie 24 Erwachsene mit depressiver Störung entweder mit zwölf Sitzungen Interpersonaler Therapie oder mit 40 mg Paroxetin behandelt; beide Gruppen wiesen zum Ausgangszeitpunkt in der Positronenemissionstomographie einen erhöhten Metabolismus im präfrontalen Kortex sowie im Caudatum und Thalamus auf sowie einen erniedrigten Metabolismus temporal (Brody et al. 2001). Zum Studienende ergab sich in beiden Gruppen eine vergleichbare Normalisierung der genannten Veränderungen, wenngleich klinisch die Paroxetin-Gruppe der Psychotherapie-Gruppe überlegen war (Verbesserung der Hamilton Depression Rating Scale, HAM-D, um 61% vs. 38% im Psychotherapie-Arm). In einer SPECT-Studie (SPECT = Single-Photon-Emission-computed Tomography) an 28 Erwachsenen, die randomisiert entweder einer Behandlung mit 75 mg Venlafaxin pro Tag oder einer Interpersonalen Psychotherapie (eine Sitzung pro Woche) zugeführt worden waren, erbrachten beide Verfahren nach sechs Wochen eine Steigerung der rechten Basalganglienperfusion (die Autoren hypothetisieren indirekte Effekte über das dopaminerge System als Hintergrund), wobei nur die Interpersonale Psychotherapie zusätzlich eine Verbesserung der Perfusion im limbischen System induzierte (Martin et al. 2001). Klinisch jedoch erzielte auch hier die Medikation bessere Erfolge (um 50% höhere Reduktion des HAM-D-Scores). Auch wenn beide Studien vor allem durch die kleine Stichprobengröße limitiert sind und die Interpretation und Generalisierbarkeit der Ergebnisse eingeschränkt sind, bleibt doch festzuhalten, dass auch Psychotherapie nachweisbar Einfluss auf den Hirnstoffwechsel hat.

! Eine Meta-Analyse von 59 kontrollierten Studien zur vergleichenden Therapieforschung bei Depressionen im Erwachsenenalter ergab für alle Psychotherapieformen eine Überlegenheit gegen Plazebo (Hautzinger 1998). Als wirksamste psychotherapeutische Verfahren stellten sich die Kognitive Verhaltenstherapie (KVT) und die Interpersonale Psychotherapie (IPT) heraus, wobei sich für diese Behandlungsformen laut o.g. Meta-Analyse in der Mehrzahl eine Überlegenheit gegenüber reiner Pharmakotherapie ergab.

In fünf von neun Vergleichsstudien war die Kognitive Verhaltenstherapie erfolgreicher als psychodynamisch fokussierte Therapiestrategien.

Katamnestische Erhebungen nach zwei Jahren beschreiben für die Psychotherapie, insbesondere die Kognitive Verhaltenstherapie, und für psychotherapeutisch-pharmakologische Kombinationstherapien stabilere Verläufe als für alleinige Pharmakotherapie (Strunk u. DeRubeis 2001), wobei kombinierte Ansätze bei der Major Depression mittel- und langfristig grundsätzlich effektiver zu sein scheinen als Monotherapien (Arnow u. Constantino 2003; Segal et al. 2002). Zwei kontrollierte Studien zur Dysthymie zeigten jedoch eine Überlegenheit von Paroxetin-Monotherapie gegenüber alleiniger Psychotherapie, während in einer weiteren Studie zur Dysthymie Fluoxetin und kognitive Therapie gleich wirksam waren. Leichte Depressionsformen profitieren akut sowohl von Antidepressiva als auch von Psychotherapie, in der Rezidivprophylaxe ist die Psychotherapie offenbar überlegen (Strik u. Moggi 2006). Eine psychotherapeutische Erhaltungstherapie scheint bei jedem Schweregrad sinnvoll; im Vergleich zu reinem Case-Management wurde durch Kognitive Verhaltenstherapie und Interpersonale Therapie als Ergebnis aus fünf Studien bei Erwachsenen die Rückfallquote der Patienten von 50–80% auf 20–50% innerhalb von zwei Jahren gesenkt (Segal et al. 2002).

Grundsätzliche Aspekte der Psychopharmakotherapie

- Die Pharmakotherapie kann und darf nur ein Teil eines multimodalen Behandlungskonzepts sein.
- Eine Indikation besteht zu einem frühen Behandlungszeitpunkt vor allem bei schweren Depressionen und Suizidalität, im Verlauf bei leichteren Formen auch dann, wenn konventionelle nichtmedikamentöse Strategien allein nicht greifen.
- Wurden bereits zuvor erfolgreich (oder nicht erfolgreich) Antidepressiva eingesetzt, so sind die entsprechenden Präparate erneut einzusetzen (bzw. zu vermeiden).
- Bestehende Medikation ist wegen potenzieller Wechselwirkungen zu erfragen, im gleichen Zusammenhang Selbstbehandlungsversuche (z.B. Johanniskraut).
- Bei Tranquilizern als Akutmedikation sind höchste Zurückhaltung und engste Indikationsstellung angezeigt (z.B. akut agitierte Depression mit Suizidalität).
- Eine umfassende Aufklärung (Hinweis auch auf Off-label-Gebrauch) über Wirkweise und -besonderheiten der Antidepressiva (z.B. lange Wirklatenz, jedoch potenziell frühes, meist passageres Auftreten von unerwünschten Wirkungen) erhöht das Verständnis und die Compliance.
- Das An- und Absetzen von Antidepressiva sollte jeweils schrittweise erfolgen, und zwar unter fachärztlicher Betreuung. Bei Suizidgefahr ist ein vollstationärer Rahmen indiziert.
- Die Dauer eines Behandlungsversuchs sollte mindestens drei Wochen pro Substanz betragen, bei objektivierter Non-Response sollte eine andere Antidepressiva-Gruppe gewählt werden.
- Die Deutsche Gesellschaft für Kinder- und Jugendpsychiatrie, Psychosomatik und Psychotherapie et al. (2007) raten von Kombinationspräparaten ab.

5.7.2 Wirkungen und Nebenwirkungen

Zur medikamentösen Behandlung depressiver Erkrankungen eignen sich Antidepressiva, die, abhängig von ihrem Rezeptor-Profil, in verschiedene pharmakologische Klassen zu unterteilen sind (◘ Tab. 5.8 und 5.9). Durch unterschiedliche Wirkmechanismen wie Wiederaufnahmehemmung über Transporterblockaden oder Hemmung des katabolen Enzyms werden das noradrenerge und/oder serotonerge System gefördert. Alle Antidepressiva verfügen hierdurch über ein zusätzlich anxiolytisch wirksames Potenzial. Klassische, trizyklische Antidepressiva bedingen vorrangig eine Erhöhung des verfügbaren Noradrenalin und implizieren somit das Risiko kardialer Nebenwirkungen. Des Weiteren bestehen als anticholinerge Effekte bisweilen Mundtrockenheit, Obstipation, Tremor, Schwitzen und Akkommodationsstörungen. Die therapeutische Breite ist somit eingeschränkt, ein Intoxikationsrisiko mit potenziell lebensbedrohlichen Folgen über das Herz-Kreislauf-System ist zu berücksichtigen. Clomipramin ist ein trizyklisches Antidepressivum mit zudem hoher Serotonin-Rezeptor-Affinität. Es wird deshalb von den Trizyklika klinisch noch am häufigsten in der Kinder- und Jugendpsychiatrie eingesetzt.

Trizyklische Antidepressiva weisen eine sehr breitgefächerte Rezeptor-Affinität auf, mit entsprechend erhöhtem Nebenwirkungsrisiko. Ihre therapeutische Breite ist gering, vor allem aufgrund der anticholinergen Wirkungen. Bei Überdosierungen, auch z.B. bei intendiertem Suizid, kann es bereits ab nur dreifach erhöhter Dosiseinnahme zu einem lebensbedrohlichen anticholinergen Syndrom kommen – mit hohem Fieber, Mydriasis, Harnverhalt, Obstipation und kardialer Tachykardie mit Rhythmusstörungen. Psychopathologisch imponieren delirante Symptome, gegebenenfalls mit Halluzinationen und zerebralen Krampfanfällen (Wewetzer et al. 2004).

✪ Die Behandlung eines anticholinergen Syndroms muss internistisch-intensivmedizinisch erfolgen und bezieht u.a. bei Bedarf Flüssigkeitssubstitution sowie z.B. die

◘ **Tab. 5.8.** Einteilung der Antidepressiva

Klasse	**Vertreter**
trizyklische Antidepressiva – v.a. Noradrenalin- und z.T. Serotonin-Wiederaufnahmehemmung – zusätzlich Serotonin-Wiederaufnahmehemmung – erhöhte Dopamin-Freisetzung durch Hemmung präsynaptischer inhibitorischer D2-Rezeptoren	Amitriptylin, Desipramin, Dibenzipin, Doxepin, Imipramin Clomipramin Trimipramin
tetrazyklische Antidepressiva	Mianserin
selektive Serotonin-Wiederaufnahmehemmer (SSRI)	Ciralopram, Fluoxetin, Fluvoxamin, Paroxetin, Sertralin
selektive Noradrenalin-Wiederaufnahmehemmer (SNRI)	Maprotilin, Reboxetin
selektive Serotonin- und Noradrenalin-Wiederaufnahmehemmer (SSNRI)	Venlafaxin
noradrenerge und spezifisch serotonerge Antidepressiva (NaSSA) (Blockade der noradrenergen α2-Auto- und Heterorezeptoren)	Mirtazapin
dual-serotonerge Antidepressiva (DSA)	Nefazodon
reversible Monoaminoxidase-A-Inhibitoren	Moclobemid

Tab. 5.9. Wirkweise und Rezeptor-Profil der modernen Antidepressiva mit erwünschten und unerwünschten Wirkungen. (Mod. nach Mehler-Wex u. Kölch 2008 sowie Wewetzer et al. 2004)

Gruppe	**SSRI**					**SSNRI**	**SNRI**	**SNRI**	**SNRI**	**Wirkungen**	
Substanz Wirkung↓	CIT	FLX	FLV	PX	SER	VEN	REB	MIR	NEF	erwünscht	unerwünscht
NRI		+(+)	+	++	+(+)	+(+)	+++		+(+)	antidepressiv	Tachykardie, RR-Anstieg, Kopfschmerz, Schlafstörung, Tremor, Unruhe, Schwitzen, Erektions-, Ejakulationsstörung
SRI	+++	+++	+++	+++	+++	+++			+(+)	antidepressiv, anxiolytisch Reduktion von Zwang	gastrointestinale Probleme, Kopfschmerz, Schlafstörung, Unruhe, Schwitzen, sexuelle Funktions-störungen
H_1	+							+++	(+)	-	Sedierung, Gewichtszunahme
M_1		+		+(+)				+		-	Obstipation, Harnverhalt, Akkommodationsprobleme, Tachykardie, kognitive Probleme
α_1								+	+(+)	-	Orthostasestörung, Sedierung
α_2								+++		antidepressiv?	sexuelle Störung, Priapismus
$5\text{-}HT_2$		+						+++	+++	antidepressiv, anxiolytisch, analgetisch?	Hypotonie, Sedierung, Gewichtszunahme, Ejakulationsstörungen

NRI = Noradrenalin Reuptake Inhibition; SRI = Serotonin Reuptake Inhibition; H = Histamin-Rezeptor-Blockade; M = Blockade muskarinerger Rezeptoren; α = Blockade adrenerger Rezeptoren, $5\text{-}HT_2$ = Serotonin-Rezeptor-Blockade; SSRI = selektive Serotonin-Wiederaufnahmehemmer; SNRI = selektive Noradrenalin-Wiederaufnahmehemmer; SNRI = selektive Noradrenalin- und Serotonin-Wiederaufnahmehemmer; NaSSA = noradrenerge und spezifisch serotonerge Antidepressiva; DSA = dual-serotonerge Antidepressiva; CIT = Citalopram; FLX = Fluoxetin; FLV = Fluvoxamin; SER = Sertralin; VEN = Venlafaxin; REB = Reboxetin; MIR = Mirtazapin; NEF = Nefazodon; RR = Blutdruck

parenterale Akutgabe von Physostigmin (2–4 mg) ein. Zudem können Carbachol (1–4 mg/Tag) oder Acetylcholinesterasehemmer (z.B. Distigmin 2,5–5mg/Tag) bei Miktionsstörungen sowie 0,25 mg Carbachol i.m. oder s.c. bei akutem Harnverhalt oder bei drohendem paralytischem Ileus gegeben werden (Wewetzer et al. 2004).

Die größte und homogenste **Gruppe der modernen Antidepressiva** stellen die selektiven Serotonin-Wiederaufnahmehemmer (SSRI) dar. Sie werden wegen der größeren Arzneimittelsicherheit kinder- und jugendpsychiatrisch am häufigsten eingesetzt (häufigste Nebenwirkungen: Übelkeit, Unruhe, Schlafstörungen, sexuelle Funktionsstörungen; kaum Intoxikationsrisiko). Selektive Noradrenalin-, sowie selektive Noradrenalin- und Serotonin-Wiederaufnahmehemmer (SNRI bzw. SSNRI; die Noradrenalin-Wiederaufnahmehemmung bei SSNRI tritt erst in höherer Dosierung ein) beziehen sich auf Einzelsubstanzen wie Reboxetin oder Venlafaxin; Reboxetin kann mit Unruhe, Tremor und sexuellen Dysfunktionen einhergehen; Venlafaxin mit Übelkeit, Schlafstörungen, Schwindel, Obstipation und gegebenenfalls Hypertonie. Mirtazapin nimmt als selektiver Inhibitor präsynaptischer α_2-Auto- und Heterorezeptoren eine Sonderstellung ein, indem sowohl die synaptische Konzentration von Serotonin als auch die von Noradrenalin erhöht wird. Zeitgleich kommt es zur Blockade postsynaptischer 5-HT_2- und 5-HT_3-Rezeptoren, um unerwünschten Wirkungen (Agitation, sexuelle Dysfunktion, gastrointestinale Symptome) vorzubeugen, so dass sich die Förderung der serotonergen Neurotransmission insbesondere auf den 5-HT_{1A}-Rezeptor konzentriert (Müller 2002). Mirtazapin ist demzufolge bis auf eine mögliche leichte Gewichtszunahme und Sedierung besonders nebenwirkungsarm. Nefazodon vertritt die so genannten dual-serotonergen Antidepressiva, die die Serotonin- und in leichterem Grade auch die Noradrenalin-Wiederaufnahme hemmen sowie Serotonin-5HT_2-Rezeptoren antagonisieren; hierunter kann es zu Übelkeit, Mundtrockenheit und Müdigkeit kommen. Die Halbwertszeiten der Substanzen sind in ◘ Tabelle 5.10 dargestellt; zu beachten sind die teilweise besonders langen Halbwertszeiten, vor allem bei Fluoxetin (48–72 Stunden).

❗ Für Nefazodon ruht die Zulassung seit 2003 aufgrund von Vorfällen mit akutem Leberversagen. Eine Anwendung im Kindes- und Jugendalter ist somit derzeit obsolet.

Das **Rezeptor-Profil der modernen Antidepressiva** wurde im Vergleich zu den breit affinen klassischen Substanzen aufgrund unerwünschter Wirkungen weiterentwickelt und enger gefasst (Müller 2002): α_1-und α_2-Blockaden mit dem Risiko orthostatischer und tachykarder Beschwerden sowie Schwindel sind in mäßigem Ausmaß noch bei Sertralin und Mirtazapin sowie Nefazodon zu beobachten, bei den anderen modernen Antidepressiva liegt die Inhibitionskonstante, die die Rezeptor-Affinität umschreibt, bei > 1000 nmol/l, was einer vernachlässigbaren Beeinflussung des Rezeptors entspricht. Eine anteilige Blockade von Serotonin-5HT_2-Rezeptoren, die mit Appetitsteigerung und Gewichtszunahme assoziiert sein kann, besteht nur bei Mirtazapin und Nefazodon, geringfügiger auch bei Fluoxetin. Durch Inhibition muskarinerger M1-Rezeptoren können vielfältige unerwünschte Wirkungen wie Akkommodationsprobleme, Sinustachykardie, Mundtrockenheit und Obstipation auftreten; Paroxetin bedingt eine mäßige M1-Blockade, Fluoxetin, Mirtazapin und Sertralin hingegen nur geringfügig. Mit zunehmender Histamin-H1-Affinität stehen Sedierung und Gewichtszunahme in Zusammenhang, dies ist der Fall bei Mirtazapin, mäßiggradig auch bei Citalopram und geringfügig bei Nefazodon.

Die antidepressiv erwünschte Wirkung ist abhängig von der Wiederaufnahmehemmung

Tab. 5.10. Halbwertszeiten (HWZ) der Antidepressiva. (Nach Bandelow et al. 2006; Gastpar 2002; Wewetzer et al. 2004)

Antidepressivum	HWZ der Muttersubstanz [h]	HWZ des aktiven Metaboliten [h]
Amitriptylin	10–46	30 (Nortriptylin)
Citalopram	23–45	50; 100 (Desmethylcitalopram; Didesmethylcitalopram)
Clomipramin	21–25	35 (Desmethylclomipramin)
Escitalopram	27–32	40 (Desmethyldoxepin)
Doxepin	13–22	
Fluoxetin	48–72	168–216 (Norfluoxetin)
Fluvoxamin	9–28	-
Johanniskraut	35	-
Imipramin	10–25	12 (Desipramin)
Maprotilin	40–50	-
Mianserin	20–35	-
Mirtazapin	20–40	-
Moclobemid	1–3	-
Nefazodon	2	4–6 (Hydroxynefazodon)
Paroxetin	3–65	-
Reboxetin	12	-
Sertralin	22–36	60–108 (Norsertralin)
Venlafaxin	3–7	11 (O-Desmethylvenlafaxin)

mit resultierender erhöhter Verfügbarkeit von Noradrenalin und Serotonin. Jedoch sind auch hierdurch unerwünschte Wirkungen möglich wie Herz-Kreislauf-Störungen (Tachykardie, Blutdruckschwankungen), Tremor, Miktionsstörungen, Mundtrockenheit und Erektionsstörungen bzw. gastrointestinale Beschwerden (Übelkeit, Erbrechen, Diarrhö), Kopfschmerzen, Unruhe, Schlafstörungen, sexuelle Dysfunktionen. Das Ausmaß der Noradrenalin- bzw.

Serotonin-Wiederaufnahmehemmung ist in ◘ Tabelle 5.11 dargestellt. Mirtazapin hat den Vorteil, durch die fehlende α1-Rezeptor-Blockade keine Blutdruckerhöhungen zu bedingen. Und Nefazodon induziert im Gegensatz zu den SSRI keine sexuellen Funktionsstörungen.

> Sexuelle Funktionsstörungen sind häufig unter Paroxetin, seltener unter Sertralin, Reboxetin und Venlafaxin. Kein Risiko besteht bei Mirtazapin und Nefazodon. Gerade bei jungen Patienten in der sexuellen Entwicklung sind schambesetzte unerwünschte Wirkungen abzufragen und in die Therapieentscheidung einzubeziehen.

Zu beachten ist das aktivierende und antriebssteigernde Potenzial der SSRI. Durch die gleichzeitige Latenz bis zum antidepressiven Wirkungseintritt kann es zu gesteigerten Suizidgedanken kommen (▸ 5.7.4). Bei besonders vulnerablen Patienten und bei Überdosierung ist die Gefahr einer hypomanischen Stimmungsentwicklung zu beachten.

Generell kann bei serotonerg wirksamen Antidepressiva in seltenen Fällen das so genannte **Serotonin-Syndrom** auftreten, mit deliranten Symptomen (Desorientiertheit, Verwirrung, Erregungszustände, Euphorie), Fieber, neuromuskulären Auffälligkeiten (Hyperreflexie, Rigidität, Tremor, Myokloni), Blutdruckschwankungen und gastrointestinalen Beschwerden (Diarrhö, Übelkeit, Erbrechen). Lebensbedrohlich können Krampfanfälle, Herzrhythmusstörungen, Multiorganversagen, Verbrauchskoagulopathie oder Koma hinzukommen.

> Behandlung des Serotonin-Syndroms: Die Medikation muss sofort abgesetzt werden, was in 90% der Fälle zu einer Remission des Serotonin-Syndroms führt. Ansonsten können, vorzugsweise im intensivmedizinischen Setting, Methysergid (2–6 mg, maximal 6 mg/Tag) und Cyproheptadin (4–8 mg, maximal 0,5 mg/kg/Tag) eingesetzt werden sowie symptomatisch Sedierung, Volumensubstitution und Kühlung.
> Eine akute Serotonin-Erhöhung kann im Übrigen auch durch eine zusätzliche Einnahme erfolgen, z.B. von Alkohol oder Kokain.

Weitere Wirkungen der SSRI umfassen, jedoch vor allem bei älteren Patienten mit degenerativen Veränderungen der dopaminergen Neuronen, gegebenenfalls die Entwicklung extrapyramidal motorischer Störungen. Da SSRI die Thrombozytenaggregation reduzieren, sind sie für Risikopatienten bezüglich Herzinfarkt oder Thromboserisiko gut geeignet (Gastpar 2002).

Für trizyklische Antidepressiva wurde kein teratogenes Risiko in beobachteten Schwangerschaften festgestellt; jedoch gibt es keine allzu umfangreiche Datenlage hierzu (ebd.). Der Einsatz von SSRI im ersten Schwangerschaftstrimenon zeigte insgesamt kein signifikant erhöhtes Risiko für Geburtsdefekte (Louik et al. 2007). In der Einzelanalyse wurde jedoch für Sertralin

◘ **Tab. 5.11.** Ausmaß der Noradrenalin- und Serotonin-Wiederaufnahmehemmung ausgewählter moderner Antidepressiva (bezogen auf die Inhibitorkonstante Ki). (Mod. nach Müller 2002)

Noradrenalin-Wiederaufnahmehemmung	Serotonin-Wiederaufnahmehemmung
Reboxetin (Ki = 9) > Paroxetin > Fluoxetin > Nefazodon, Venlafaxin, Sertralin > Fluvoxamin (Ki = 500)	Paroxetin (Ki = 0,7) > Citalopram, Sertralin, Fluvoxamin > Fluoxetin > Venlafaxin > Nefazodon (Ki = 180)
keine: Citalopram, Mirtazapin	keine: Reboxetin, Mirtazapin

(3 bzw. 13 Fälle) eine signifikante Assoziation mit Omphalozelen (Odds ratio 5,7; 95%-Konfidenzintervall, 1,6–20,7) und septalen Defekten (Odds ratio 2,0; 95%-Konfidenzintervall, 1,2–4,0) detektiert sowie für Paroxetin (6 Fälle) mit obstruktiven Defekten der rechtsventrikulären Ausflussbahnen (Odds ratio 3,3; 95%-Konfidenzintervall, 1,3–8,8). Allerdings sind hierbei kleine Stichprobengrößen und Konfundierungen mit etlichen anderen potenziellen Geburtsrisikofaktoren zu berücksichtigen; insgesamt ist das relative Risiko für die oben genannten Störungen noch immer sehr gering (unter 0,2%). Alwan et al. (2007) hingegen fanden generell bei SSRI-Einnahme im ersten Schwangerschaftsdrittel ein signifikant erhöhtes relatives Risiko für Anenzephalie von 2,4 (95%-Konfidenzintervall, 1,1–5,1), für Kraniosynostosen von 2,5 (95%-Konfidenzintervall, 1,5–4,0) und für Omphalozelen von 2,8 (95%-Konfidenzintervall, 1,3–5,7). Die Autoren relativierten das Ergebnis jedoch dahingehend, dass in der Gesamtheit der untersuchten Neugeborenen mit Geburtsdefekten nur wenige einem SSRI ausgesetzt waren und somit das absolute Risiko von SSRI im Vergleich zu den üblichen Ausgangsrisiken einer jeden Schwangerschaft verhältnismäßig klein scheint.

Eine Übersichtsarbeit zu den SSRI über die Jahre 1966–2005 fand 18 Fallberichte und neun Kohortenstudien zur Anwendung von SSRI in der Schwangerschaft, insbesondere im letzten Trimenon (Moses-Kolko et al. 2005). Die Daten beziehen sich vorrangig auf Fluoxetin und Paroxetin, nur Einzelfälle berichten über Citalopram, Venlafaxin und Sertralin. Neonatale Symptome umfassten, sofern vorhanden, Unruhe, Zittern, erhöhten Muskeltonus, Fütter- und Verdauungsstörungen sowie Atembeschwerden. In der Regel wurde die Manifestation der Auffälligkeiten zwischen Geburt und dritter Lebenswoche beobachtet; die Symptomatik hielt zwischen zwei Tagen und maximal zwei Wochen an. In den 18 Kasuistiken traten in 61% der mit Paroxetin behandelten Mütter neonatale Syndrome auf, bei Fluoxetin in 22%. Hierbei sind sowohl unmittelbare toxische Effekte auf das Neugeborene als auch verzögert auftretende Absetzphänomene anzunehmen. Da Paroxetin die kürzeste Halbwertszeit der SSRI aufweist und über keine aktiven Metaboliten verfügt, scheint hier die Ursache für verstärkte Absetzeffekte zu liegen. Aus der Meta-Analyse der Kohortenstudien wurde ein relatives Risiko der späten vs. frühen SSRI-Exposition für unerwünschte Wirkungen beim Neugeborenen von 3,0 (95%-Konfidenzintervall, 2,0–4,4) errechnet; das Risiko für Anfallsereignisse im Vergleich zu Kontrollen betrug 4,1 (95%-Konfidenzintervall, 1,5–11,0), für respiratorische Beeinträchtigungen 2,3 (95%-Konfidenzintervall, 1,6–3,2); Intubationen wurden nicht erforderlich. Todesfälle oder ernste Komplikationen traten nicht auf.

✪ Als hilfreiche Behandlungsmaßnahmen für Neugeborene von SSRI-behandelten Müttern mit entsprechenden Symptomen zeigten sich eine reizarme Umgebung, kleine Füttermengen in häufiger Frequenz, Hautkontakt zur Mutter und in seltenen, schwereren Fällen eine antikonvulsive Therapie, Flüssigkeitssubstitution und atemunterstützende Maßnahmen. Präventiv kann die SSRI-Medikation, sofern klinisch vertretbar, zwei Wochen vor der Entbindung langsam ausgeschlichen werden, wobei die Unsicherheit des errechneten Termins und das Risiko einer postpartalen Depression der Mutter abgewogen werden müssen. Die Substanzen (gezeigt für Fluoxetin und Paroxetin) gehen in die Muttermilch über, so dass beim Stillen eine sehr strenge Indikationsstellung erforderlich ist, da beim Kind wiederum Absetzphänomene auftreten können (Unruhe, Zittern).

Absetzphänomene

Bis zum Wirkungseintritt der SSRI erfolgen diverse adaptive Vorgänge wie Herabregulationen verschiedener Rezeptoren (β-, 5-HT_2- und D_1-Rezeptoren) und Veränderungen der Rezeptor-Sensitivität, die jedoch keine gesicherten kausalen Voraussetzungen für den Wirkungseintritt sind. Möglicherweise wird durch die modifizierte Neurotransmission über die Phosphorylierung eines bestimmten Transkriptionsfaktors (CREB) vermehrt der neurotrophe Wachstumsfaktor BDNF (brain derived neurotrophic factor) sezerniert (Müller 2002). Das Absetzen sollte langsam erfolgen, da ansonsten (vor allem bei Paroxetin, am seltensten bei Citalopram) entzugsähnliche Symptome mit Übelkeit, Schwindel, Schlafstörungen und Unruhe sowie Rebound-Phänomene auftreten können, möglicherweise aufgrund einer passageren Serotonin-Dysbalance (Gastpar 2002).

5.7.3 Studienlage zu Wirksamkeit und unerwünschten Wirkungen von Antidepressiva im Kindes- und Jugendalter

Im Vergleich zur Studienlage zum Einsatz moderner Antidepressiva bei Erwachsenen ist jene zum Einsatz bei Kindern und Jugendlichen wesentlich geringfügiger; die meisten Substanzen sind für diese Altersgruppe nicht zugelassen. Die Evidenzgrade für Antidepressiva im Kindes- und Jugendalter sind in der Regel sehr niedrig (IV–V) und basieren vor allem auf klinischen Erfahrungen. Dies gilt für folgende Präparate:

- trizyklische Antidepressiva,
- Monoaminoxidase-Hemmer,
- SNRI,
- SSNRI,
- Johanniskrautextrakte,
- Serotonin2-Antagonisten/Serotonin-Wiederaufnahmehemmer.

Lediglich für SSRI stellt sich die Studienlage etwas besser dar (Evidenzgrad II–III; de facto muss der Evidenzgrad für Fluoxetin inzwischen als I eingestuft werden). Für Fluoxetin war 1992 ein Wirksamkeitsnachweis mit Überlegenheit gegen Plazebo auch für Zwangsstörungen im Kindes- und Jugendalter erbracht worden (Riddle et al. 1992). Bezüglich der Major Depression bei Kindern und Jugendlichen zeigte sich für Fluoxetin (20 mg, n = 34) und Paroxetin (40 mg, n = 64) eine Überlegenheit gegen Plazebo (Emslie et al. 1997; Keller 1998). Auch wenn randomisierten, kontrollierten Studien zufolge für SSRI bei depressiven Kindern und Jugendlichen eine Response-Rate von 40–70% zu extrapolieren ist, muss doch berücksichtigt werden, dass die Plazebo-Response-Raten in dieser Population bei 30–60% liegen (Birmaher et al. 2007).

Bei phasisch verlaufenden und bipolaren affektiven Erkrankungen, die jedoch im Kindes- und Jugendalter noch selten als solche zu erkennen sind, empfiehlt sich eine Phasenprophylaxe mit Lithium, Carbamazepin (Evidenzgrad jeweils IV–V) oder Valproat; Antidepressiva werden zur Phasenprophylaxe nicht empfohlen. Entscheidend für die Dosierungshöhe der Phasenstabilisierer sind ausreichende therapeutische Serumspiegel, das heißt, für die Rezidivprophylaxe mit Lithium sind Spiegel von 0,5–0,8 mval/l anzuraten, für Carbamazepin 4–12μg/ml, für Valproinsäure 50–100 μg/ml. Angelehnt an Erfahrungen aus der Erwachsenenpsychiatrie können auch die atypischen Neuroleptika Olanzapin oder Quetiapin für die Phasenprophylaxe bipolarer Störungen erwogen werden.

Studienlage zu Antidepressiva bei Erwachsenen

Trizyklische Antidepressiva sind bei 70% der Erwachsenen mit depressiven Störungen wirksam (Laux 2003) und werden dort häufig eingesetzt. Da die Wirksamkeit der Antidepressiva allgemein gegen Plazebo bei

Erwachsenen nachgewiesen ist, ergeben sich im Erwachsenenalter bereits weiterführende Studienfragen wie z.B. Vergleiche zwischen den verschiedenen Antidepressiva (Übersicht: s. Volz 2002). Eine gleichwertige Wirksamkeit von SSRI und u.a. trizyklischen Antidepressiva wurde in einer Meta-Analyse von 98 Studien (5044 erwachsene Patienten mit SSRI vs. 4510 Patienten mit anderen, vor allem trizyklischen Antidepressiva) gezeigt (Effektstärke 0,035; 95%-Konfidenzintervall, 0,006–0,076; $Q = 149{,}25$, $df = 95$, $p < 0{,}001$; Geddes et al. 2007).

Venlafaxin zeigte sich hierbei in mehreren Untersuchungen gegenüber Fluoxetin, Sertralin und Paroxetin sowie in Meta-Analysen gegenüber anderen SSRI hinsichtlich der Response signifikant überlegen, das Gleiche gilt für Mirtazapin gegenüber Paroxetin, Citalopram und Fluoxetin. Der direkte Vergleich von Mirtazapin und Venlafaxin erbrachte keine signifikanten Unterschiede (Guelfi et al. 2001). Der Wirkeintritt scheint sich zwischen den modernen Antidepressiva zeitlich nicht signifikant zu unterscheiden, nach einer Woche bereits sind unter Venlafaxin signifikante klinische Effekte gezeigt worden (ebd.). Bei schwerer Depression waren Paroxetin und Fluoxetin gleich wirksam wie trizyklische Antidepressiva, auch waren Fluvoxamin und Paroxetin wirksamer als Imipramin; in Meta-Analysen wurden jedoch auch Überlegenheiten der Trizyklika gegen SSRI bei schwerer Depression diskutiert (Heiden u. Kasper 2002). Innerhalb der Trizyklika ergaben sich für Clomipramin und Amitriptylin gegenüber Imipramin eine bessere Wirksamkeit bei schwerer Depression, innerhalb der modernen Antidepressiva wurden Überlegenheiten des dual wirksamen Reboxetin sowie von Venlafaxin vs. Fluoxetin gezeigt (ebd.). In der Langzeittherapie sind sowohl für Trizyklika als auch für moderne Antidepressiva eine signifikant bessere Wirksamkeit als Plazebo nachgewiesen worden; während sich SSRI bezüglich der Rezidivraten untereinander nicht unterscheiden, waren Venlafaxin, Mirtazapin und Reboxetin effektiver als SSRI; am nebenwirkungsärmsten (auf Plazebo-Niveau) war Mirtazapin (Laux 2002).

Die **trizyklischen Antidepressiva** sind die älteste Stoffgruppe und in Deutschland für den Einsatz bei Minderjährigen ab dem 11. Lebensjahr zugelassen. Eine Wirksamkeit trizyklischer Antidepressiva bei depressiven Störungen im Kindes- und Jugendalter konnte in insgesamt zwölf plazebokontrollierten Studien nicht nachgewiesen werden, der Evidenzgrad liegt bei III–IV (Hazell et al. 1995). Allerdings sind bei diesen Studien mögliche Effekte durch geringere (vorsichtigere) Dosierungen, diagnostische Unsicherheiten (Frage der Krankheitsdefinition) und entwicklungspharmakologische Besonderheiten mit ins Kalkül zu ziehen. Geringere Fallzahlen als bei Erwachsenen und eine mögliche Selektion der Stichprobe aufgrund der ethischen Bedenken zu plazebokontrollierten Studien bei Minderjährigen sind ebenfalls zu bedenken. Ein biologisches Erklärungsmodell für die fehlende Wirksamkeit der Noradrenalin-Wiederaufnahmehemmer mag die – im Gegensatz zur bereits im 6. Lebensjahr abgeschlossenen Entwicklung des Serotonin-Systems – bis ins Erwachsenenalter prolongierte Reifung der Noradrenalin- und Dopamin-Systeme sein (Heiser u. Remschmidt 2002).

Aufgrund von kardialen Risiken und Einzelfällen mit tödlichem Verlauf (Amitai u. Frischer 2006; Varley u. McClellan 1997) wurde von der Behandlung mit trizyklischen Antidepressiva in der Kinder- und Jugendpsychiatrie weitgehend Abstand genommen.

! Nach derzeitigem Wissensstand ist eine Therapie mit trizyklischen Antidepressiva nicht oder nur bedingt, das heißt nach strenger Indikationsstellung, zu empfehlen. Insbesondere ist das Risiko eines erfolgreichen Suizids durch trizyklische Antidepressiva aufgrund der hohen Toxizität nicht zu unterschätzen.

Mirtazapin zeigte in einer prospektiven Untersuchung bei Kindern und Jugendlichen klinisch gute antidepressive Effekte (Schlamp 1999). Ein Wirksamkeitsnachweis gegenüber Plazebo für das Kindes- und Jugendalter liegt nicht vor.

Es gibt keine kontrollierte Studie zum Einsatz von **Monoaminoxidase-Hemmern (MAO-Hemmern)** bei Kindern oder Jugendlichen. Aufgrund des Risikos hypertensiver Krisen bei gleichzeitiger Einnahme tyraminhaltiger Lebensmittel (Käse, Schokolade, Rotwein) ist besondere Vorsicht angezeigt. MAO-Hemmer spielen in der antidepressiven Behandlung im Kindes- und Jugendalter nahezu keine Rolle.

Der in Meta-Analysen bei Erwachsenen erhobene Nachweis, dass kombinierte **selektive Serotonin-Noradrenalin-Wiederaufnahmehemmer (SSNRI)** etwas wirksamer sind als SSRI, konnte bei Kindern und Jugendlichen noch nicht geführt werden: Bei 17036 Erwachsenen hatte die Einbeziehung von 93 Studien moderner Antidepressiva Responder-Raten für SSNRI von 63,6% vs. 59,3% für SSRI ergeben (p = 0,003; 95%-Konfidenzintervall, 1,019–1,101; Papakostas et al. 2007). Mit der Number-needed-to-treat-Analyse (NNT) ausgedrückt, müssten 24 Patienten mit SSNRI behandelt werden, um einen Responder mehr als unter SSRI zu erhalten – es ist also eine mäßige Überlegenheit.

Der SSNRI Venlafaxin konnte in einer Vergleichsstudie Psychotherapie plus Venlafaxin vs. Psychotherapie plus Plazebo keine Plazebo-Überlegenheit bei 40 Kindern und Jugendlichen erweisen (75 mg, n = 33; Mandoki u. Tapia 1997), wird aber klinisch mit z.T. guten Erfolgen eingesetzt (Weller et al. 2000). Eine deutsche Anwendungsbeobachtungsstudie bei 40 Kindern und Jugendlichen wies eine CGI-gestützte Response-Rate von 67,5% auf (»viel« oder »sehr viel gebessert«; Freisleder u. Jagusch 1998) (CGI = Clinical Global Impression). Von einer Wirksamkeit, insbesondere bei Jugendlichen, ist auszugehen: Emslie et al. (2007) zeigten für Jugendliche eine Überlegenheit von Venlafaxin gegenüber Plazebo. Allerdings ist bei Suizidalität Zurückhaltung geboten, da für Venlafaxin im Vergleich zu Kontrollgruppen erhöhte Raten für Suizidgedanken und -handlungen angegeben wurden (Pössel u. Hautzinger 2006).

Leichte oder mittelschwere Depressionen können bei guter Verträglichkeit auch von **Johanniskraut** profitieren (Evidenzgrad IV; Deutsche Gesellschaft für Kinder- und Jugendpsychiatrie, Psychosomatik und Psychotherapie et al. 2007). Johanniskraut erhielt als Phytopharmakon in Deutschland seine Zulassung für den Einsatz bei Minderjährigen (älter als 11 Jahre), ohne einen Wirknachweis in Zulassungsstudien erbringen zu müssen. Nach derzeitiger Studienlage gibt es eine offene Studie in den USA an 33 Minderjährigen, die eine Wirksamkeit in 75% der Fälle beschrieb, sowie eine Anwendungsbeobachtung in Deutschland an 101 Minderjährigen, die zwar ebenfalls eine hohe Responder-Rate fand, aber methodisch deutliche Mängel aufweist (Übersicht: s. Kölch et al. 2006; Simeon et al. 2005).

! Studien zu Dosisfindung und Wechselwirkungen von Johanniskraut bei Minderjährigen gab es bisher nicht; das kinder- und jugendspezifische Phänomen der Verhaltensaktivierung wurde ebenfalls nicht beforscht.

Johanniskraut ist erst in höheren Dosierungen ab 600 mg/d wirksam; die frei verkäuflichen Präparate sind in der Regel deutlich niedriger dosiert. Das pharmakodynamisch wirksame Substrat von Johanniskraut ist bisher nicht bekannt. Das Interaktionsspektrum von Johanniskraut ist hoch, da es ein Induktor von Cytochrom-P-3A4 (CYP3A4), Glykoprotein P und möglicherweise von anderen Leberenzymen ist (Kölch et al. 2006). Vorsicht ist also insbesondere bei Kombinationstherapien (auch mit Fluoxetin!) geboten. Trotz eines äußerst geringen Evidenzgrades (IV) zeigen die epidemiologischen Daten, dass diese Substanz die am häufigsten verordnete an Minderjährige in Deutschland ist (Kölch u. Fegert 2007).

Wirksamkeitsnachweise für SSRI

Plazebokontrollierte Studien zu SSRI bei Kindern und Jugendlichen (Übersicht: Vasa et al. 2006) legten neben unterschiedlichen Depressionsskalen in der Regel als gemeinsamen Nenner einen CGI-Score (Global Clinical Impression Scale) von 1 oder 2 als Effektivitätsmaß zugrunde, wodurch diese unterschiedlichen Studien eine gewisse Vergleichbarkeit erlangen. Eine Plazebo-Überlegenheit bezüglich des CGI zeigten Sertralin (um 10%), Paroxetin (16,8%) und Fluoxetin (16–24%; Hjalmarsson et al. 2005). Zum Vergleich: In Erwachsenenstudien wurden für alle SSRI höhere Plazebo-Überlegenheitsraten von 18–25% erreicht (ebd.) – dies war bei Minderjährigen nur bei Fluoxetin der Fall. Gleichzeitig muss von hohen Plazebo-Responder-Raten ausgegangen werden (bei Erwachsenen 30–50% vs. 45–50% Medikations-Responder-Raten; ebd.).

Fluoxetin

Die Studienlage in der Kinder- und Jugendpsychiatrie bietet die erfolgreichsten Wirksamkeitsnachweise (Evidenzgrad II) bei nichterhöhter Suizidalität für Fluoxetin (The Treatment for Adolescents with Depression Study TADS 2004; Usala et al. 2007). Die Studien von Emslie et al. (1997, 2002) zeigten bei einer Stichprobe von 96 bzw. 219 depressiven Minderjährigen die Überlegenheit von Fluoxetin gegenüber Plazebo. Die TADS (2004) fand bei 439 depressiven Jugendlichen eine Response-Rate von 61% für die Fluoxetin-Monotherapie und einen relativ geringen Effekt einer zusätzlichen Kognitiven Verhaltenstherapie (71%; die Response unter alleiniger Kognitiver Verhaltenstherapie betrug 43%, unter Plazebo 35%). Allerdings kann eine zusätzliche Kognitive Verhaltenstherapie die Gefahr einer auftretenden Suizidalität mindern.

! Fluoxetin verfügt als einziges Medikament aus der SSRI-Gruppe über eine Zulassung für die Behandlung der Depression bei Minderjährigen (ab dem 8. Lebensjahr) und wird deshalb durch die Deutsche Gesellschaft für Kinder- und Jugendpsychiatrie, Psychosomatik und Psychotherapie et al. (2007) als erste Wahl zur Behandlung der Depression im Kindes- und Jugendalter empfohlen.

Sertralin

Für Sertralin zeichnet sich nach aktueller Studienlage ebenfalls ein positiver Effekt bei Jugendlichen ab, das gilt auch für das Kosten-Nutzen-Risiko bezüglich Suizidalität (Holtmann et al. 2006), wenngleich zwei randomisierte, plazebokontrollierte Studien keine signifikante Überlegenheit von Sertralin bei Minderjährigen darstellen konnten (Wagner et al. 2003). Insgesamt ist hier in Zukunft durch weitere Studien eine bessere Datenlage für eine evidenzbasierte Therapie zu erwarten.

Paroxetin

Bezüglich der Major Depression bei Kindern und Jugendlichen zeichnet sich für Paroxetin (40 mg, n = 64) eine Wirksamkeit ab (Keller 1998). In einer weiteren Studie konnte aber keine signifikante Überlegenheit gegen Plazebo nachgewiesen werden (Keller et al. 2001). Bei 319 sozial ängstlichen Kindern und Jugendlichen zwischen 8 und 17 Jahren war Paroxetin (mittlere Dosis: 32,6 mg/Tag) in der 16. Behandlungswoche (»last observation carried forward«) bezüglich der Response-Rate dem Plazebo signifikant überlegen (77,6% vs. 38,3%) und zeigte sich auch gut verträglich (14% Schlafstörungen, 8% Appetitreduktion, 6% Erbrechen). Allerdings waren hier keine Stimmungseffekte erhoben worden (Wagner et al. 2004a).

Citalopram

Schwere somatische, z.B. onkologische Erkankungen bei Kindern und Jugendlichen gehen oft einher mit depressiven Symptomen. Die antidepressive Behandlung stellt hierbei häufig eine besondere Herausforderung dar, aufgrund der bereits bestehenden komplexen Medikation, z.B. mit Analgetika, Chemotherapeutika usw. Trotz der günstigen Datenlage für Fluoxetin müssen hier weitere Überlegungen, insbesondere bezüglich potenzieller Wechselwirkungen, für die Wahl der antidepressiven Medikation ins Kalkül gezogen werden. Da Fluoxetin ein besonders starker Cytochrom-P450-Inhibitor ist (► 5.7.7) und zudem eine sehr lange Halbwertszeit aufweist (■ Tab. 5.10), ergeben sich hier deutliche Nachteile. In der Pädiatrie wird deshalb oft Citalopram der Vorzug gegeben, da es durch mehrere CYP-Enzyme metabolisiert wird (vor allem CYP2C19 und CYP3A4) und daher in der Regel unbeeinflusst bleibt von anderen Substanzen, umgekehrt aber nur schwach CYP2D6 und andere Isoenzyme inhibiert und somit die Wirksamkeit und Sicherheit der Komedikation nicht beeinträchtigt (DeJong u. Fombonne 2006). Wagner et al. (2004b) zeigten bei 174 Minderjährigen in einer achtwöchigen randomisierten, plazebokontrollierten Studie die Überlegenheit von Citalopram (durchschnittliche Tagesdosis: 24 mg) mit einer Response-Rate von 36% vs. 24% bezüglich depressiver Symptome. Die Abbruchrate wegen unerwünschter Wirkungen lag in der Citalopram-Gruppe kaum höher als bei Plazebo (5,9 bzw. 5,6%), Übelkeit und Bauchschmerzen waren die häufigsten Nebenwirkungen. Auch die gute längerfristige Verträglichkeit konnte in Langzeitstudien bei Kindern und Jugendlichen (n = 30, Durchschnittsalter: 13,7 Jahre, Behandlungsdauer: 1–2 Jahre, mittlere Tagesdosis: 46,7 mg, Indikation: Zwangsstörungen) gezeigt werden (Thomsen et al. 2001), so dass Citalopram in bestimmten Subgruppen in Erwägung gezogen werden sollte (Wagner 2005).

Escitalopram

Inzwischen konnte in Erwachsenenstudien gezeigt werden, dass das therapeutisch aktive S-Enantiomer Escitalopram signifikant wirksamer ist als Citalopram selbst (Response-Raten: 56% vs. 41% mit signifikant unterschiedlichen antidepressiven Effekten bereits nach einer Woche; Azorin et al. 2004). Für Escitalopram ist eine um etwa 50% niedrigere Dosierung als für Citalopram zu wählen.

5.7.4 Die so genannte SSRI-Debatte

Als wichtiger Aspekt muss berücksichtigt werden, dass viele SSRI, aber auch andere moderne und trizyklische Antidepressiva, eine Aktivierung bedingen. Diese ist prinzipiell gewünscht bei Depression, jedoch kann es durch die im Verhältnis zur Antriebssteigerung längere Latenz bis zum Eintritt der antidepressiven Wirksamkeit zu einer erhöhten Suizidgefahr kommen. Bei gefährdeten Patienten ist deshalb entweder die Anfangsphase der Psychopharmakotherapie im vollstationär geschützten Rahmen abzuwägen und/oder die überbrückende Kotherapie mit niedrig- oder mittelpotenten Neuroleptika, die durch ihre sedierende Komponente die Aktivierung durch die Antidepressiva ausgleichen. Alternativ können sedierende Antidepressiva gewählt werden, die aus diesem Grund am Abend eingenommen werden und gleichzeitig den Schlaf stabilisieren.

> Sedierende Antidepressiva sind Amitriptylin, Doxepin und Imipramin (trizyklisch), Mianserin (tetrazyklisch) sowie Mirtazapin. Aufgrund der kardialen Risiken der Trizyklika wird Mirtazapin für Kinder und Jugendliche vorgezogen.

Das Entstehen der SSRI-Debatte

Da alle SSRI antriebssteigernd wirken – dies gilt insbesondere für Fluoxetin, die Substanz der ersten Wahl in der Kinder- und Jugendpsychiatrie (Brambilla et al. 2005) –, ergab sich in den letzten Jahren aufgrund von Publikationen zu vermeintlich erhöhter Suizidalität unter SSRI die so genannte SSRI-Debatte. Ausgangspunkt war eine Meta-Analyse der amerikanischen Zulassungsbehörde Food and Drug Administration (FDA), die 24 plazebokontrollierte Studien zu neun verschiedenen Antidepressiva bei insgesamt 4582 Kindern und Jugendlichen einschloss. 16 Studien bezogen sich auf Major Depression, vier auf Zwangsstörungen, zwei auf Generalisierte Angststörungen, und jeweils eine auf Sozialphobie und Aufmerksamkeitsdefizit-/Hyperaktivitätssyndrom (ADHS). Als Ergebnis wurde ein fast zweifach erhöhtes Risiko suizidaler Ereignisse unter SSRI beobachtet. In diesem Zusammenhang stehend zeigte sich bei den SSRI ein altersabhängiges Nebenwirkungsspektrum mit einem bei Kindern 2- bis 3-fach erhöhten Vorkommen eines Aktivierungssyndroms, das wegen des potenziell erhöhten Suizidrisikos gefürchtet wird (Safer u. Zito 2006). Aus dem Geschehen um die SSRI hatte sich gezeigt, dass etliche Studien mit negativen Ergebnissen nicht publiziert worden waren und so ein »Publication bias« bestand, das nicht die Realität widerspiegelte (Kratochvil et al. 2006). Die Daten zu den SSRI-Studien wurden inzwischen reanalysiert und Meta-Analysen durchgeführt, die zeigten, dass es unter den SSRI bisher in erster Linie für Fluoxetin die überzeugendsten Wirknachweise im Kindes- und Jugendalter gibt (Whittington et al. 2004; Hammad et al. 2006). Doch auch Citalopram und Sertralin konnten eine signifikante Überlegenheit gegenüber Plazebo in dieser Altersgruppe aufweisen (Pössel u. Hautzinger 2006).

Vor allem das tatsächlich erhöhte Risiko von Suizidgedanken bei Jugendlichen machte das Kosten-Nutzen-Verhältnis für den Einsatz der meisten SSRI negativ, wobei vollendete Suizide aufgrund einer SSRI-Therapie nicht nachzuweisen sind (Hammad et al. 2006). Eine Reanalyse der in die FDA-Analyse einbezogenen Studien durch Hammad et al. (2006) erbrachte ein relatives Risiko für Suizidalität unter allen Substanzen bei allen genannten Indikationen von 1,95 (95%-Konfidenzintervall, 1,28–2,98), mit einem Risiko für parasuizidale Handlungen und Suizidgedanken von 1,90 bzw. 1,74 (95%-Konfidenzintervall, 1,00–3,63 bzw. 1,06–2,86). Unter SSRI (Citalopram, Fluoxetin, Fluvoxamin, Paroxetin, Sertralin) betrug das relative Risiko 1,66 (95%-Konfidenzintervall, 1,02–2,68).

Eine auf die Cochrane-Datenbank gestützte Meta-Analyse von zwölf Studien mit SSRI zur Depressionsbehandlung bei Kindern und Jugendlichen kommt zu dem Ergebnis, dass SSRI im Mittel nach 8–12 Wochen ihre Wirksamkeit entfaltet haben – mit einer finalen Therapie-Response-Rate von 1,86 (95%-Konfidenzintervall, 1,49–2,32); hier wurde eine Rate für Suizidalität von 1,80 (95%-Konfidenzintervall, 1,19–2,72) aufgezeigt (Hetrick et al. 2007). In einer Fall-Kontroll-Studie ambulanter antidepressiver Behandlungsfälle in den Vereinigten Staaten wurde nicht bei Erwachsenen, jedoch bei Minderjährigen ab dem 8. Lebensjahr ein um den Faktor 1,52 erhöhtes Risiko für Suizidversuche festgestellt (Olfson et al. 2006), wobei Sertralin, Venlafaxin und trizyklische Antidepressiva signifikant ins Gewicht fielen, nicht jedoch Citalopram, Fluoxetin, Paroxetin, Mirtazapin oder Nefazodon. Die neuesten Meta-Analysen ergaben wiederum kein erhöhtes Risiko für Suizidgedanken und -handlungen unter Citalopram und Fluoxetin, neuerdings aber auch nicht unter Paroxetin und Sertralin, und sie bezifferten das Suizidrisiko für mit modernen Antidepressiva behandelte Kinder und Jugendliche auf unter 1% (Bridge et al. 2007; Pössel u. Hautzinger 2006).

In der Ergebnisinterpretation der Meta-Analysen zum Einsatz der SSRI ist jedoch auf etliche, prinzipiell limitierende Faktoren hinzuweisen (Hammad et al. 2006; Olfson et al. 2006):

- Mit Antidepressiva behandelte Patienten repräsentieren ein schweres Krankheitsbild und somit auch krankheitsimmanent ein erhöhtes Suizidrisiko.
- Die Dauer der Studien mit 4–16 Wochen greift z.T. einen zu kurzen Zeitraum heraus, der z.T. noch nicht die volle Wirksamkeit der SSRI einschließt – das Ergebnis wird somit negativ verfälscht.
- Die Daten wurden für alle Substanzen gepoolt, ungeachtet tatsächlich vorhandener pharmakologischer Unterschiede und unterschiedlicher Datenlagen (mit größeren Stichproben erhöht sich die Wahrscheinlichkeit für eine Substanz, dass auch suizidale Ereignisse als unerwünschte Begleiterscheinungen auftreten).
- Patienten, die an Studien teilnehmen, stellen immer eine besondere Selektion dar (Verdacht auf höheren Schweregrad, daher Aufsuchen eines spezialisierten Behandlungszentrums, nur in diesen werden größere Studien durchgeführt). Verallgemeinernde Rückschlüsse auf Nebenwirkungseffekte der SSRI in der Gesamtbevölkerung sind nicht zulässig.
- Die meisten Studien erlaubten eine individuell flexible Dosierung, so dass Dosiseffekte und Korrelationen mit suizidalen Ereignissen nicht berücksichtigt wurden.
- Drop-out-Patienten wurden nicht weiter in der Datenerhebung berücksichtigt, so dass unbekannt ist, inwieweit suizidale Ereignisse, insbesondere als Folge des Absetzens der Substanz, eine gewichtige Rolle spielen.

! In der FDA-Studie wurde nicht zwischen dem relativen Risiko für Suizidalität und parasuizidalen Handlungen bzw. Suizidgedanken unterschieden. Tatsächlich ist bei Jugendlichen das Risiko für Suizidgedanken, nicht das für Suizide, unter SSRI-Therapie erhöht.

- Die meisten Studien stammen aus den USA, wo abhängig vom Versicherungsstatus unterschiedlich intensive Behandlungsprogramme angeboten werden. Privat versicherte Patienten erhalten meist aufwändige Hilfen und somit suizidpräventiv wirksamere Maßnahmen als anderweitig Versicherte, die jedoch zumeist in den Studien erfasst werden.
- Der Hinweis in der Patientenaufklärung auf potenziell erhöhte Suizidalität durch SSRI kann eine tatsächlich erhöhte Rate subjektiver Berichterstattungen über Suizidalität induzieren.
- Die antidepressive Therapie per se führt im Sinne eines Behandlungserfolgs zu einer erhöhten Offenheit und Mitteilungsfähigkeit, so dass initial verschwiegene Suizidgedanken vermehrt zur Sprache kommen können.

Positiv ist, dass pharmako-epidemiologische Studien zeigen konnten, dass sich z.B. in den USA die Suizidrate männlicher Jugendlicher in den Jahren von 1992–2002 pro Jahr durchschnittlich um 31% reduzierte (National Center for Injury Prevention and Control 2005) und die erhöhten Verschreibungsraten von Antidepressiva offenbar zu diesem Effekt beitragen (Olfson et al. 2003), da im letzten Jahrzehnt des 20. Jahrhunderts in den USA für junge Menschen eine umgekehrte Relation zwischen erhöhten Verschreibungsraten von SSRI und Suiziden bestand (Hjalmarsson et al. 2005). Für die einzelnen Counties in den USA wurde in den Jahren 1996–1998 eine Suizidrate von durchschnittlich 0,8 pro 100000 Kindern im Alter zwischen 5 und 14 Jahren festgestellt; nach dem Mixed-effects-Regressionsmodell, das regionale Besonderheiten mit einbezieht (Geschlechterverteilung, Ethnie, Einkommen), war die Rate mit 0,7 am niedrigsten im Dezil mit der höchsten SSRI-Verordnungsrate und mit 1,7 am höchsten im Dezil mit der geringsten SSRI-Verordnung (Gibbons et al. 2006). Autopsie-Studien belegten außerdem, dass die Mehrzahl der Suizidenten in New York in den Jahren zwischen 1993 und 1998 keine Antidepressiva eingenommen hatten (Leon et al. 2004). Die Überprüfung des Suizidrisikos zwischen plazebo- vs. SSRI-behandelten Erwachsenen (n = 48277) in allen zu den neun in den USA zugelassenen Antidepressiva durchgeführten randomisierten, plazebokontrollierten Studien erbrachte keinen signifikanten Unterschied (Hjalmarsson et al. 2005).

Vor dem Einsatz von Antidepressiva im Kindes- und Jugendalter sollte eine sorgfältige Kosten-Nutzen-Analyse durchgeführt werden. Insbesondere vor dem Hintergrund der Suizidalität-Debatte könnten als Anhaltspunkte für die Indikation einer SSRI-Therapie gelten (Wong et al. 2004):

- das Scheitern psychotherapeutischer Maßnahmen (Kognitive Verhaltenstherapie oder Interpersonale Therapie),
- das Vorliegen schwerer Depression und Suizidalität (dann vollstationäre Behandlung),
- die unzureichende Wirksamkeit von Phasenprophylaktika bei bipolaren Depressionen.

Die Deutsche Gesellschaft für Kinder- und Jugendpsychiatrie, Psychosomatik und Psychotherapie sprach im Rahmen der SSRI-Diskussion folgende Stellungnahme aus (Fegert u. Herpertz-Dahlmann 2004):

- Zu erhöhter Suizidalität ist nach Studienlage bei Minderjährigen nur ein Zusammenhang für Paroxetin und Venlafaxin herzustellen, widersprüchlich sind die Daten für Citalopram und Sertralin.
- Bereits bestehende erfolgreiche antidepressive Behandlungen sollten unter genauer Güterabwägung fortgesetzt werden.
- Gegenüber dem Patienten und den Sorgeberechtigten sollte eine Information des Suizidrisikos ausgesprochen und dokumentiert werden – dabei sollte jedoch eine differenzierte Darlegung des aktuellen wissenschaftlichen Standes erfolgen.
- Bei Wunsch nach Ab- bzw. Umsetzung der Medikation ist ein langsames Vorgehen unter fachärztlicher Betreuung indiziert, um Rebound-Phänomene zu verhindern.

Die Datenlage spricht für den bevorzugten Einsatz von Fluoxetin; individuelle Indikationsgründe für andere Antidepressiva müssen einer differenzierten Kosten-Nutzen-Abwägung unterzogen und argumentativ den Sorgeberechtigten und Patienten transparent vorgestellt werden.

! In der Reevaluation der Daten durch die FDA bei 4000 mit SSRI behandelten Kindern und Jugendlichen fand sich kein einziger vollendeter Suizid (Holtmann et al. 2005).

In einem themenbezogenen Editorial des Deutschen Ärzteblattes zur SSRI-Debatte wurde insbesondere konstatiert, dass Fluoxetin und Sertralin gegenüber Plazebo kein erhöhtes Suizidrisiko aufweisen (ebd.).

5.7.5 Pharmako-Epidemiologie und ein Blick ins Ausland

Die englische NICE-Guideline (2005; NICE = National Institute for Clinical Excellence) für die Behandlung von Depressionen bei Kindern und Jugendlichen empfiehlt ebenfalls Fluoxetin als einziges SSRI mit evidenzbasierter klinischer Wirksamkeit. Sertralin und Citalopram werden als Medikation zweiter Wahl benannt, die bei mangelnder Fluo xetin-Response eingesetzt werden könnten. Gegen den Einsatz von Trizyklika spreche die fehlende Evidenz, gegen Johanniskraut die fehlende Datengrundlage und mögliche Interaktionen.

> **!** Die NICE-Guideline betont, dass der Einsatz von Antidepressiva erst bei mittleren und schweren Depressionen sinnvoll ist, wenn diese nicht auf psychologisch-psychotherapeutische Behandlungsversuche ansprechen (nach etwa sechs Sitzungen). Bei erfolgreicher medikamentöser Therapie sollte mindestens für die Dauer von sechs Monaten nach Remission weiterbehandelt werden.

Der US Practice Parameter aus dem Jahr 1998 bezieht noch nicht die neueren Entwicklungen bezüglich der SSRI mit ein (AACAP 1998). Dort wird eine Kombination psychosozialer, psychotherapeutischer und pharmakotherapeutischer Maßnahmen empfohlen. Über die Therapieform der ersten Wahl (Pharmakotherapie oder Psychotherapie) bestehe Uneinigkeit. Als Indikation für eine pharmakotherapeutische Intervention werden die Schwere der Erkrankung, Rezidive, Chronizität, das Alter und Umfeldfaktoren wie Familie, Belastungsereignisse etc. aufgeführt. Entscheidend für die pharmakotherapeutische Behandlungsoption sei die Behandlungsmotivation des Patienten.

Jüngst erschienen neue Leitlinien der AACAP (Birmaher et al. 2007) mit folgenden generellen Empfehlungen zur Depressionsdiagnostik und -therapie im Kindes- und Jugendalter:
- Aufbau einer vertrauensvollen Kooperation mit Patient, Familie und sonstigen Bezugspersonen,
- Erfragen depressiver Symptome als Routine-Standard einer jeden kinder- und jugendpsychiatrischen Befunderhebung; ggf. Anwendung weiterführender spezifischer Diagnostik, Abklärung Fremd- oder Selbstgefährdung,
- Symptomanamnese, Eruieren von Belastungsfaktoren und Ressourcen,
- Beachten einer Erhaltungstherapie-Phase nach der Akutbehandlung,
- immer Anwendung von Psychoedukation, supportiven Maßnahmen, Einbeziehung von Familie und Schule (kann ausreichend sein bei unkomplizierten Fällen),
- Psychotherapie (Kognitive Verhaltenstherapie oder Interpersonale Therapie) und ggf. Kombination mit Antidepressiva bei schweren Graden (beste Wirksamkeitsnachweise für SSRI; Venlafaxin bei Jugendlichen wirksamer als Plazebo; unter SSRI keine Erhöhung vollendeter Suizide),
- wöchentliche Face-to-Face-Termine zur Überwachung potenzieller Suizidalität in den ersten vier Behandlungswochen mit SSRI, danach zweiwöchentlich,
- Behandlungsdauer 6–12 Monate zur Therapieüberwachung und ggf. Therapieadaptation sowie zur Rezidivprophylaxe, bei vorhandenen Risikofaktoren und schwerwiegenden Verlaufsformen auch längere Therapiedauer,
- bei psychotischen Symptomen: Kombination SSRI und atypisches Neuroleptikum; bei saisonaler Depression: Lichttherapie; bei bipolaren Störungen: ggf. Mood Stabilizer.

Pharmako-epidemiologische Untersuchungen haben deutliche Unterschiede im Verordnungsverhalten bei Antidepressiva zwischen den USA, Deutschland und anderen europäischen Ländern aufgezeigt, obwohl sich alle Leitlinien auf die gleiche international zugängliche Datenbasis publizierter Studien beziehen. In Deutschland werden im internationalen Vergleich weniger Antidepressiva für Minderjährige verordnet: In den USA sind die Verschreibungszahlen 15-mal höher als in Deutschland, in den Niederlanden dreimal so hoch. Auch das verordnete Substanzspektrum ist in Deutschland im Vergleich mit den USA und den Niederlanden vollkommen unterschiedlich: In Deutschland belaufen sich 80% aller Antidepressiva-Verordnungen an Minderjährige tatsächlich auf trizyklische Antidepressiva und Johanniskrautpräparate (Fegert et al. 2006). Modernere, in der Zwischenzeit gut untersuchte Medikamente wie die SSRI rangieren in Deutschland von der Verordnungshäufigkeit also noch immer hinter den trizyklischen Antidepressiva. Im Jahr 2000 lag die Antidepressiva-Verordnungsprävalenz bei Jugendlichen in den USA bei 1,6%, in Deutschland bei 1‰ und in den Niederlanden bei 5‰ (Zito et al. 2006), wenn man Johanniskraut nicht mit einbezog.

Nach derzeitigem Stand zeigen die Verordnungszahlen in Deutschland demnach keine evidenzbasierte Praxis der medikamentösen Therapie depressiver Störungen im Kindes- und Jugendalter. Für Johanniskraut ergibt sich in Deutschland ein Verschreibungsanteil von 40–50%; das bedeutet eine Prävalenz des Johanniskrauts von ca. 1,7 pro 1000 Jugendlichen (Kölch et al. 2006; Fegert et al. 2006). Auffällig ist, dass auch ein kleiner, aber relevanter Prozentsatz an sehr kleine Kinder verschrieben wird (Kölch et al. 2006). Bezieht man die in anderen Ländern nicht über Krankenversicherung abrechenbaren pflanzlichen Präparate nicht ein, so waren die meistverordneten Präparate in Deutschland Imipramin (32% der Verschreibungen), Amitryptilin (13%) und Opipramol (12%). In den USA hingegen überwogen mit einem Anteil von 70% die SSRI, wobei Paroxetin, Sertralin und Fluoxetin zu den am häufigsten verschriebenen Substanzen gehörten.

5.7.6 Metabolismus-Aspekte der Antidepressiva

Pharmakologische Prozesse umfassen eine pharmakokinetische Phase, in der die Aufnahme und Verarbeitung der Substanz durch den Organismus erfolgt; hierzu gehören Resorption, Bindung an Plasmaproteine, hepatischer Metabolismus, Passage der Blut-Hirn-Schranke und Elimination. Zum anderen entfalten sich die erwünschte und potenziell auch die unerwünschte Wirkung einer Substanz im Rahmen der pharmakodynamischen Phase über die entsprechende Rezeptor-Bindung. In der Pharmakokinetik spielt bei den lipophilen modernen Antidepressiva hinsichtlich der Wirkung die Resorption kaum eine Rolle, auch die Elimination scheint von keiner wesentlichen Bedeutung zu sein. Im Vordergrund steht der hepatische Metabolismus durch Cytochrom-P450-Enzyme, z.T. auch mit Beteiligung von Alkohol- und Aldehyddehydrogenasen und Epoxidhydrolasen. Durch diesen so genannten Phase-1-Metabolismus wird die Funktionsfähigkeit des Pharmakons ermöglicht (z.B. mittels Hydoxylierung). In einer zweiten Phase wird dann die Ausscheidbarkeit durch Glucuronyl-, Sulfo-, N-Acetyl- oder Methyltransferasen vorbereitet (Hiemke 2002).

In den Abbau der Antidepressiva sind vor allem CYP1A2 (welches durch Nikotin induziert wird), CYP2C9, CYP2C19, CYP3A4 und CYP2D6 involviert. Bei Einsatz einer Komedikation sind mögliche Interferenzen über das CYP-System zu berücksichtigen. In der Regel erfolgt durch die Antidepressiva eine Hemmung der an ihrem Abbau beteiligten CYP-Enzyme. Das heißt für die Komedikation, dass diese nicht oder weniger effektiv metabolisiert wird und deshalb ihr Spiegel ansteigt, mit der Gefahr vermehrter Nebenwirkungen bis hin zur Intoxikation. Lediglich Johanniskraut induziert CYP3A4. Andere Substanzen könnten also schneller metabolisiert und somit wirkungslos werden. Entsprechende Vorüberlegungen sollten vor dem Einsatz einer Komedikation getroffen werden, um pharmakokinetische Wechselwirkungen zu vermeiden. In ausgewählten Fällen kann man sich jedoch auch der CYP-hemmenden Wirkung einer Kosubstanz bewusst bedienen, um den über normale Dosissteigerung nicht erzielbaren ausreichenden Serumspiegel der Zielsubstanz, z.B. des Antidepressivums, zu erreichen (Augmentation; ▸ 5.7.8). Dies kann der Fall sein, wenn ein Patient offensichtlich trotz regelhafter Einnahme ausreichender Dosierungen aufgrund eines schnellen Metabolismus keinen therapeutischen Spiegel im Blut aufbaut. Die CYP-Inhibition durch eine gezielt gewählte Kosubstanz kann dann indirekt eine Spiegelanhebung des primären Medikaments bewirken. Solche Strategien bedürfen jedoch guter Kenntnisse der potenziellen Wechselwirkungen sowie eines engmaschigen therapeutischen Drug Monitorings, das heißt regelmäßiger Serumspiegelbestimmungen aller verabreichten Substanzen und Screening der unerwünschten klinischen Wirkungen. In ◘ Tabelle 5.12 sind die am Metabolismus beteiligten Enzyme und die hemmende Wirkung für die einzelnen Antidepressiva aufgelistet. Zu beachten ist, dass eine CYP-Hemmung noch lange nach Absetzen einer Substanz Einfluss auf die Folgemediaktion haben kann. So wurden für Fluoxetin noch neun Wochen nach dem Absetzen gehemmte CYP2D6-Enzym-Aktivitäten nachgewiesen (Hiemke 2002).

! Nur Citalopram, Mirtazapin und Venlafaxin haben keine wesentlichen CYP-inhibitorischen Effekte; Reboxetin und Sertralin weisen nur geringe CYP-blockierende Aktivität auf (Hiemke 2002).

Bei zyklisch verlaufenden Depressionen, die meist erst im Erwachsenenalter bei Auftreten von Rezidiven als solche erkannt werden, ist ein Phasenprophylaktikum indiziert. Hierunter fallen Antiepileptika wie Carbamazepin und Valproat, die jeweils eine Induktion von CYP3A4 bedingen; dementsprechende Wechselwirkungen im Sinne mangelnder Wirksamkeit von begleitenden Antidepressiva sind ins Kalkül zu ziehen, das Gleiche gilt für Johanniskraut, welches die Patienten mitunter eigeninitiativ als zusätzliches, pflanzliches Präparat einnehmen; hier sollte dezidiert nachgefragt werden. Weitere mögliche Wechselwirkungen sind in ◘ Tabelle 5.13 aufgezeigt.

5.7.7 Anwendung der Antidepressiva

Die Abwägung der Medikationswahl sollte transparent gestaltet und – altersabhängig – mit Patient und Sorgeberechtigten gemeinsam diskutiert werden. Hierbei sollten die unter ▸ 5.7.2 dargestellten Voraussetzungen berücksichtigt werden. Die Studienlage favorisiert den Einsatz von SSRI im Kindes- und Jugendalter, jedoch mag es bei fast erwachsenen Jugendlichen und/oder chronisch kranken Patienten, die nicht zureichend auf SSRI respondieren, gerechtfertigte Ausnahmen geben. An dieser Stelle sei das Asolo-Schema erwähnt, welches die Wirkung der gängigen Antidepressiva auf die unterschiedliche Symptomatik depressiver Erkrankungen beurteilt (Dieterle

Tab. 5.12. Moderne Antidepressiva und Clomipramin: metabolisierende Cytochrom-P450-Enzyme (CYP) und inhibitorische Wirkungen auf CYP-Enzyme. (Nach Bandelow et al. 2006; Hiemke 2002)

Substanz	**Noradrenalin-Wiederaufnahmehemmung**					**Inhibition von CYP**
	1A2	2C9	2C19	2D6	3A4	
Citalopram			+	+	+	-
Clomipramin				+		(2D6)
Escitalopram			+	+	+	-
Fluoxetin	+	++	++	++	+	2D6 > 1A2 > 3A4
Fluvoxamin	++		+	++		1A2, 2C19 > 2D6
Mirtazapin	++	+		++	++	-
Nefazodon					+	3A4
Paroxetin				++	+	2D6 > 2C19
Reboxetin					+	(2D6, 3A4)
Sertralin			+		++	(1A2, 3A4)
Venlafaxin			+	+	+	-

In Klammern: nach bisherigen Kenntnissen klinisch unbedeutend.
Am Metabolismus der trizyklischen Antidepressiva (z.B. Amitriptylin, Imipramin und Clomipramin) sind außer CYP2C9 alle oben genannten Enzyme beteiligt. Dementsprechend erhöht sich das Risiko für Wechselwirkungen mit Kotherapeutika.

u. Rüther 2001). In einem Kreisdiagramm wird für jede Substanz der Wirkungsgrad auf Stimmungsaufhellung und -stabilisierung, Antrieb, Ängste, Wahn und Schlaf aufgezeigt. Die Bewertung beruht auf Erfahrungen und Meinungen von Nervenärzten und Experten, allerdings aus dem Bereich der Erwachsenenpsychiatrie. Das Schema soll dem Arzt als Entscheidungshilfe dienen, welches Antidepressivum für welche Störung das beste ist. Für die Kinder- und Jugendpsychiatrie setzte sich das Asolo-Schema bislang nicht durch.

Wirkweise und potenzielle unerwünschte Wirkungen müssen vollständig dargestellt werden. Die Besonderheit der – mit Ausnahme von Fluoxetin – fehlenden Zulassung der modernen Antidepressiva für Minderjährige, auch als »Off-label use« oder »Off-label-Gebrauch« bezeich-

Tab. 5.13. Wechselwirkungen von Antidepressiva mit ausgewählten, für Kinder und Jugendliche relevanten Komedikationen. (Mod. nach Bandelow et al. 2006; Wewetzer et al. 2004)

Kotherapeutikum	Klinische Nebenwirkungen	Zutreffend für
Alkohol	verstärkte zentrale Sedierung akut hoher Konsum: Antidepressiva-Spiegel steigt chronischer Konsum: Antidepressiva-Spiegel sinkt	sedierende Antidepressiva Trizyklika
Amphetamin	über CYP2D6 Wechselwirkungen möglich	CYP2D6-metabolisierte Antidepressiva
Anticholinergika	Verstärkung anticholinerger Effekte (Miktionsstörungen, Obstipation, Herzrhythmusstörungen, Unruhe, Schwitzen); Cave: Intoxikation!	v.a. Trizyklika, SSNRI
Antidepressiva	Cave: Serotonin-Syndrom, anticholinerge Wirkungen der Trizyklika	alle Antidepressiva; Cave: Kombination serotonerger und noradrenerger Andidepressiva mit Moclobemid
Antikoagulanzien	Blutungsneigung	SSRI
Benzodiazepine	erhöhte Plasmaspiegel der Benzodiazepine, verstärkte zentrale Sedierung; Cave: Atemdepression!	Fluoxetin, Fluvoxamin sedierende Antidepressiva, Trizyklika
Cannabis	kardiale Effekte, Antriebssteigerung	v.a. Trizyklika, aktivierende Antidepressiva
Carbamazepin	durch CYP3A4-Induktion erniedrigte Plasmaspiegel der Antidepressiva erhöhte Spiegel von Carbamazepin (Cave: Neurotoxizität!)	Trizyklika, CYP3A4-metabolisierte Antidepressiva, v.a. Paroxetin SSRI (v.a. Fluoxetin); Cave: Fluvoxamin + Carbamazepin: häufig Übelkeit
Grapefruitsaft	Spiegelerhöhung	Fluvoxamin, Sertralin
Insulin	verminderte Insulin-Sensitivität, Hyperglykämie erhöhte Insulin-Sensitivität, Hypoglykämie	trizyklische Antidepressiva (v.a. Amitriptylin) SSRI
Johanniskraut	durch Induktion von CYP3A4 Wirkverlust entsprechend metabolisierter Antidepressiva; sonst Cave: Serotonin-Syndrom!	CYP3A4-metabolisierte Antidepressiva
Koffein	erhöhte Koffein-Wirkung durch CYP1A2-Inhibition (Zittern, Unruhe, Schlafstörung)	Fluvoxamin
Kontrazeptiva	CYP-abhängig veränderte Plasmaspiegel, ggf. mangelnder kontrazeptiver Schutz bzw. Wirksamkeitssenkung der Antidepressiva Spiegelanstieg der Antidepressiva	CYP-abhängig Trizyklika

Tab. 5.13. (Fortsetzung)

Kotherapeutikum	Klinische Nebenwirkungen	Zutreffend für
Lithium	Spiegelerhöhung der Antidepressiva Cave: Spiegelerhöhung von Lithium (Neurotoxizität!)	Trizyklika SSRI (v.a. Fluoxetin, Fluvoxamin) Cave: Tremor und Übelkeit in Kombination mit Sertralin und Paroxetin
L-Tryptophan (Käse, Schokolade, Rotwein)	Serotonin-Syndrom	Moclobemid, SSRI
Neuroleptika	Verstärkung anticholinerger Wirkungen, QT-Verlängerung Anstieg der Neuroleptika-Spiegel v.a. über CYP3A4 und CYP2D6-Inhibition vonseiten der Antidepressiva; Cave: extrapyramidale Wirkungen!	v.a. Trizyklika CYP 3A4- und CYP2D6-metabolisierte Antidepressiva Cave: Clozapin und Fluvoxamin/Fluoxetin: 10-/2-facher Anstieg des Clozapin-Spiegels! Mirtazapin und Clozapin: Risiko Leukopenie, Neutropenie, Thrombopenie
Nikotin	über CYP1A2 Induktion reduzierte Wirksamkeit der Antidepressiva	Trizyklika; v.a. Fluvoxamin (Spiegelsenkung um 25%)
Stimulanzien	hypertensive Krisen, kardiale Nebenwirkungen erhöhte Antidepressiva-Spiegel, serotonerge Reaktionen	Trizyklika Trizyklika, SSRI, SSNRI
Valproat	durch CYP 3A4-Induktion erniedrigte Plasmaspiegel der Antidepressiva, Erhöhung der Plasmaspiegel von Valproat bis zu 50% erhöhte Antidepressiva-Spiegel	CYP 3A4-metabolisierte Antidepressiva; Cave: Valproat kann Fluoxetin-Spiegel erhöhen!! Trizyklika

net, muss in die Aufklärung einbezogen werden. Das Informationsgespräch sollte in der Krankengeschichte gut dokumentiert werden. Auch der Patient sollte eine altersadäquate Erklärung erhalten, dies ist für die Compliance und das Arbeitsbündnis eine wichtige Voraussetzung. Im stationären Rahmen sollte vor Verabreichung der Medikation eine schriftliche Einverständniserklärung der Sorgeberechtigten eingeholt werden.

Vor Beginn der Medikation sollten als Voruntersuchungen eine basale Laboruntersuchung (Blutbild, Leber- und Nierenwerte), Kontrolle des Blutdrucks und des Pulses sowie ein EKG, günstigerweise auch ein EEG (vor allem bei dem die Krampfschwelle senkenden Clomipramin), stattfinden. Vorsicht bezüglich trizyklischer Antidepressiva ist geboten bei kardialen Risikopatienten, Blutbild- und EEG-Veränderungen. Hier sind moderne Antidepressiva die bessere Wahl. Generell spricht aus Verträglichkeitsgründen bei Kindern und Jugendlichen vieles für SSRI (Heiser u. Remschmidt 2002) oder, alternativ, Mirtazapin.

Tab. 5.14. Empfehlungen zur Dosierung ausgewählter moderner Antidepressiva bei Kindern und Jugendlichen

Substanz	Anfangsdosis (mg)	Steigerungsabstände (Tage)	Enddosis	Maximale Dosis bei Erwachsenen
Amitriptylin	25–50	4–7	75–150	300
Citalopram	10–20	2–3	20–40	60
Clomipramin	25–50	4–7	75–150	300
Doxepin	10–25	4–7	75–150	300
Fluoxetin	10	4–7	20–60	80
Fluvoxamin	25	4–7	50–200	300
Johanniskraut	300	2–3	300–900	1350
Imipramin	10	4–7	20–150	300
Maprotilin	25	2–3	50–150	200
Mianserin	10	4–7	30–90	180
Mirtazapin	15	2–3	30–45	45–60
Moclobemid	75	2–3	150–300	450–600
Paroxetin	10	2–3	20–50	60
Sertralin	25	2–3	50–150	200
Venlafaxin	37,5	2–3	75–150	375

! Bei bestehender Komedikation sind Mirtazapin und Citalopram als relativ wechselwirkungsarme Substanzen bekannt.
Bei akuter Suizidalität muss generell eine intensive Überwachung erfolgen, die Abwägung gegebenenfalls primär antriebssteigernder Präparate (z.B. SSRI) muss gewissenhaft stattfinden, eventuell sind parallel sedierende Zusatzpräparate vorübergehend bis zum antidepressiven Wirkungseintritt indiziert.

Die **Eindosierung** eines Antidepressivums sollte kleinschrittig in ca. 4- bis 7-tägigen Abständen erfolgen (Tab. 5.14). In Abhängigkeit vom sedierenden oder antriebssteigernden Charakter des Präparates sollte der Dosisschwerpunkt abends bzw. morgens liegen. Aufgrund der langen Halbwertszeiten genügt bei den modernen Antidepressiva bei normalem Metabolismus in der Regel eine Einmalgabe pro Tag, Ausnahmen bilden Fluvoxamin und unretardiertes Venlafaxin, die zweimal gegeben werden sollten. Bei den älteren Antidepressiva sind häufig zwei Einnahmen erforderlich (Amitriptylin, Clomipramin, Doxepin, Imipramin, Maprotilin; Moclobemid 2–3 Einnahmen), Johanniskraut muss dreimal pro Tag eingenommen werden. Die Einnahme sollte regelmäßig und kontinuierlich erfolgen, da der Aufbau eines Serumspiegels entscheidend ist für die Wirksamkeit. Primär zu beobachtende Effekte sind, abhängig von der Substanz, Sedierung mit Schlafinduktion bzw.

Antriebssteigerung. Die Stimmungsaufhellung stellt sich bei den älteren, trizyklischen und tetrazyklischen Antidepressiva erst nach 3–4 Wochen ein, bei den SSRI und SSNRI sind beginnende Wirkungen bereits ab der zweiten Woche möglich.

Bei unzureichender Wirksamkeit trotz Einnahme therapeutischer Dosen sollte eine Plasma- bzw. Serumspiegelbestimmung erfolgen **(Therapeutisches Drug Monitoring, TDM)**. Anhand des Spiegels können gegebenenfalls Compliance-Probleme aufgedeckt oder eine weitere Dosiserhöhung kontrolliert bis zum Erreichen des therapeutischen Spiegelbereichs ermöglicht werden. Das TDM geht davon aus, dass die im Blut nach dem hepatischen Phase-1-Metabolismusschritt erreichte Arzneimittelkonzentration (bestehend aus Muttersubstanz und evtl. aktivem/n Metaboliten) die Wirkkonzentration am Zielorgan, dem Gehirn, besser widerspiegelt als die orale Dosis (Gerlach et al. 2005, 2006). Insofern sind Serum- oder Plasmaspiegelbestimmungen ein sinnvolles Instrument, um in dieser Off-label-Altersgruppe eine zusätzliche Orientierung in der Dosisfindung und eine Vorbeugung vor überdosisbedingten unerwünschten Wirkungen zu bieten. Außerdem können Metabolismus-Besonderheiten wie fehlende oder erhöhte Enzymaktivitäten entdeckt und für eine individualisierte Fortsetzung der Pharmakotherapie dienen. Die Serumspiegelbereiche, die durch die Konsensus-Leitlinien der AGNP (Arbeitsgemeinschaft für Neuropsychopharmakologie und Pharmakopsychiatrie), einer interdisziplinären Expertengemeinschaft von klinischen Chemikern, Biochemikern, Pharmakologen und Psychiatern, für Erwachsene vorgeschlagen wurden und deshalb eher orientierend für Kinder und Jugendliche gelten, sind in ◘ Tabelle 5.15 dargestellt.

Kann trotz Ausdosierung bis zur Maximaldosis oder aufgrund von unerwünschten Wirkungen keine ausreichende Wirksamkeit erreicht werden, sollte nach frühestens 4–6 Wochen eine **Präparate-Umstellung** erfolgen. Sinnvollerweise sollte dann ein Antidepressivum mit alternativem Wirkmechanismus eingesetzt werden. Hierbei ist Folgendes zu beachten (Wewetzer et al. 2004):

- Die Umstellung von einem Trizyklikum auf ein anderes Trizyklikum ist sofort möglich.
- Die Umstellung von einem Trizyklikum auf ein SSRI oder Moclobemid erfordert fünf Halbwertszeiten Pause.
- Die Umstellung von einem Trizyklikum auf ein SNRI erfordert Ausschleichen und Einschleichen.
- Die Umstellung von einem SSRI auf ein anderes SSRI erfordert Ausschleichen und Einschleichen.
- Die Umstellung von einem SSRI auf ein Trizyklikum, ein SNRI oder Moclobemid erfordert fünf Halbwertszeiten Pause.
- Die Umstellung von Moclobemid auf ein Trizyklikum, ein SSRI oder SNRI erfordert 2–3 Tage Pause.
- Die Umstellung von Venlafaxin auf ein Trizyklikum erfordert Ausschleichen und Einschleichen.
- Die Umstellung von Venlafaxin auf ein SSRI oder Moclobemid erfordert 3 Tage Pause.

Kann monotherapeutisch kein Effekt erzielt werden, was im Kindes- und Jugendalter eher selten ist, ist als Ultima Ratio eine **Kombinationstherapie** denkbar, z.B. von Antidepressiva mit unterschiedlichen Mechanismen (SSRI plus Trizyklikum, SSRI plus Mirtazapin, Trizyklikum plus Moclobemid). Denkbar ist auch eine Ergänzung

◘ Tab. 5.15. Therapeutischer Bereich der Serumspiegel für Antidepressiva bei Erwachsenen. (Gemäß der Konsensus-Leitlinie der Arbeitsgemeinschaft für Neuropsychopharmakologie und Pharmakopsychiatrie: Baumann et al. 2004; Laux et al. 2007)

Substanz	Aktive Metaboliten	Serumspiegel (ng/ml) (Summe aus Substanz und Metabolit)[1]	Empfehlungsgrad für die Durchführung von TDM[2]
Amitriptylin	Nortriptylin	80–200	1
Citalopram		30–130	3
Clomipramin	Desmethyl-Clomipramin	175–450	1
Desipramin		100–300	2
Doxepin	Desmethyl-Doxepin	50–150	3
Escitalopram		15–80	4
Fluoxetin	Norfluoxetin	120–300	3
Fluvoxamin		150–300	4
Imipramin	Desipramin	175–300	1
Maprotilin		125–200	3
Mianserin		15–70	3
Mirtazapin		40–80	3
Moclobemid		300–1000	4
Nortriptylin		70–170	1
Paroxetin		70–120	3
Reboxetin		10–100	4
Sertralin		10–50	3
Trimipramin		150–350	3
Venlafaxin	O-Desmethylvenlafaxin	195–400	2

[1] Die Blutentnahme sollte im so genannten steady state erfolgen, das heißt erst nach mindestens fünf Halbwertszeiten der Substanz seit letzter Dosisveränderung sowie morgens nüchtern (ca. zwölf Stunden nach der letzten Einnahme).

[2] Aufgrund der geringen Datenlage wird TDM (Therapeutisches Drug Monitoring) als generelle Routine in der Kinder- und Jugendpsychiatrie empfohlen. Die o.g. Empfehlungsgrade gelten für Erwachsene. Level 1: TDM wird nachdrücklich empfohlen, therapeutischer Spiegelbereich hat hohen Evidenzgrad und ist zum Schutz vor Nebenwirkungen bedeutsam; Level 2: TDM empfohlen, gute Evidenzlage aus mindestens einer prospektiven Studie; Level 3: TDM nützlich, Evidenz aus retrospektiven Studien, klinischer Erfahrung oder Fallberichten; Level 4: TDM wahrscheinlich sinnvoll, jedoch noch mangelhafte Datenlage; Level 5: TDM nicht zu empfehlen

durch ein atypisches Neuroleptikum, falls Angespanntheit und Getriebenheit eine Rolle spielen. Auch kann hier gezielt eine pharmakokinetische Wechselwirkung über gleiche CYP-Enzyme zur iatrogenen Serumspiegelanhebung (Augmentation) genutzt werden.

Denkbare Kombinationen zur Augmentation (unter sorgfältiger Kontrolle der Serumspiegel und engmaschigem Screening unerwünschter Wirkungen)

- SSRI und geringe Dosis von Clomipramin (Cave: Serotonin-Syndrom)
- SSRI und Lithium (0,4–0,8 mmol/l), vor allem bei bipolaren Symptomen
- SSRI und Psychostimulanzien (vornehmlich bei ADHS: Methylphenidat 10–30 mg, Amphetamin 5–30 mg; Cave: Antriebssteigerung, Blutdruckerhöhung)
- SSRI und atypische Neuroleptika (niedrig dosiert: Risperidon, Olanzapin oder Quetiapin; günstig bei komorbiden Ängsten, Schlafstörungen, Zwängen, Verwirrung, Wahnhaftigkeit)
- SSRI und Mirtazapin (15–30 mg), günstig bei Schlafstörungen; Cave: Sedierung und Gewichtszunahme
- SSRI und Schilddrüsenhormone (L-Thyroxin 0,15–0,5 mg/d oder T3 25–50 µg/d; Wirkung bei 60% innerhalb von zwei Wochen, ansonsten Beendigung; regelmäßiges Schilddrüsenlabor!)
- SSRI und Tryptophan (500–1500 mg/Tag; Cave: Serotonin-Syndrom)

Bei Erwachsenen konnte für das atypische Neuroleptikum Quetiapin aufgrund seiner Serotonin-Rezeptor-Affinität sogar als Monotherapeutikum eine gute Wirksamkeit bei posttraumatischen Belastungssymptomen (vegetative Hyperreagibilität, erhöhte Stressreaktion, Ängste), Stimmungslabilität mit Aggressivität, Dysphorie und zwanghaftem Verhalten gezeigt werden, so dass hier bei Non-Response auf Antidepressiva eine alternative oder additive Anwendung von Quetiapin erwogen werden kann (Rowe 2007). Für ein eine schwere Depression begleitendes Wahngeschehen empfiehlt etwa die NICE-Guideline ebenfalls den Einsatz von Neuroleptika (National Institute for Clinical Excellence 2005).

Bei phasischem Verlauf kommen Phasenprophylaktika wie Carbamazepin, Valproinsäure, Lithium oder auch atypische Neuroleptika infrage, z.B. Olanzapin oder Quetiapin. Diese Maßnahmen erfordern ein engmaschiges TDM sowie eine gute klinische Beobachtung potenzieller Nebenwirkungen.

Während der Therapie mit Antidepressiva sind Kontrolluntersuchungen gemäß ◘ Tabelle 5.16 anzuraten.

Die Behandlungsdauer sollte nach Stabilisierung mindestens noch sechs Monate betragen, das Ausschleichen sollte schrittweise über mehrere Wochen oder – bei längerer Therapiedauer – sogar Monate hinweg erfolgen. Bei abruptem Absetzen kann es zu vegetativen Zeichen wie Schwindel, Übelkeit und Kopfschmerzen kommen und, im schlimmsten Fall, zu einem Rebound der depressiven Symptomatik. Wegen der langen Halbwertszeit diskutieren die amerikanischen Leitlinien lediglich bei Fluoxetin die Möglichkeit eines sofortigen Absetzens (Birmaher et al. 2007).

Von einem Entzugssyndrom im eigentlichen Sinne kann man nicht sprechen, da Antidepressiva nicht die Kriterien einer Sucht erfüllen:

- Eine Toleranzentwicklung, das heißt Anpassung des Organismus mit Erfordernis höherer Dosen im Verlauf der Zeit, um gleiche Effekte zu erzielen, besteht bei Antidepressiva nicht. Die erfolgreiche Ausgangsdosis muss in der Regel auch bei Langzeitanwendung nicht gesteigert werden – nur dann, wenn es zu einem Rezidiv oder zu Vorzeichen eines Rezidivs kommt.
- Körperliche Zeichen sind nicht als körperliche Abhängigkeit, sondern als vegetative Phänomene nach zu raschem Absetzen zu deuten.

Tab. 5.16. Kontrolluntersuchungen bei Antidepressiva. (Mod. nach Wewetzer et al. 2004)

<table>
<tr><th>Kontrolle von</th><th>Vor Therapiebeginn</th><th>Monat 1–3: monatlich</th><th>Vierteljährlich</th><th>Halbjährlich</th></tr>
<tr><td>BB</td><td rowspan="6">Trizyklika, moderne Antidepressiva</td><td>Trizyklika (2-mal), moderne Antidepressiva</td><td>Trizyklika</td><td>moderne Antidepressiva</td></tr>
<tr><td>Leberwerten</td><td>-</td><td>Trizyklika</td><td>moderne Antidepressiva</td></tr>
<tr><td>Nierenwerten</td><td>Trizyklika, moderne Antidepressiva</td><td></td><td>Trizyklika, moderne Antidepressiva</td></tr>
<tr><td>RR, Puls</td><td></td><td>Trizyklika, moderne Antidepressiva</td><td>Trizyklika</td></tr>
<tr><td>EKG</td><td></td><td>-</td><td></td></tr>
<tr><td>EEG</td><td>Trizyklika</td><td>-</td><td>-</td></tr>
</table>

- Eine unmittelbare positive Empfindung (Entspannung, Glücksgefühle o.Ä.) direkt nach Einnahme der Medikation ist aufgrund der langen Wirklatenz nicht zu spüren. Dies ist bei Substanzen mit Suchtpotenzial hingegen immer der Fall, weshalb ein unstillbares Verlangen nach wiederholter Einnahme der Substanz entsteht (»Craving«).

Die psychische Abhängigkeit kann noch am ehesten diskutiert werden, wenngleich hierfür keine biologischen oder sonstigen kausalen Zusammenhänge bestehen. Empfindet ein Patient bereits kurz nach der Einnahme bzw. dem Absetzen eines Antidepressivums eine Veränderung seiner Stimmung, kann dies aufgrund der längerfristig verlaufenden adaptiven Vorgänge auf Rezeptoren-Ebene kein tatsächliches biologisches Korrelat finden. Hier ist auch von einem Plazebo-Effekt auszugehen.

Insgesamt sind **Absetzphänomene** in der Regel mild und passager (Dauer: maximal drei Wochen; Haddad 1998), sie können vermieden oder gemindert werden durch Einhaltung einer ausreichend langen Therapiedauer und langsames Ausschleichen (Lader 2007). In seltenen Fällen (z.B. nach selbstständigem abruptem Absetzen) kann ein Wiederansetzen notwendig werden, worunter sich die Symptomatik innerhalb von 1–2 Tagen in der Regel löst; dann können erneut langsame Reduktionsschritte eingeleitet werden. Paroxetin ist das Antidepressivum mit dem höchsten, Fluoxetin mit dem geringsten Risiko von Absetzsymptomen, weshalb auch bei vulnerablen Patienten zum Ausschleichen auf Fluoxetin gewechselt werden kann (Haddad 2001).

5.7.8 Pharmakotherapie von Schlafstörungen

Nur in seltenen Fällen, in denen die allgemeinen Maßnahmen zur Schlafhygiene nicht ausreichen, kann zur Wiederherstellung des Tag-Nacht-Rhythmus vorübergehend eine Medikation zum Schlafanstoß überlegt werden. Dabei unbedingt zu berücksichtigende Aspekte sind in der Übersicht aufgezeigt.

Aspekte bei der Wahl der Medikation zur Schlafregulation

- Alter und Gewicht des Patienten
- Berücksichtigung von Kontraindikationen, Wechselwirkungen mit anderen Medikamenten (z.B. zentrale Dämpfung, Atemdepression bei Benzodiazepinen)
- Vorerfahrungen mit bisherigen Behandlungsversuchen
- bei Suchtanamnese: Vermeidung von Tranquilizern bzw. nur kurzfristige und kontrollierte Gabe
- Aufklärung über die bei Benzodiazepinen unbedingt einzuhaltende zeitliche Begrenzung der Medikation (Cave: Toleranzentwicklung)
- niedrigstmögliche Dosierung wählen, um Tagessedierung und Nebenwirkungen auf Aufmerksamkeit und Reaktionsgeschwindigkeit tagsüber zu vermeiden bzw. zu minimieren
- kurze Behandlungsdauer (vor allem bei Benzodiazepinen)
- bei ambulanter Behandlung Verschreibung von möglichst geringen Packungsgrößen
- engmaschige, regelmäßige fachärztliche Wiedervorstellungstermine
- abruptes Absetzen vermeiden wegen möglicher Rebound-Reaktionen (Schlafstörung, Angsterleben)
- Berücksichtigung möglicher paradoxer Reaktionen auf Benzodiazepine, insbesondere bei Kindern mit Intelligenzminderung oder hirnorganischen Erkrankungen

Benzodiazepine

Bei Einschlaf- und Durchschlafstörungen in der ersten Nachthälfte sind kurz wirksame Benzodiazepine wie z.B. Zolpidem oder Temazepam zu erwägen (empfohlene Dosis: 5–10 bzw. 10–20 mg, Halbwertszeit 1–3,5 h bzw. 5 h), die eine halbe Stunde vor dem Schlafengehen verabreicht werden sollten. Im Rahmen von Durchschlafstörungen kommen Präparate mit mittellanger (8–16 h) oder langer Wirkdauer (z.B. Nordazepam 50–100 h) wie bestimmte Benzodiazepine (Lorazepam, Lormetazepam bzw. Nordazepam), Opipramol oder Antihistaminika (s. unten) zur Anwendung. Benzodiazepine wirken agonistisch am $GABA_A$-Rezeptor-Cl^--Kanal-Komplex und hemmen somit die serotonerg vermittelte Aktivierung. Lorazepam oder Nordazepam werden bei mehr als halbstündigem Aufwachen als Einzelgabe verabreicht (0,05 mg/kg Körpergewicht bei Kindern, 0,5–2,5 mg/kg Körpergewicht bei Jugendlichen). Nach 3.00 Uhr morgens sollten diese Substanzen wegen eines Wirkungsüberhangs bis in den Tag hinein nicht mehr gegeben werden. Diazepam wird bei Säuglingen (ab 6. Lebensmonat, nur bei strengster Indikation) auf 0,5–2 mg/Tag, bei Kleinkindern 1 6 mg/Tag, Schulkindern 2,5–10 mg/Tag und älteren Jugendlichen bis 15 mg/Tag dosiert. Wichtigste Nebenwirkung ist die Gefahr einer psychischen Gewöhnung an die Einnahme (»Niederdosis-Abhängigkeit«) mit Angst- oder Schlafstörungssymptomen bei plötzlichem Absetzen. Tagsüber können Müdigkeit und entsprechende Einbußen der Leistungs- und Aufmerksamkeitsfähigkeit wegen der mitunter sehr langen Halbwertszeiten anhalten.

! Das Absetzen von Benzodiazepinen sollte kleinschrittig erfolgen; die Zeitdauer der Absetzung sollte als Faustregel ein Zehntel der Einnahmedauer betragen (z.B. bei einer Einnahmedauer von zwölf Monaten Absetzung im Zeitraum von 5-6 Wochen) (Warnke et al. 2004b).

Opipramol

Opipramol ist ein Anxiolytikum mit vorrangig antagonistischer Wirkung an Histamin-Rezeptoren, sekundär auch an Dopamin-D2-, Serotonin 5HT2A- und adrenergen α1-Rezeptoren. Es vereint Eigenschaften von trizyklischen Antidepressiva und Neuroleptika und ist bei Erwachsenen bewährt in der Therapie von ängstlich-depressiven und somatoformen Störungen (Möller et al. 2001). Die empfohlene Tagesdosis (ab dem 6. Lebensjahr) beträgt nach schrittweiser Aufdosierung 50–150 mg (verteilt auf 1–2 abendliche Gaben). Wegen der fehlenden Affinität zu cholinergen Rezeptoren besteht eine gute Verträglichkeit.

Antihistaminika

Antihistaminika hemmen Histamin-H1- und H2-Rezeptoren, welche im Hirnstamm an der Schlaf-wach-Regulation beteiligt sind. Folge ist eine im Vergleich zu Benzodiazepinen leichtere Schlafinduktion bei jedoch problematischem, anticholinergem Nebenwirkungsprofil mit damit assoziiertem Intoxikationsrisiko und entsprechend zu prüfenden Kontraindikationen (z.B. Engwinkelglaukom, obstruktive Erkrankungen des Gastrointestinaltraktes oder der abführenden Harnwege, Einnahme anderer zentral dämpfender Substanzen wie Alkohol). Bei Schlafstörungen können Diphenhydramin (25–50 mg), Doxylamin (12,5–25 mg) und Promethazin (25 mg) Anwendung finden.

Bei den Schlafstörungen zugrunde liegenden psychiatrischen Begleitdiagnosen wie Depression oder Angststörungen bzw. emotionalen Störungen sind primär Antidepressiva zur störungsspezifischen Behandlung indiziert, möglicherweise im Rahmen der Wirklatenz kombiniert mit einem niedrigpotenten Neuroleptikum zur Schlafregulation. Alternativ kommen per se sedierende Antidepressiva wie Amitriptylin, Doxepin oder Trimipramin infrage, deren schlafinduzierende und die Schlafeffizienz steigernde Wirkung bei primären Insomnien durch Studien im Erwachsenenalter belegt ist. Die Einnahme erfolgt bei Kindern und Jugendlichen 1–2 Stunden vor dem Schlafengehen in niedrigen Dosierungen (z.B. 25 mg Doxepin). Aufgrund des Nebenwirkungsprofils und des erhöhten Bedarfs an vordiagnostischen Kontrollen und Verlaufskontrollen sowie der Unkenntnis über Langzeitverläufe sind trizyklische Antidepressiva bei isolierten Insomnien nur Substanzen zweiter Wahl. Vorteil der Antidepressiva gegenüber Benzodiazepinen ist die fehlende suchtinduzierende Wirkung, weshalb sie bei Substanzabusus vorzuziehen sind.

Tab. 5.17. Rezepturen für die phytotherapeutische Begleitbehandlung leichter Schlafstörungen. (Mod. nach Fintelmann et al. 1993; Warnke et al. 2004b)

Pflanze	Dosis/Tag (Trockengewicht)	Zubereitung
Baldrian	15 g	2 Teelöffel zerkleinerte Baldrianwurzel in 1 Tasse mit kochendem Wasser 5 Min. ziehen lassen, abseihen
Hopfen	0,5 g	1 Teelöffel zerkleinerte Hopfenzapfen in 1 Tasse mit kochendem Wasser 10 Min. bedeckt ziehen lassen, abseihen
Melisse	8–10 g	2 Teelöffel geschnittene Melissenblätter in 1 Tasse mit kochendem Wasser 5 Min. ziehen lassen, abseihen

Neuroleptika

Eine weitere, akut wirksame, in der Regel gut verträgliche Alternative ohne Suchtpotenzial stellen niedrigpotente, sedierende Neuroleptika dar, jeweils etwa eine halbe Stunde vor dem Schlafengehen als Einmaldosierung zu verabreichen, z.B. Levomepromazin (25–50 mg), Pipamperon (20–40 mg), Chlorprothixen (25–50 mg) oder Melperon (12,5–25 mg). Für das Kindes- und Jugendalter sind allerdings nur Chlorprothixen (ab dem 3. Lebensjahr), Melperon (ab dem 12. Lebensjahr) und Pipamperon (ohne Altersbeschränkung) zugelassen. Bei Insomnien im Rahmen einer Psychose oder Manie empfiehlt sich die Kombination hochpotenter Neuroleptika mit Benzodiazepinen oder niedrigpotenten Neuroleptika.

Phytotherapeutika

Bei leichten Einschlafstörungen ohne Alltagsbeeinträchtigungen können natürliche Arzneistoffe wie Phytotherapeutika erwogen werden, deren Wirksamkeit auf Schlafstörungen jedoch nicht eindeutig nachgewiesen werden konnte. Zudem ist der Plazeboeffekt einer medikamentösen Behandlung von Schlafstörungen mit etwa 50% erheblich. In einer plazebokontrollierten Doppelblindstudie für hochdosierte Baldrianextraktpräparate konnte jedoch eine leichte schlafinduzierende Wirkung bestätigt werden (Fintelmann et al. 1993; Nachtmann u. Hajak 1995). Zu den gebräuchlichsten pflanzlichen Hypnotika zählen Baldrian-, Melisse- und Hopfenextrakte. Entsprechende Mono- oder Kombinationspräparate sind frei käuflich, wobei bei Kindern auf die Vermeidung alkoholhaltiger Zubereitungen geachtet werden muss. Einen Überblick über pflanzliche Präparate gibt ■ Tabelle 5.17.

Melatonin

Bei Störungen des Schlaf-wach-Rhythmus findet das Hormon Melatonin Verwendung. In einer Doppelblindstudie an zehn erwachsenen Patienten mit einer primären Insomnie wurde jedoch für Melatonin keine Plazebo-Überlegenheit nachgewiesen (Montes et al. 2003). Relativ gut belegt ist die Wirksamkeit gegen das Jetlag-Syndrom. Die zirkadiane Ausschüttung des Melatonins erfolgt über Vermittlung von β-Adrenozeptoren und ist abhängig von Lichteinfluss, körperlicher Aktivität und Nahrungsaufnahme. β-Rezeptoren-Blocker und nichtsteroidale Antiphlogistika unterdrücken, Antidepressiva erhöhen die nächtliche Melatonin-Sekretion. Melatonin wird in Deutschland, anders als in den USA, nicht als Lebensmittelergänzungsstoff, sondern als Pharmakon geführt, ist jedoch als solches nicht zugelassen. Apotheken können Melatonin aus dem Ausland bestellen; qualitativ sollte darauf geachtet werden, dass das verwendete Präparat synthetischen und nicht tierischen Ursprungs ist. Zur Schlafinduktion werden 30–60 Minuten vor dem Zubettgehen 1–5 mg Melatonin eingenommen (Aufdosierung in 1-mg-Schritten). Klinische Erfahrungen zeigen eine gute Effizienz bei Schlafstörungen, vor allem im Rahmen eines beeinträchtigten Schlaf-wach-Rhythmus bei sehgeschädigten und mehrfach behinderten Kindern und Jugendlichen (Warnke et al. 2004b). Wegen der spärlichen Datenlage zu Nebenwirkungen (vor allem Hypothermie) und Wechselwirkungen sowie zu längerfristiger Anwendung ist Achtsamkeit geboten; eine Verabreichung an Vorschulkinder sollte vermieden werden.

5.8 Ergänzende Behandlungsmaßnahmen bei Depression

5.8.1 Lichttherapie

In mittlerweile 60 kontrollierten Studien seit 1984 wurde für lichttherapeutische Ansätze eine Erfolgsrate von durchschnittlich 65% erzielt (Gundelfinger 2002). Tägliches oder mehrfach wöchentliches morgendliches einstündiges Sitzen vor einer Lampe mit 2500–10.000 Lux weißem Licht zeigte auch bei Kindern in einer plazebo- (d.h. Dämmerlicht-) kontrollierten Studie bei nahezu 80% signifikante Stimmungsverbesserungen (Swedo et al. 1997).

Ursprünglich wurde die Lichttherapie für saisonale Depressionsformen der dunklen Jahreszeit entwickelt. Zu beachten ist aber, dass im Freien auch in Nordeuropa an bewölkten Tagen Lichtstärken von 1000–5000 Lux, an sonnigen Tagen bis zu 100000 Lux vorliegen können, so dass ausreichende Aufenthaltsdauern im Freien die Lichttherapie ersetzen können. Bei elektrischer Beleuchtung hingegen werden nur etwa 100–300 Lux erreicht. Der Wirkmechanismus der Lichttherapie ist noch ungeklärt, scheint aber chronobiologisch synchronisierende Effekte aufzuweisen.

Richtlinien für die Durchführung der Lichttherapie (Lam u. Levitt 1999) sehen 30- bis 40-minütige Sitzungen vor einer Lichtquelle mit 10.000 Lux starkem, weißem Licht ohne UV-Anteile vor, alternativ einstündige Expositionen an 2500 Lux. Bei unter 9-jährigen Kindern sollten Lichtstärken unter 2500 Lux gewählt werden. Nach neueren Erkenntnissen scheint die tageszeitliche Anwendung keine Rolle zu spielen; eine Anwendung tagsüber scheint aber sinnvoll, z.T. werden auch morgendliche Sitzungen empfohlen. Die Therapie sollte mindestens für die Dauer von zwei Wochen durchgeführt werden. Bei bekannter saisonaler Depression kann die Maßnahme präventiv im Herbst begonnen und im Winter fortgeführt werden. Augenärztliche Kontrollen vor und im Verlauf sind anzuraten. Kontraindikationen sind Retinaschäden (auch bei Diabetes mellitus), Glaukomerkrankungen und Katarakt. Als unerwünschte Wirkungen können Kopfschmerzen, Sedierung, Schwitzen, Übelkeit oder Visusstörungen auftreten, was durch Modifikation des Sitzabstandes zur Lichtquelle meist behoben werden kann; Langzeitstudien detektierten nach fünf Jahren keine ophthalmologischen Folgeschäden der Lichttherapie (Gallin et al. 1995; Kogan u. Guilford 1998).

! Vorsicht bei Lichttherapie ist bei gleichzeitiger Einnahme von Präparaten indiziert, die die Photosensitivität herabsetzen (z.B. Chlorpromazin, Fluoxetin, Imipramin, Lithium, Melatonin, Johanniskraut) (Gundelfinger 2002).

5.8.2 Schlafentzug

Eine durchwachte Nacht führt oft am Folgetag spezifisch bei Depressiven zu einer passageren Stimmungsanhebung (Van den Hoofdacker 1997). Für anhaltendere Effekte ist zweimaliger Schlafentzug pro Woche für die Dauer von 3–4 Wochen denkbar, wobei darauf geachtet werden muss, dass am Vor- und Folgetag jeweils tagsüber nicht geschlafen wird. Eine halbe durchwachte Nacht, das heißt Wecken um 1.00 Uhr morgens und Schlafenthaltsamkeit bis mindestens 21.00 Uhr des gleichen Tages, scheint vergleichbare Effekte zu erbringen (Rieger 2001). Bei Jugendlichen wurde eine mit Erwachsenen vergleichbare Effektivität gefunden (Rieger u. Althoff 1999). Der Erfolg dieser Methode hängt stark von der Motivation des Patienten ab und ist für jüngere Kinder weniger geeignet; grundsätzlich sollte sie nur ein Bestandteil eines multimodalen Therapieansatzes sein (Rieger 2001).

5.8.3 Repetitive transkranielle Magnetstimulation

Noch kann die repetitive transkranielle Magnetstimulation (rTMS) aufgrund der geringen Datenlage nicht als generelle Therapieempfehlung für depressive Störungen im Kindes- und Jugendalter ausgesprochen werden. Die Methode beinhaltet folgende Vorgehensweise: Durch hochfrequente, repetitive Reizserien, die mithilfe eines starken Magnetfeldes generiert werden, kommt es zur elektrischen Reizung von Hirnarealen. Die Magnetfeldstimulation wird bei depressiven Störungen vorrangig am dorsolateralen präfrontalen Kortex linksseitig vorgenommen, um die regionale Perfusion dieses in der Depression typischerweise hypoaktiven Areals zu steigern. Tierversuchen zufolge wurde durch präfrontale Kortexstimulation lokal zudem eine Erhöhung der Serotonin-Konzentration und Rezeptor-Bindungskapazität detektiert (Juckel et al. 1999; Kole et al. 1999). Des Weiteren scheinen sich die REM-Phasen zu verlängern (Cohrs et al. 1998). An unerwünschten Wirkungen wurden in Meta-Analysen zur rTMS-Anwendung bei erwachsenen depressiven Patienten lediglich Kopfschmerzen sowie sehr selten, und zumeist bei vorhandenen Risikofaktoren, eine Senkung der Krampfschwelle und Induktion einer hypomanischen Stimmungslage beobachtet (Loo et al. 2007). Während kontrollierte Crossover-Studien bei Erwachsenen gute Effekte auf depressive Symptome zeigten (z.B. George et al. 1997), wurden auch Nichterfolge berichtet. Für das Kindes- und Jugendalter stehen kontrollierte Studien noch aus. Ein Review fand nur 34 Fälle, in denen rTMS bei Kindern und Jugendlichen eingesetzt wurde, zumeist jedoch bei neurologischen Erkrankungen oder zu Forschungszwecken, nur selten für psychiatrische Störungen (insbesondere ADHS, Tourette-Syndrom und Depression; Quintana 2005). Auch hier fanden sich keine ernsten Nebenwirkungen und keine Anfallsereignisse. Möglicherweise muss das Verfahren noch hinsichtlich der Reizsetzung oder -stärke und der Frequenz der Behandlungseinheiten modifiziert werden. Neuere Meta-Analysen bei Erwachsenen zeigten im Vergleich zu älteren bereits deutlich größere Effektstärken der rTMS bei depressiven Störungen aufgrund solcher Fortentwicklungen und Modifikationen (Gross et al. 2007). Insbesondere Erhaltungsbehandlungen mit rTMS, mehr Behandlungseinheiten (z.B. 16 in einem Monat), bilaterale Stimulation und der begleitende Einsatz der rTMS parallel zu einer Psychopharmakotherapie scheinen Fortschritte in der Wirksamkeit zu erbringen (ebd.). Insgesamt könnte es sich um ein zukunftsweisendes, nebenwirkungsarmes Behandlungsinstrument handeln.

5.8.4 Kotherapeutische Maßnahmen

Funktionelle Übungsbehandlungen

Funktionelle Übungsbehandlungen können z.B. im Bereich von Entwicklungsverzögerungen zur Kompensation oder Förderung der vorhandenen Defizite eingesetzt werden. Durch Übungen sollen bestimmte körperliche oder auch geistige Funktionen weiterentwickelt werden. Die wichtigsten funktionellen Übungsbehandlungen sind:

- Physiotherapie, Motologie und Motopädie: bei körperlichen und geistigen Behinderungen sowie Entwicklungsstörungen; zur Förderung von Muskelaktivität, Körperkoordination und Körperwahrnehmung (hier können zusätzliche Indikationen zur Körperarbeit entstehen, z.B. bei Essstörungen und affektiven Erkrankungen: »Gefühl der Gefühllosigkeit« und negatives Selbstbild bei Depression) sowie zur Schulung der Psychomotorik (Zusammenhang zwischen nonverbalem Ausdruck und psychischer Befindlichkeit; Sinnes- und Bewegungsschulung)
- Ergotherapie (»Beschäftigungstherapie«): bei grob- und feinmotorischem Entwicklungsrückstand und visuellen Wahrnehmungsstörungen; zur Entwicklung praktisch-kreativer Fähigkeiten und zur Übung der Integration in Gruppensituationen (bei depressiven Patienten: Kreativitätsförderung, nonverbaler Ausdruck emotionaler Zustände, Förderung der Selbstsicherheit)
- Logopädie: bei Artikulationsstörungen, eingeschränktem Wortschatz, Dysgrammatismus; zur Förderung von Sprachver-

ständnis, Kommunikationsfähigkeiten und Sprechfreude und somit zur Stärkung des Selbstvertrauens
- Legasthenie-Therapie: bei Lese- oder/und Rechtschreibschwäche oder -störung; kindzentrierte Übungsprogramme zur individuellen Förderung, elternzentrierte Verfahren, schulische Förderprogramme, ggf. Behandlung psychischer Begleitstörungen (Schulte-Körne 2006; Schulte-Körne u. Mathwig 2001; Warnke et al. 2004)

Heilpädagogik

Heilpädagogische Verfahren stellen eine Verbindung zwischen pädagogischem und therapeutischem Arbeiten her, um Verhaltensstörungen altersentsprechend und individualisiert mit therapeutischem Spielmaterial zu beüben und zu modifizieren. Dieses Verfahren eignet sich wegen des praktischen Bezugs insbesondere für jüngere und/oder entwicklungsverzögerte Kinder sowie Lern- oder Intelligenzgeminderte, die in einem psychotherapeutischen Setting überfordert wären. Historisch wurden die Begriffe »Heilpädagogik« und »Kinder- und Jugendpsychiatrie« lange Zeit synonym verwendet.

Musiktherapie, andere künstlerische und körperbezogene Verfahren

Musiktherapie, kreativ-künstlerische Verfahren wie Gestaltungs- oder Kunsttherapie und körperbezogene Verfahren wie Reittherapie, tiergestützte Therapie oder Tanztherapie stellen Methoden dar, die unter Zuhilfenahme bestimmter Techniken, Medien oder Tätigkeiten auf nonverbaler Ebene Ausdrucks- und Kontaktfähigkeiten, Persönlichkeitsentfaltung und Körpererleben schulen. Die Nähe der Techniken zur emotionalen Befindlichkeit (z.B. Rhythmus, Klangfarbe von Musik), die kulturelle Unabhängigkeit und die Vielfalt der Ausdrucksmöglichkeiten (z.B. verschiedene Instrumente) können hier für den kommunikativen Austausch zwischen Patient und Therapeuten genutzt werden, ohne Worte finden zu müssen. Der Patient kann sich ausprobieren und unterliegt keinem Leistungsdruck und keiner Bewertung. Sein Einsatz bildet den Aktivitätsgrad und das Ausmaß seiner Ausdrucksvielfalt, seine Kommunikations- und Interaktionsfähigkeiten und seine Kreativität und Begeisterungsfähigkeit ab. Gleichermaßen können die genannten Aspekte im Verlauf gezielt gefördert oder modifiziert werden.

5.8.5 Schulische und berufliche Förderung

Da für Kinder und Jugendliche die Schule bzw. die berufliche Ausbildung einen ähnlichen Stellenwert hat wie die Berufstätigkeit bei einem Erwachsenen, also eine wichtige Rolle spielt in Bezug auf das Selbstvertrauen in die eigene Leistungsfähigkeit und auf die soziale Integration, muss eine Berücksichtigung in der umfassenden Behandlung kinder- und jugendpsychiatrischer Störungen erfolgen. Die Schulerlebnisse können primäre Ursache psychischer Störungen sein (z.B. bei Überforderung oder Ausgrenzung) oder sich infolge psychischer Störungen verändern (z.B. sekundäre Verhaltensveränderungen, Leistungseinbrüche).

Der Frage nach der richtigen schulischen Einstufung unter Berücksichtigung möglicher Teilleistungsschwächen muss deshalb unbedingt Rechnung getragen werden. Im Rahmen von Leistungsdiagnostik, besonders aber im realitätsnäheren Setting einer Klinikschule, kann eine Objektivierung des Leistungsstandes (Unter- oder Überforderung, Wissenslücken), Leistungsvermögens (Konzentrationsfähigkeit, Arbeitsgeschwindigkeit, Daueraufmerksamkeit) und der Leistungsmotivation vorgenommen werden. Eine Klinikschule trägt bei zur Ausgangsdiagnostik, indem sie neben den genannten Leistungsaspekten Gruppenverhalten und Verhaltensauffälligkeiten im schulischen Kontext erhebt. Im Verlauf eines stationären Aufenthaltes gewährleistet sie die Fortsetzung des Unterrichts zur Vermeidung krankheitsbedingter Lücken in den versetzungspflichtigen Fächern. Klinikschulen bieten des Weiteren die Möglichkeit, aufgrund der klinisch erfahrenen Lehrkräfte und der kleinen Klassengrößen individuelle Konzepte zu entwickeln, um Wissenslücken zu ergänzen sowie intensive sonderpädagogische Betreuung und Aufsicht zu ermöglichen. Bei Einverständnis der Sorgeberechtigten kann ein Kontakt zur Heimatschule hergestellt werden, um einen Abgleich zum aktuellen Schulstoff vorzunehmen oder die Rückführung in den Klassenverband vorzubereiten. Bei längeren schulischen Fehlzeiten, schulbezogenen Störungen oder sozialen Unsicherheiten kann es sinnvoll sein, vor der Entlassung einen gestuften Außenschulbesuch zwischenzuschalten. Auch dies kann durch Klinikschulen in Zusammenarbeit mit kooperierenden lokalen Schulen ermöglicht werden.

Im Therapieverlauf sind Informationen aus dem Klinikschulunterricht wichtige Indikatoren für die weitere Behandlungsplanung bzw. für die allmähliche Stabilisierung und Belastungsfähigkeit.

Bei älteren Jugendlichen mit abgeschlossener Schulausbildung und bei älteren Patienten, die ihre Schulpflicht erfüllt haben und für die nun eine praktische Ausbildung anzustreben wäre, bietet sich anstelle der Klinikschule die Überleitung in eine **Arbeitstherapie** an. Hier werden, aufbauend auf ergotherapeutische Maßnahmen, realitätsnähere Arbeitsbedingungen erstrebt, mit der Möglichkeit, sich z.B. in handwerklichen, landwirtschaftlichen oder anderen Bereichen zu betätigen. Die Arbeitstherapie dient dabei der Überprüfung der Belastbarkeit und Eignung und hat somit eine diagnostische Komponente.

Im Weiteren gilt es, auf die berufliche Integration vorzubereiten oder hinzuführen. Wichtige Aspekte der Arbeitstherapie sind die Förderung von Initiative, Motivation, Durchhaltevermögen, Anpassungs- und Integrationsfähigkeit, Selbstständigkeit und Selbstvertrauen. Im Anschluss an eine Arbeitstherapie kommen bei noch unsicheren oder eingeschränkten Jugendlichen berufsvorbereitende Maßnahmen durch das Arbeitsamt infrage, bei ernster psychisch Kranken, Lern- oder Intelligenzgeminderten oder anderweitig leistungsbeeinträchtigten Personen die Eingliederung in den geschützten Arbeitsmarkt sowie für remittierte Patienten die Überführung in eine entsprechende Ausbildungsstelle, möglicherweise gestuft. Bei allen Varianten sollte eine frühzeitige Kontaktaufnahme mit den zuständigen Sachbearbeitern des Arbeitsamtes zur Gewährleistung einer individuell abgestimmten Planung erfolgen.

Beispiel für einen multimodalen Therapieansatz

Der 15-jährige T. wird nach einem Suizidversuch durch den Sprung von einer Flussbrücke als Notfall vom Notarzt zunächst in die chirurgische Klinik gebracht. Nach Versorgung einer unkomplizierten Knochenfraktur noch in der gleichen Nacht wird am nächsten Morgen der kinder- und jugendpsychiatrische Konsiliardienst hinzugebeten. Im Gespräch zeigt sich, dass die Trennung vonseiten der gleichaltrigen Freundin am vergangenen Tag Auslöser für den Suizidversuch gewesen war. Dieser war allerdings nicht impulsiv durchgeführt worden, sondern T. hatte sich dies den gesamten Nachmittag lang überlegt und für den späten Abend, wenn kaum mehr Fußgänger unterwegs sein würden, geplant. Die Mutter hatte einen Abschiedsbrief vorgefunden, in dem T. seine Verzweiflung ausdrückte und zum Schluss seine ihm wichtigen Dinge wie Handy und Notebook an Freunde vermachte.

T. wirkte noch immer extrem bedrückt, er konnte keine positiven Zukunftspläne angeben, kreiste unaufhörlich um die Trennungsproblematik. Auch wolle er nicht nach Hause zurück, da er sich mit dem Stiefvater nicht verstehe und es dauerhaft Konflikte mit ihm gebe. Mit beiden Eltern bestünden starke Spannungen, insbesondere seitdem sich T. einer Gothic-Clique angeschlossen habe, sich entsprechend kleide und seinen Lebensstil verändert habe. Allerdings fühle er sich in diesem Kreis endlich verstanden, er sei schon immer nachdenklicher und ernster gewesen, meist ein Außenseiter in der Klasse; erst in der Clique sei er angenommen worden und habe die besagte Freundin gefunden. Er sei nachts oft länger als erlaubt mit den Freunden zusammengewesen, man habe viel geraucht, unregelmäßig einige Drogen ausprobiert und bestimmte parapsychologische Rituale getestet. Todesgedanken würden in seinem Freundeskreis häufig thematisiert werden, man tausche sich auch auf entsprechenden Websites aus, er habe keine Angst vor dem Tod.

Da T. sich nicht eindeutig von Suizidalität distanzieren konnte, erfolgte die Verlegung in die geschlossene Abteilung der kinder- und jugendpsychiatrischen Klinik. Ein Beschluss zur maximal sechswöchigen Unterbringung wurde vonseiten der sorgeberechtigten Mutter nach § 1631b BGB erwirkt. Nach ausführlicher Diagnostik wurde bei T. eine schwere depressive Episode diagnostiziert, da fremdanamnestisch (Mutter, älterer Bruder, Lehrer) eine seit längerem bestehende Bedrücktheit mit Leistungsabfall und Interessenbegrenzung auf Todesthemen zu verzeichnen gewesen sei. Aggraviert worden sei die Situation durch die Spannungen mit dem Stiefvater und die wechselhafte Beziehung mit der Freundin, allerdings seien dies nicht Auslöser gewesen.

Es erfolgte eine Medikation mit Fluoxetin, die anfänglich aufgrund der Angespanntheit von über den Tag verteilten niedrigen Dosen Chlorprothixen begleitet wurde. T. wurde in den Tagesablauf der Station eingebunden. Er forderte viele Rückzugsmöglichkeiten und zeigte sich in Gesprächen eher zurückhaltend, jedoch emotional bedürftig. Im kotherapeutischen Angebot interessierte er sich für die Musiktherapie, da er Schlagzeug gelernt hatte und gerne an der Stationsband teilnehmen wollte. Dies konnte nur ermöglicht werden, wenn T. die geschlossene Station verlassen dürfte. T. konnte für die Probenintervalle zusagen, sich nichts anzutun, er wurde zu den Terminen begleitet.

Parallel fanden erste Familiengespräche statt, auch unter Einbeziehung des Stiefvaters. Starke Meinungsverscheidenheiten wurden schnell deutlich, auch setzte der Stiefvater strenge und hohe Verhaltens- und Leistungsmaßstäbe, die T. nicht erfüllen konnte. Mit seinem Begabungsniveau befand sich T. auf dem Gymnasium an der Grenze zur Überforderung; sein eigentlicher Berufswunsch, etwas Handwerkliches lernen zu wollen, stieß bei den Eltern auf wenig Verständnis. Die innerfamiliäre Kommunikation schien seit Jahren brachzuliegen. T. gab an, lediglich zu seinem älteren Bruder ein gutes Verhältnis zu haben.

Nach etlichen Familiensitzungen wurde, im Einverständnis der Eltern, T. in Aussicht gestellt, bei einer neben der Klinik liegenden Schreinerei ein Praktikum absolvieren zu können, was ihn sehr motivierte. Nach vier Wochen in der geschlossenen Abteilung, mit einigen Außenterminen wie der Stationsband, die er zuverlässig absolvierte, und unter allmählicher Stimmungsaufhellung stellte er sich in dem Betrieb vor. Er fand gleich Gefallen an den Tätigkeiten und bemühte sich aktiv um die Chance eines Praktikums. Eine kleine Arbeitsprobe erfüllte er erfolgreich, worauf er sehr stolz war. Der Betriebsleiter sagte ihm zu, ihn für einige Wochen als Praktikant zu beschäftigen.

Es erfolgte die Verlegung auf die offene Station, nachdem sich T. nun klar von Suizidalität distanzierte. Chlorprothixen wurde langsam reduziert und abgesetzt. Auf der offenen Station wurde, wie mit T. vereinbart, zunächst ein sich steigerndes Tagesprogramm praktiziert, um die Belastbarkeit von T. zu trainieren. Er besuchte die Klinikschule, erst mit reduzierter, dann voller Stundenzahl, allerdings auf Realschulniveau. Hier musste er einige Schulstofflücken aufholen, andere Fächer hingegen fielen ihm leichter als im Gymnasium. Er arbeitete motiviert mit und lernte selbstständig am Nachmittag den neuen Schulstoff.

In der Psychotherapie wurde er zunehmend offener; es zeigten sich beträchtliche Selbstzweifel und Unsicherheiten gegenüber Gleichaltrigen, so dass ein soziales Kompetenztraining in der Gruppe initiiert wurde. Die Familiengespräche bewirkten ein gewisses besseres Verständnis für T. vonseiten der Mutter und eine etwas größere Toleranz durch den Stiefvater, dennoch blieben hier die Fronten recht verhärtet. Dem Vorschlag, eine Hilfe zur Erziehung durch das Jugendamt zu installieren, um innerfamiliär regelmäßig an der Interaktion arbeiten zu können, blieben die Eltern zunächst verschlossen. Erst als T. selbst mit diesem Wunsch an sie herantrat und man einen Gesichtsverlust vermeiden konnte, indem sich ein auch nebenbei in der Jugendhilfe tätiger Mitarbeiter des Erziehungsdienstes anbot, diese Aufgabe in der Familie zu übernehmen, willigten die Eltern schließlich ein.

Nach drei Wochen auf der offenen Station hatte sich T. weiter stabilisiert, er nahm an den Freizeitaktivitäten teil, war gut integriert und hatte besondere Freude in der Stationsband. Über den Musiktherapeuten wurde ein Kontakt hergestellt zu einer externen Schülerband unter Leitung eines Musikpädagogen. T. stellte sich dort vor und spielte im Rahmen von Wochenendbeurlaubungen einige Proben mit. Er entschied sich, nach der Entlassung in der Band Mitglied zu werden. Eine Trennung von den Freunden aus der Gothic-Szene konnte er sich nicht richtig vorstellen, er blieb ihnen aber dennoch vorerst fern, um seiner ehemaligen Freundin nicht zu begegnen.

Schließlich – es waren Ferien gekommen – konnte er das versprochene Schnupperpraktikum in der Werkstatt beginnen, das ihm gut gefiel. Es stand noch ein Schuljahr aus, um den Realschulabschluss einzuholen. Eine Umschulung war bereits vor den Ferien geplant worden. Gegen Mitte der Ferien zeigte sich T. schließlich so weit stabil, dass er noch eine Woche nur tagesklinisch kam – unter Fortsetzung des Praktikums. Die Hilfe zur Erziehung wurde etabliert und suchte T. im Weiteren dreimal pro Woche zu Hause auf, um konkrete Konflikte und Probleme zu besprechen. Dann wurde T. nach Hause entlassen, mit engen Wiedervorstellungsterminen, bei denen er sich stabil zeigte. Er arbeitete nun ganztags in der Werkstatt (als Ferienjob) und wurde vonseiten des Meisters sehr gelobt. Möglicherweise bestünde auch die Option, ihn dort oder in einem Tochterbetrieb nach Schulabschluss als Lehrling zu übernehmen. T. hatte sich für regelmäßige und auch überraschende, stichprobenartige Drogen-Screenings bereit erklärt; die Tests fielen stets negativ aus.

Kurz vor Schulbeginn erfolgte nochmals eine kurze Wiederaufnahme, um den Besuch der neuen Schule vorzubereiten. T. hatte mittlerweile, auch auf Bitten seines Meisters, den Kleidungs- und Frisurenstil modifiziert. Er wirkte insgesamt selbstbewusster, wenngleich er vor der neuen Schule einige Ängste hegte. Erfreulicherweise fand er jedoch einen guten Start, da zwei Miglieder seiner neuen Band die gleiche Klassenstufe besuchten.

Es erfolgte eine ambulante Nachbehandlung mit in der Frequenz sich senkenden Terminen. Massive Stimmungseinbrüche erfolgten nicht mehr, wenngleich in Prüfungsphasen und bei immer wieder vorkommenden häuslichen Spannungen eine Stimmungsverschlechterung deutlich wurde. T. fand eine Lehrstelle, was ihn sehr entlastete und weiter stabilisierte. Nach einem Jahr wurde Fluoxetin langsam über drei Monate hinweg ausgeschlichen. Die Erziehungshilfemaßnahme wurde um ein weiteres Jahr verlängert. T. plante jedoch, nach Ansparen von seinen ersten Verdiensten, so bald wie möglich auszuziehen. Da der ältere Bruder plante, für das Studium wegzuziehen, erhielt T. mit Einverständnis der Eltern die Option, in dessen Einliegerwohnung erste Schritte der Selbstversorgung bis zur Volljährigkeit zu proben.

Die Therapiebausteine des multimodalen Therapieansatzes zeigt ◘ Abbildung 5.4.

5.9 Besonderheiten bei ambulanter Behandlung

In der ambulanten Therapie muss eine akute Suizidalität sicher ausgeschlossen sein. Latente oder chronische lebensmüde Gedanken, die jedoch nicht mit einer konkreten Suizidplanung oder anderen akuten Warnhinweisen verknüpft sind, können auch ambulant angegangen werden. Gegebenenfalls müssen Antisuizidverträge abgeschlossen werden und in Krisenphasen engmaschige Termine vergeben bzw. die Möglichkeit der akuten Terminvergabe eingeräumt werden.

In dieser äußerst niedrigschwelligen Behandlungsform kommt dem therapeutischen Bündnis eine besonders wichtige Bedeutung zu. Die psychotherapeutische Arbeit findet nur in diesem zeitlich begrenzten Setting statt, Hausaufgaben-

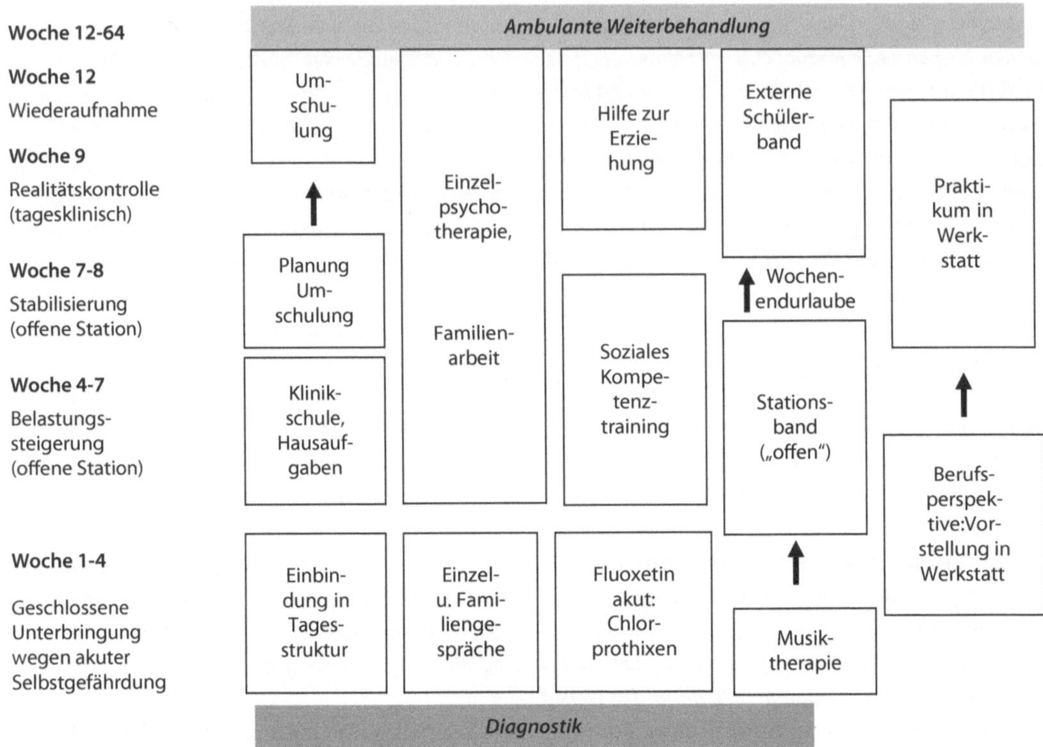

Abb. 5.4. Fallbeispiel eines 15-Jährigen mit einer schweren depressiven Episode; Zustand nach Suizidversuch

bewältigung bezüglich des Alltagstransfers und Rückmeldungen über Erfolge und Misserfolge oder Frustrationen beruhen nahezu ausschließlich auf den Berichten des Patienten, so dass Motivation, Kooperationswille und Offenheit für den Therapieerfolg von großer Wichtigkeit sind. Eine ambulante Psychotherapie bei abwehrendem Patienten kann zwar begonnen werden. Sollte sich jedoch keine Öffnung einstellen, muss über einen Abbruch bzw. einen Setting-Wechsel nachgedacht werden. Strategien zur Gewinnung des Patienten können sein, zunächst sehr pragmatisch Alltagsprobleme und -konstellationen anzugehen und umzuplanen, Aktivitäten aufzubauen etc. Tiefgehende Gespräche gleich zu Beginn können die Patienten überfordern und ihre Abwehr auslösen. Besonders wichtig ist es auch, dem Patienten das Krankheitskonzept nahe zu bringen und mögliche Zusammenhänge und Folgen aufzuzeigen. Gegebenenfalls gibt es Sachverhalte, die einen Leidensdruck auslösen. Dies könnte ein möglicher Einstieg sein für die erste gemeinsame Erarbeitung einer Problemlösestrategie.

Bei familiären Interaktionsproblemen sollte deren Bedeutung erörtert und die Familie entsprechend einbezogen werden. Sollte die Familie in diesem Fall die Erwartung äußern, dass der Betreffende alles allein in der Psychotherapie lösen müsse, sollte die Mitverantwortung am Genesungsprozess betont werden.

! Eine exogen bedingte Depression wird nicht remittieren, wenn nicht äußere Bedingungen geändert werden und eine grundsätzliche Bereitschaft aller Beteiligten hierzu vorhanden ist.

Je jünger die Patienten, desto wichtiger ist die regelmäßige Einbeziehung der Sorgeberechtigten, bei älteren Patienten ist dies ebenfalls anzuraten – zur Ergänzung der Informationen. Es darf jedoch nicht der Eindruck entstehen, den Patienten überprüfen zu wollen, vielmehr muss transparent gemacht werden, dass die depressive Wahrnehmung gegebenenfalls verändert ist und deshalb z.B. die Eindrücke der Eltern ebenfalls wichtig sind. Es ist auch anzuraten, vor allem bei älteren Patienten, diesen bewusst zur Hauptperson zu machen, das heißt, dass es ab einer gewissen Entwicklungsreife sicherlich nicht mehr angebracht ist, den Patienten im Elterngespräch hinauszuschicken.

Bei sehr jungen Patienten sind heilpädagogische Ansätze möglicherweise zielführender als Einzelsitzungen von psychotherapeutischem Charakter; hier kann auch Familiensitzungen ein größerer Stellenwert beigemessen werden. Jugendlichen hingegen mit ausreichender Introspektionsfähigkeit und eigenem therapeutischen Anliegen kann und sollte wesentlich mehr Eigenverantwortung beigemessen werden, auch im Hinblick auf das Ziel der Verselbstständigung.

Möglicherweise sind altersbezogene, therapeutische Gruppenprogramme, z.B. zur sozialen Kompetenz, sehr sinnvolle Ergänzungen; in manchen Fällen, wenn hier die Hauptursache der affektiven Verstimmung liegt, kann ein solches Therapieprogramm auch für sich allein stehen und nicht unbedingt auch noch engmaschige Einzelsitzungen erfordern.

Medikamentöse Strategien müssen im ambulanten Setting sehr genau abgewogen werden, insbesondere im Hinblick auf die mögliche Antriebssteigerung unter vielen modernen Antidepressiva. Über das Suizidrisiko muss aufgeklärt werden, realistisch basierend auf den empirischen Daten (► 5.7.4). Ergibt sich hierfür kein Anhalt, kann vorsichtig aufdosiert werden, in der Regel etwas langsamer und kleinschrittiger als im (teil-)stationären Setting. Ansonsten sind eher sedierende Substanzen vorzuziehen, oder man nimmt in labilen Fällen die medikamentöse Einstellung stationär vor.

5.10 Besonderheiten bei teilstationärer Behandlung

Die Patienten im teilstationären Setting benötigen mehr Unterstützung, als im Rahmen der ambulanten Therapie möglich ist – entweder aufgrund der Schwere ihrer Erkrankung mit entsprechenden Einbrüchen der Alltagsfunktionen oder aber aufgrund geringerer Ressourcen zur Kompensation oder aufgrund häuslicher Interaktionsprobleme. Ein weiterer Grund für eine teilstationäre Behandlung kann junges Alter sein: Ambulant kann dann noch nicht zielführend gearbeitet werden, und vollstätionär ist möglicherweise ein zu großer Schritt weg von Familie und Alltag.

Das tagesklinische Konzept kann nahezu mit allen Therapiebausteinen aus dem vollstationären Bereich aufwarten, allerdings ist der Patient mehr, ähnlich wie im Rahmen eines vollen »Arbeitstages«, gefordert: Er muss in der Lage sein, die Klinikschule zu besuchen, eng mit Gleichaltrigen zusammen den Tag zu verbringen und dichtere Therapie- und Freizeitgestaltungstermine absolvieren zu können.

Ein besonderes Privileg der Tagesklinik ist die Nähe zur Alltagssituation: Täglich kehrt der Betreffende in seinen Lebensbereich zurück, am Wochenende ist er ganz dort. Somit können erarbeitete Inhalte der Therapien sofort im Alltag erprobt und implementiert werden. Dabei kommt der Kooperation mit der Familie eine besondere Bedeutung zu, denn sie setzt die Therapie quasi zu Hause fort. Es bedarf somit einer intensiven Edukation und Einbeziehung der Eltern. Daher sind auch primäre erzieherische und Interaktionsprobleme in einer Tagesklinik gut aufgehoben, denn hier kann pragmatische Familienarbeit geleistet werden. Nicht unüblich und oft therapeutisch sinnvoll können dabei auch Hausbesuche durch die Therapeuten oder Bezugsbetreuer sein, um aus diagnostischen Gründen einmal die häusliche Situation real mitzuerleben – oder um im Sinne eines Home-Treatments therapeutische Arbeit in den Alltag zu übertragen.

Für ältere Jugendliche kann die tagesklinische Behandlung eine Unterstützung zur altersentsprechenden Verselbstständigung sein. Motivationale Probleme bezüglich Schulbesuch und Pflege einer Tagesstruktur können hier beübt und unterstützt werden. Ein Anfang ist bereits die eigenständige, zuverlässige, pünktliche tägliche Anreise zur Tagesklinik. Außenschulbesuche oder Praktika können ebenfalls geplant und umgesetzt werden. Interaktionsprobleme mit Gleichaltrigen lassen sich in dem dichten Setting der Tagesklinik intensiver und effektiver angehen als in der ambulanten Therapie. Dies gilt altersübergreifend: Während bei jüngeren Kindern eher erzieherische und verhaltenstherapeutische Maßnahmen im Vordergrund stehen – zum Training der Frustrationstoleranz, sozialen Perzeption und Impulskontrolle –, so sind es bei Älteren öfter kognitive und klassische psychotherapeutische Ansätze, um Selbstsicherheit, Selbstmanagement und Problemlösestrategien etc. zu üben.

Die teilstationäre Behandlung eignet sich auch, um zu lange Hospitalisierungsphasen abzukürzen und einen Übergang zur Entlassung zu gestalten. Hier kann die Belastbarkeit gesteigert und trainiert werden. Die häufigen Zeiten zu Hause dienen als Realitätskontrolle. Auftretende Krisen oder Probleme können besser abgefangen werden als ambulant. Klinikmüde Patienten, die aufgrund einer chronischen Erkrankung eine vollstationäre Behandlung benötigten, können durch die Perspektive eines Schritts voran erneut motiviert werden. Hier kann der Tagesklinik auch die Rolle einer Basislegung für rehabilitative Anschlussmaßnahmen zukommen. Der zunehmende Transfer in den Alltag durch eine tagesklinische Behandlung kann hinsichtlich Verselbstständigung und Übernahme von Eigenverantwortung therapeutisch besonders nutzbringend sein.

Ein weiterer Nutzen der Tagesklinik besteht darin, Patienten, für die eigentlich eine vollstationäre Behandlung sinnvoll wäre, die sich jedoch dafür noch nicht entscheiden können, eine Kompromisslösung anbieten zu können – sofern sie fachärztlich vertretbar ist. Möglicherweise kann durch diesen Schritt auf den Wunsch der Familie ein Therapiebündnis getroffen werden, das, sollte der tagesklinische Rahmen nicht ausreichen, dann den letzten Schritt in die vollstationäre Behandlung ebnen kann.

5.11 Besonderheiten stationärer Behandlung

Stationär aufgenommen werden sollten Patienten mit schwerer Krankheitsausprägung, Verlust der meisten oder wichtigsten Alltagsfunktionen (z.B. Unmöglichkeit des Schulbesuchs) oder/und schwierigen Umfeldbedingungen. Im stationären Rahmen ist ein sukzessives Behandlungskonzept möglich, mit der Option einer, sofern therapeutisch erforderlich, initialen Einräumung von Rückzugs- und Schonungsmöglichkeiten und der gestaffelten, individuellen Fortsetzung der Belastungssteigerung.

> **!** Oft ist die stationäre Aufnahme an sich eine Entlastung für den Patienten, da sie von Alltagspflichten enthebt und zu schwierigen Lebensumständen eine Distanz schafft. Auch die Tagesstruktur des stationären Rahmens hat förderliche Auswirkungen auf die Reetablierung eines Tag-Nacht-Rhythmus, einer geregelten Nahrungsaufnahme und eines Aktivitätenaufbaus.

Wichtig ist jedoch, bald individuell angepasst den Anforderungsgrad zu steigern und mit der gemeinsamen therapeutischen Arbeit zu beginnen. Sonst droht die Gefahr, dass der Patient regrediert und die stationäre Behandlung einen zu großen sekundären Krankheitsgewinn mit sich bringt, der den Wunsch nach Genesung behindert.

Es ist wichtig, nicht dem »Luxus« des stationären Settings zu verfallen und sich Zeit zu lassen in der Therapieplanung. Für den Patienten ist es bedeutsam, insbesondere für junge Menschen mit ihren zahlreichen Entwicklungsaufgaben, möglichst rasch wieder für den Alltag hergestellt zu sein, um die Versäumnisse gering zu halten. Dementsprechend ist eine stringente, jedoch gleichzeitig auf die Fortschritte des Betreffenden individuell abgestimmte Therapieplanung vonnöten. Auch müssen Zielerreichungen und Etappenplanungen regelmäßig geprüft werden. Die Integration des multiprofessionellen Teams ist zur Gewinnung eines umfassenden Eindrucks für die Beurteilung besonders wichtig; der Informationsfluss muss gewährleistet sein.

In diesem Sinne ist es auch wichtig, rechtzeitig Schritte zur Vorbereitung der Entlassung einzuleiten. Ist z.B. die Erfordernis einer Hilfe zur Erziehung, einer Umschulung oder einer beruflichen Perspektivfindung absehbar, sollte möglichst früh mit der konkreten Planung begonnen werden. Möglicherweise ist der exakte Hilfebedarf durch das Jugendamt z.B. noch nicht abzuschätzen, aber irgendeine Form davon wird sicher nötig sein. Dann können zumindest schon ein Vorsprechen der Sorgeberechtigten und gegebenenfalls eine Antragstellung sinnvoll und zeitsparend sein.

Im Verlauf sind dann therapeutische Wochenendbeurlaubungen mit »Hausaufgaben« zum Transfer in den Alltag ein wichtiger Baustein. Ebenso kann in manchen Fällen der Realitätsbezug durch den Besuch einer Außenschule oder der eigenen Heimatschule (Reintegration in den Unterricht) hergestellt werden, auch durch Initiierung oder Wiederaufnahme von Vereinsmitgliedschaften, Treffen mit Freunden oder Klärung von Konflikten.

Sollte die stationäre Phase sehr lange andauern, kann eine Überführung in ein tagesklinisches Setting therapeutisch sinnvoll sein, um die Belastbarkeit zu trainieren und sich dem Alltag noch mehr anzunähern. Dies wäre auch eine Option, wenn z.B. Jugendhilfemaßnahmen erst mit einer gewissen Latenz umsetzbar sind und eine therapeutische Überbrückung gefunden werden muss, um ein Rezidiv zu vermeiden. Allerdings ist hier im engen Dialog mit den Jugendämtern – auch im Hinblick auf die Finanzierung – die Frage der Zuständigkeit immer wieder zu überprüfen. Es kann sinnvoll sein, nach längerer Hospitalisation, bei Klinikmüdigkeit oder fraglich gewordenem Behandlungsauftrag den Patienten bei ausreichender Stabilisierung vorläufig zu entlassen und nach einer Phase der Realitätskontrolle wieder geplant oder – abhängig vom Verlauf – im Bedarf erneut im Sinne einer Booster-Phase aufzunehmen.

✪ Für eine poststationär zeitnahe ambulante Wiedervorstellung ist in jedem Fall unbedingt zu sorgen, um die ersten Erfahrungen seit der Entlassung besprechen und gegebenenfalls therapeutisch unterstützend eingreifen zu können. Der poststationären Behandlung kommt die Aufgabe der Rezidivprophylaxe bzw. -identifikation zu, so dass vollständige und effektive Informationsübergaben zwischen stationären und ambulanten Behandlern unabdingbar sind.

5.12 Jugendhilfe und Rehabilitationsmaßnahmen

Leistungen der Jugendarbeit, der Jugendsozialarbeit und des erzieherischen Kinder- und Jugendschutzes machen sich nicht an einem individuellen Leistungsanspruch fest, sondern sind generelle Leistungen, um die Umfeldbedingungen für junge Menschen lokal zu verbessern und mitzugestalten. Hierzu gehören Angebote zu Freizeitgestaltung, außerschulischer Weiterbildung, Sport- oder Gruppenaktivitäten, schul- oder familienbezogener Beratung und Jugendarbeit.

Ist die regelrechte Entwicklung und/oder psychosoziale Integration (»Teilhabe«) eines Kindes oder Jugendlichen aufgrund bestimmter peristatischer, persönlicher oder seelischer Besonderheiten gefährdet, so können seitens des Jugendamtes Hilfestellungen gegeben werden. Das so genannte Kinder- und Jugendhilfegesetz, auch Teil des Sozialgesetzbuches VIII, bietet eine Vielzahl an Maßnahmen, die ganz pragmatische Alltagsunterstützungen bei beeinträchtigten familiären Verhältnissen bis hin zu spezifisch heilpädagogisch-therapeutischen Hilfen umfassen (Auszüge aus SGB VIII: ► 8.4). Die Leistungen erstrecken sich in der Regel bis zur Erlangung der Volljährigkeit; jedoch können junge Erwachsene den Anspruch auf Weiterführung einer vor dem vollendeten 18. Lebensjahr initiierten Hilfe zur Erziehung anmelden, sofern dies erforderlich ist, um eine Gefährdung der Entwicklung abzuwenden, eine Störung der Entwicklung zu beseitigen oder zu mildern (§ 41 SGB VIII). Die Zuständigkeit des Jugendamtes endet mit Ausnahme begründeter Einzelfälle jedoch endgültig mit dem vollendeten 21. Lebensjahr.

§ 13 SGB VIII regelt z.B. die Jugendsozialarbeit und gewährleistet für sozial benachteiligte oder individuell beeinträchtigte junge Menschen geeignete sozialpädagogische Hilfen zur schulisch-beruflichen und sozialen Eingliederung. Über § 16 SGB VIII werden Familienbildung und -beratung bezüglich Erziehungsfragen festgelegt. Beratungen zu Partnerschaft, Trennung oder Scheidung (§ 17 SGB VIII) sowie zur Ausübung der Personensorge und des Umgangs (§ 18 SGB VIII) werden ebenfalls angeboten. Ist eine Familie in Not geraten, z.B. durch eine schwere Erkrankung eines Elternteils, und kann die Versorgung der Kinder deshalb nicht geleistet werden, so ist es möglich, eine vorübergehende Unterstützung zu organisieren, um die Betreuung von Kindern in solchen Notsituationen aufrechtzuerhalten (§ 20 SGB VIII). Das Jugendamt bietet auch Unterstützung für Alleinerziehende an, die Hilfe für die Pflege und Erziehung eines unter 6 Jahre alten Kindes benötigen, z.B. gemeinsame Wohnformen wie Mutter-Kind-Einrichtungen (§ 19 SGB VIII). In den Paragrafen 22–24 SGB VIII werden Optionen der Kindertagespflege und Unterbringung in Tageseinrichtungen festgelegt.

❗ Durch die frühe Inanspruchnahme der Unterstützungsangebote könnten etliche potenziell depressiogene umweltbedingte Faktoren abgemildert werden. Leider sind diese Möglichkeiten nicht immer bekannt, und die Einbeziehung eines Kinder- und Jugendpsychiaters erfolgt erst, wenn psychische Auffälligkeiten bereits manifest geworden sind. Insofern kommt den betreuenden Kinder- und Allgemeinärzten auch diesbezüglich eine große Verantwortung zu, hier gegebenenfalls früh weichenstellend einzugreifen.

Bei Interaktionsproblemen und begrenztem erzieherischem Einfluss bietet das Jugendamt, teilweise auch kirchliche Träger, so genannte **Erziehungsberatungsstellen** (§ 28 SGB VIII) an, wo man sich mit seinen Schwierigkeiten vorstellen kann. Mitunter werden bereits auf dieser Stufe ambulante Beratungstermine angeboten oder sogar Gruppenangebote für betroffene Eltern und/oder ihre Kinder. Soziale Gruppenarbeit wird nach § 29 SGB VIII geregelt; auf dieser Ebene können in einem gruppenpädagogischen Konzept Entwicklungsschwierigkeiten und Verhaltensauffälligkeiten sowie soziales Lernen angegangen werden – vorausgesetzt, es besteht eine Kooperationsbereitschaft des Kindes oder Jugendlichen.

Als intensivere Stufen sind **ambulante Hilfen zur Erziehung** möglich, die von einer regelmäßigen aufsuchenden Beratung in der Familie (vor allem Erziehungsbeistandschaft nach § 30 SGB VIII) bis hin zur sozialpädagogischen Familienhilfe (§ 31 SGB VIII) reichen. Der Erziehungsbeistand unterstützt die Sorgeberechtigten in Erziehungsfragen, berät den Minderjährigen in allen Lebensbereichen und unterstützt seine Verselbstständigung unter Erhalt und Einbezug seines sozialen Umfeldes. Die sozialpädagogische Familienhilfe umfasst außer einer sehr intensiven Familienarbeit vor Ort auch die Unterstützung bei Ämterangelegenheiten, Gesundheitsfragen und anderen bürokratisch-organisatorischen Anforderungen des Alltags, um das Selbsthilfepotenzial der Familie zu stärken. Diese Hilfe kommt bei folgenden Voraussetzungen infrage:

- bei schwer beeinträchtigten Eltern (z.B. durch Krankheit),
- bei Eltern mit intellektuellen Einschränkungen,
- bei schwachen, wenig strukturierten Verhältnissen,
- bei überforderten Eltern (Alleinerziehende, kinderreiche Familien, behinderte oder chronisch kranke Kinder etc.),
- bei Reintegration von Kindern, die in Heimen oder bei Pflegefamilien lebten, zurück in die Ursprungsfamilie.

Diese Maßnahme ist in der Regel auf mindestens zwei Jahre ausgelegt und bedarf der Mitarbeit der gesamten Familie.

Bisweilen ist eine intensivere Arbeit mit dem Kind oder Jugendlichen erforderlich, entweder auf erzieherisch-pädagogischer Ebene oder/und aufgrund psychischer Besonderheiten. Für Kinder bis ins junge Jugendalter können hierfür **teilstationäre Hilfen** wie Tagesstätten, Tagesgruppen oder sozialpädagogische Tagespflege vorgehalten werden (§ 32 SGB VIII), z.T. auch, falls erforderlich, mit heilpädagogischem Ansatz und zumeist mit dem Anspruch, parallel Elternarbeit zu leisten, um die Inhalte in den heimischen Rahmen transferieren zu können. Eine Vollzeitpflege im Rahmen einer Pflegefamilie wird nach § 33 SGB VIII geregelt. Bei besonderem Betreuungsbedarf ist eine intensive sozialpädagogische Einzelbetreuung möglich (§ 35 SGB VIII).

Schließlich gibt es **vollstationäre Jugendhilfeeinrichtungen**, entweder mit erzieherischem Schwerpunkt (§ 34 SGB VIII, Heimerziehung und sonstige betreute Wohnformen) oder heilpädagogisch-therapeutischem Ansatz. Dieses Angebot gilt für Kinder oder Jugendliche, bei denen eine drohende oder vorhandene »seelische Behinderung« nach § 35a SGB VIII (angelehnt an § 2 SGB IX) durch einen Facharzt für Kinder- und Jugendpsychiatrie und - psychotherapie, einen Kinder- und Jugendlichenpsychotherapeuten oder einen Arzt oder Psychologischen Psychotherapeuten mit besonderer Erfahrung auf dem Gebiet seelischer Störungen bei Kindern und Jugendlichen attestiert wurde (Wiesner 2006).

In § 2 SGB IX heißt es, Menschen seien »behindert, wenn ihre körperliche Funktion, geistige Fähigkeit oder seelische Gesundheit mit hoher Wahrscheinlichkeit länger als sechs Monate von dem für das Lebensalter typischen Zustand abweicht und daher ihre Teilhabe am Leben der Gesellschaft beeinträchtigt ist«. Eine seelische Behinderung ist somit definiert als ein seelischer Zustand, der länger als sechs Monate vom altersentsprechenden Zustand abweicht und aufgrund dessen die psychosoziale Integration bzw. die Teilhabe des Betreffenden nachhaltig gefährdet ist. Die zugrunde liegende Störung muss nach dem geltenden internationalen Klassifikationsschema, derzeit ICD-10, festgelegt sein und nach Abs. 1 Satz 1 Nr. 1 des § 35a »Krankheitswert« besitzen. Die Maßnahme soll als Eingliederungshilfe und zur Abwendung einer überdauernden seelischen Behinderung oder zur Therapie einer bestehenden seelischen Behinderung dienen. Hierzu gehören nach der Weltgesundheitsorganisation unterstützende Hilfen bezüglich Körperfunktion, Aktivität und Partizipation (Fegert 2007). Bestandteile solcher Einrichtungen sind

- ein multiprofessionelles Fachteam,
- ein psychologischer Dienst,
- in der Regel engmaschige kinder- und jugendpsychiatrische Konsiliardienste,
- eine Vielzahl an kotherapeutischen Maßnahmen,
- die Möglichkeit der individuell abgestimmten Beschulung, oft in kleinen Gruppen in der Heimschule bzw. in Kooperations-Regelschulen,
- die Hinführung auf berufliche Perspektiven,
- die Integration in den ersten oder zweiten Arbeitsmarkt,
- Freizeitgestaltung und Feriengestaltung,
- Unterstützung bei der Verselbstständigung älterer Jugendlicher,
- intensive Elternarbeit bei Jüngeren, hier mit dem Ziel der Rückführung in die Familie.

Die vollstationären Maßnahmen sind meist mindestens einjährig, oft mehrjährig angelegt, wobei im Rahmen von Hilfeplangesprächen etappenweise über den weiteren Bedarf und entsprechende Zielsetzungen entschieden wird. Die Hilfeplangespräche beziehen das therapeutische Team und das Betreuer-Team, die Sorgeberechtigten und in altersentsprechendem Maß auch das Kind oder den Jugendlichen selbst mit ein. Maßnahmen nach § 35a SGBVIII können auch spezifisch psychiatrische Rehabilitationseinrichtungen sein.

Für die Initiierung von Jugendhilfemaßnahmen bedarf es der Antragstellung durch die Sorgeberechtigten. Bei psychisch erkrankten Kindern und Jugendlichen sind Stellungnahmen durch den behandelnden Facharzt erwünscht und sinnvoll. Nach Antragstellung und Vorlage der ärztlichen Stellungnahme sieht § 14 SGB IX eine 2-Wochen-Frist zur Klärung der Zuständigkeit und eine 3-Wochen-Frist zur Entscheidung über den Antrag vor, was in der Realität in dieser idealen Form nicht abläuft, aber den Sorgeberechtigten als rechtliche Rahmenbedingung mitgeteilt werden kann. Lehnt die zuerst angegangene Instanz die Zuständigkeit ab, ist die zweite Instanz, um Aufschub der Hilfeleistungen zu vermeiden, nach SGB IX zur vorläufigen Zahlung verpflichtet. Die Attestierung einer drohenden oder seelischen Behinderung und die Feststellung der zugehörigen ICD-10-Diagnose sind die Kernaufgabe des Arztes. Er darf in einer idealerweise gemeinsam stattfindenden initialen Hilfeplangesprächsrunde (§ 36 SGB VIII) mit dem Jugendamt aus fachlicher Sicht inhaltlich erforderliche Bausteine der weiteren Hilfen darlegen. Allerdings obliegen die Entwicklung von konkreten Maßnahmevorschlägen (Benennung von Einrichtungen etc.) und die Entscheidung darüber dem Jugendamt. Bei Feststellung einer (drohenden oder vorhandenen) seelischen Behinderung nach § 35a ist der zuständige Gutachtenersteller nach § 36 Satz 3 SGB VIII in jedem Fall mit in den Hilfeplan einzubeziehen.

In einzelnen Fällen kann eine Inobhutnahme nach § 42 SGB VIII erforderlich werden. Dies kann auch durch betroffene Kinder und Jugendliche selbst beim Jugendamt eingefordert werden. Gründe für eine Inobhutnahme sind Umstände, die das Kindeswohl gefährden, u.a. Fälle im Sinne des § 1666 BGB, in denen ein (evtl. vorübergehender) Entzug der elterlichen Sorge notwendig und familiengerichtlich entschieden wird (► 8.4). Bei »Gefahr im Verzug« kann das Jugendamt auch eigeninitiativ das Kind/den Jugendlichen aus der Familie, der Pflegefamilie oder der Heimeinrichtung herausholen. Sind die Sorgeberechtigten nicht zu erreichen, ist dies auch in Bezug auf jugendgefährdende Orte möglich, z.B. Bars, Diskotheken, Bordelle, Drogenmilieu etc.

Entwichene Jugendliche, die sich nicht an jugendgefährdenden Orten aufhalten, können ohne richterliche Anordnung nicht mit dieser Maßnahme erfasst werden. In jedem Fall muss so schnell wie möglich eine familiengerichtliche Genehmigung eingeholt werden. Dabei müssen zeitnah auch Familienangehörige richterlich gehört werden, um ein objektives Urteil fällen zu können. Inobhutnahmestellen des Jugendamtes können Notfallplätze in bestehenden Heimeinrichtungen sein oder Bereitschaftspflegefamilien. Teilweise stehen auch geschlossene Plätze zur Verfügung. Die Akuität und Art des Falls entscheiden über die Maßnahme.

5.13 Entbehrliche Behandlungsmaßnahmen

Die Elektrokonvulsionstherapie (EKT) spielt in Deutschland in der Erwachsenenpsychiatrie vor allem bei therapierefraktären depressiven Patienten eine Rolle, wohingegen sie in angloamerikanischen Ländern wesentlich häufiger, z.T. auch alternativ oder additiv zur Psychopharmakotherapie eingesetzt wird. Die neurobiologischen Grundlagen dieses Verfahrens sind nach wie vor nicht eindeutig geklärt. Fest steht, dass eine Vielzahl neurochemischer und neuroendokrinologischer Prozesse induziert wird, die u.a. Neurotransmitteraktivitäten und die REM-Non-REM-Architektur beeinflussen (Mukherjee et al. 1994). Passagere Nebenwirkungen können Konzentrations- oder Gedächtnisbeeinträchtigungen, Kopfschmerzen und in weniger als 1% der Fälle episodische Krampfanfälle sein. Langfristige Negativfolgen wurden bislang nicht detektiert (Agelink et al. 2001). Eine Übersichtsarbeit von Walter und Rey (1997) prüfte alle publizierten Fälle zur EKT im Kindes- und Jugendalter aus 50 Jahren und fand in 63% – jedoch ohne Kontrollgruppe – eine antidepressive Wirksamkeit. In Deutschland spielt die EKT in der Depressionsbehandlung, aber auch bei anderen Indikationen bei Kindern und Jugendlichen keine oder kaum eine Rolle – Ausnahmen sind die seltene perniziöse Katatonie und therapieresistente schwere katatone Psychosen. Insgesamt jedoch ist zu wenig über die Wirksamkeit und die Nebenwirkungen dieser Maßnahme bekannt. Man beachte auch, dass sich in dieser Altersgruppe noch bis ins 3. Lebensjahrzehnt Hirnentwicklungsprozesse vollziehen, deren Interferenz mit EKT-induzierten neurochemisch-neurobiologischen Veränderungen nicht absehbar sind.

Die Leitlinien der Deutschen Gesellschaft für Kinder- und Jugendpsychiatrie, Psychosomatik und Psychotherapie et al. (2007) sehen bei isolierter Depression ohne entsprechende Korrelate zudem keine Indikation für funktionelle Übungsbehandlungen wie Ergotherapie, Kinesiologie, Psychomotorik etc.

5.14 Ethische Fragen

5.14.1 Psychopharmaka-Studien im Kindes- und Jugendalter

Das zentrale ethische und rechtliche Problem bei der medikamentösen Therapie von Minderjährigen besteht darin, dass die meisten neueren, nebenwirkungsärmeren Substanzen nicht für den Einsatz im Kindes- und Jugendalter zugelassen sind, abgesehen von den Stimulanzien und anderen Medikamenten zur Behandlung der Aufmerksamkeitsstörungen und hyperkinetischen Störungen. Das gilt, mit Ausnahme von Fluoxetin und Fluvoxamin (zugelassen für die Behandlung von Zwängen), auch für moderne Antidepressiva.

Die Ursache für diese hochproblematische Situation waren weitreichende »Schutzbestimmungen«, um Kinder und Jugendliche vor den Belastungen klinischer Studien zu schützen. Es ergibt sich hier jedoch in Anlehnung an die gängigen Belmont-Kriterien (National Commission for the Protection of Human Subjects of Biomedical and Behavioral Research 1979; Beauchamp u. Childress 1977, 1994) folgender Zwiespalt: Das **Nichtschädigungsgebot** fordert eine möglichst nebenwirkungsarme Therapie, die für die Patientengruppe hinsichtlich ihrer Effektivität und Sicherheit, auch Langzeitsicherheit, geprüft ist. Solche Daten fehlen aber weitgehend für Minderjährige. Das **Gebot der effektiven Behandlung** kann aufgrund der im Kindes- und Jugendalter mangelnden Effektivitätsstudien in suffizienten methodischen Designs ebenfalls nur schwer erfüllt werden. Mit Blick auf das **Prinzip der Gerechtigkeit** kann deshalb festgestellt werden, dass derzeit für Kinder und Jugendliche mit psychischen Störungen nicht die gleiche medikamentöse Behandlungsqualität und Sicherheit wie für erwachsene Patienten erzielt werden kann (Mehler-Wex u. Fegert, in Vorb.).

Ein weiteres, für die Altersgruppe spezifisches Problem betrifft das **Prinzip der Autonomie.** Häufig gelingt es nicht, Kinder und Jugendliche adäquat an Behandlungsentscheidungen zu beteiligen. Dafür muss jedoch, unter Berücksichtigung des Alters, Entwicklungsstandes und Krankheitsstatus des Patienten, so weit wie möglich Sorge getragen werden. Bei der Aufklärung ist darauf zu achten, dass nicht nur über Wirkungen und Nebenwirkungen des vorgeschlagenen Medikamentes diskutiert wird, sondern auch über die zugelassenen Behandlungsalternativen. Bezüglich älterer Medikamente ist hervorzuheben, dass deren Zulassung aufgrund historischer Zulassungsfakten, jedoch meist nicht aufgrund einer ausreichenden Datenlage besteht.

Die 12. Novelle des Arzneimittelgesetzes (AMG) erlaubt nun auch eine so genannte gruppennützige Forschung an Kindern und Jugendlichen in Deutschland – zuvor waren insbesondere die für Zulassungen erforderlichen plazebokontrollierten Doppelblindstudien nur erlaubt, wenn sich ein direkter Nutzen für den Betreffenden selbst ergab. Insofern war eine Durchführung solcher Studien nicht möglich, obwohl sie zum entsprechenden Effektivitätsnachweis benötigt wird.

Man war in Deutschland infolge der schrecklichen Medizinverbrechen in der Nazizeit lange Zeit sehr zurückhaltend bei der Forschung an so genannten einwilligungsunfähigen Personen. Andererseits musste man damit in Kauf nehmen, dass durch tausendfache Heilversuche Kinder permanent Einzelexperimenten ausgesetzt wurden, weil nicht die gleichen Voraussetzungen wie bei Erwachsenen vorlagen. Mit der im Jahr 2007 eingeführten »EU-regulation on medicinal products for pediatric use« hat die EU nun Voraussetzungen für Erwachsenenzulassungen verschärft und diese an Studien im Kindes- und Jugendalter gebunden. Firmen mit dem Ziel einer Marktzulassung für eine neue Substanz müssen nun einen »paediatric investigation plan« (PIP) vorlegen. Aus Sicherheitsgründen kann der Hersteller auch dafür optieren, dass zunächst Studien an Erwachsenen und dann erst Kinderstudien durchgeführt werden. Die Europäische Zulassungsbehörde (EMEA) hat im Rahmen von Medikamentenzulassungen ein pädiatrisches Komitee (PC) eigens für Fragen, die Kinder betreffen, eingeführt. Als Anreize sieht das europäische Reglement eine sechsmonatige Patent-Extension für den Hersteller vor. Bis zu zehn Jahre kann der Hersteller von einer Pediatric Use Marketing Authorisation (PUMA) profitieren. Um sicherzustellen, dass Verschreiber und Nutzer auch alle wesentlichen Informationen über Medikamente erhalten können, wird eine Registrierung aller Studien in der EUDRACT-Database verlangt. Dies war nicht zuletzt eine Reaktion auf das Forschungsdebakel zu SSRI im Kindes- und Jugendalter. Hier hatte vor allem die amerikanische Behörde im Rahmen von oben beschriebenen Anreizmodellen Studien eingefordert, die Hersteller hatten aber nur die erfolgreichen Studien publiziert. Verglich man publizierte Studienergebnisse mit nichtpublizierten, welche z.B. den Zulassungsbehörden sämtlich vorlagen, konnte man zu einer völlig unterschiedlichen Wirkungs- und Risikobewertung kommen (Whittington et al. 2004; Fegert 2004; Mehler-Wex u. Fegert, in Vorb.).

Kritisch bleibt festzustellen, dass sich die Datenlage in Bezug auf den Einsatz von Psychopharmaka im Kindes- und Jugendalter in den nächsten Jahren zwar erweitern wird, dass aber die meisten dieser relevan ten Studien nicht in Europa durchgeführt werden, sondern z.B. in Asien oder Südamerika. Erste Untersuchungen geben aber bereits Anlass zur Skepsis, dass Plazebo-Überlegenheiten in Ländern der Dritten Welt nicht gleichermaßen für westliche Industrienationen gelten. Hier herrscht also noch weiterer Verbesserungsbedarf.

5.14.2 Behandlung gegen den Willen

Die Behandlung gegen den Willen psychisch kranker Kinder und Jugendlicher ist eine bisweilen nötige, ethisch und rechtlich häufig sehr schwierige Situation. Akutmaßnahmen zur Lebenssicherung und Schadensvermeidung sind rechtlich ausdrücklich möglich, müssen aber klar und engmaschig dokumentiert werden. Juristisch günstig ist die schriftliche Einbeziehung einer **Güterabwägung**, so dass später klar nachvollziehbar ist, was die Nachteile waren, welche gegen eine Nichtbehandlung sprachen und welche Gefährdungen gegeneinander abgewogen wurden. In der Regel sollten solche Entscheidungen auf Facharztniveau getroffen werden.

Falsch ist, dass die elterliche Einwilligung die Einwilligung von Kindern und Jugendlichen generell ersetzt. Wird Medikation gegen den Willen verabreicht, wird der Patient dazu festgehalten oder in seiner Freiheit eingeschränkt, dann gilt grundsätzlich, dass Eingriffe in Grundrechte, die geplant stattfinden und medizinisch begründet sind und sich somit von einer Akutmaßnahme zur Lebenssicherung und Schadensvermeidung unterscheiden, allein mit elterlicher Genehmigung nicht möglich sind. Vielmehr ist eine Gerichtsentscheidung erforderlich. Diese wird im Kindes- und Jugendalter vor allem zivilrechtlich über den § 1631b BGB geregelt. Der Antrag zur Unterbringung mit Freiheitsentzug muss den Eltern über das Gericht genehmigt werden.

Bei einem Jugendlichen mit einer schweren Ersterkrankung wird es oft nötig sein, einen gewissen Druck bei der Medikamenteneinnahme auszuüben. Hier wird dann der bereits erwähnte Off-label-Gebrauch zum Problem, weil Zwangsmaßnahmen mit nichtzugelassenen Medikamenten besonders problematisch bleiben, selbst beim Einverständnis der Eltern. In der Regel wird sowohl die Einwilligung der Sorgeberechtigten als auch die Zustimmung des Jugendlichen erforderlich sein, soweit es sich nicht um eine bedrohliche Situation, sondern um die Behandlungsnotwendigkeit einer ernsten Grunderkrankung handelt.

In der Entscheidung zwischen physischen Zwangsmaßnahmen, wie Fixierung und Isolierung, kann die medikamentöse Beruhigung einer Situation ethisch durchaus vorgezogen werden (Libal et al. 2006).

Literatur

Agelink MW, Andrich J, Postert T et al. (2001) Relation between electroconvulsive therapy, cognitive side effects, neuron specific enolase, and protein S-100. J Neurol Neurosurg Psychiatry 71: 394–396

Alwan S, Reefhuis J, Rasmussen SA, Olney RS, Friedman JM (2007) Use of selective serotonin-reuptake inhibitors in pregnancy and the risk of birth defects. N Engl J Med 356: 2684–2692

American Academy of Child and Adolescent Psychiatry (1998) Practice Parameters for the Assessment and Treatment of Children and Adolescents with Depressive Disorders. AACAP (http://www.aacap.org/galleries/PracticeParameters/Depress.pdf)

Amitai Y, Frischer H (2006) Excess fatality from desipramine in children and adolescents. J Am Acad Child Adolesc Psychiatry 45(1): 54–60

Arnow BA, Constantino MJ (2003) Effectiveness of psychotherapy and combination treatment for chronic depression. J Clin Psychol 59: 893–905

Axline VM (1947) Play therapy – the inner dynamics of childhood. Houghton Mifflin, Boston

Azorin JM, Llorca PM, Despiegel N et al. (2004) Escitalopram is more effective than citalopram for the treatment of severe major depressive disorder. Encephale 30(2): 158–166

Bandelow B, Heise CO, Banaschewski T, Rothenberger A (2006) Handbuch Psychopharmaka für das Kindes- und Jugendalter. Deutsche Bearbeitung, Hogrefe, Göttingen

Baruch G, Fearon P (2002) The evaluation of mental health outcome at a community-based psychodynamic psychotherapy service for young people: A 12-month follow-up based on self-report data. Psychol Psychother 75: 261–278

Baumann P, Hiemke Ch, Ulrich S et al. (2004) The AGNP-TDM expert consensus guidelines: therapeutic drug monitoring in psychiatry. Review. Pharmacopsychiatry 37: 243–265

Beardslee WR, Versage EM, Van de Velde P, Swatling S, Hoke H (2003) Preventing depression in children through resiliency promotion: the prevention intervention project. In: McMahon RJ, Dev PR (eds) Effects of parental dysfunction on children. Kluwer Academic/Plenum, New York, pp 71–86

Beauchamp T, Childress J (1977) Principles of biomedical ethics, 1st ed. Oxford University Press, New York

Beauchamp T, Childress J (1994) Principles of biomedical ethics, 4th ed. Oxford University Press New York

Beck AT (1976) Cognitive therapy and the emotional disorders. International Universities Press, New York

Beck AT, Rush AJ, Shaw BF et al. (1994) Kognitive Therapie der Depression, 4. Aufl. Psychologie Verlags Union, Weinheim

Bellingrath J (2001) Problemlösetraining. In: Borg-Laufs M (Hrsg) Lehrbuch der Verhaltenstherapie mit Kindern und Jugendlichen, 2. Bd: Interventionsmethoden. dgvt-Verlag, Tübingen, S 485–504

Birmaher B, Brent D, American Association of Child and Adolescent Psychiatry Work Group on Qualitiy Issues (2007) Practice parameter for the assessment and treatment of children and adolescents with depressive disorders. J Am Acad Child Adolesc Psychiatry 46(11): 1503–1526

Böhme R, Fleischhaker C, Mayer-Bruns F, Schulz E (2002) Dialektisch-Behaviorale Therapie für Jugendliche (DBT-A) – Therapiemanual. Universität Freiburg: Abt. für Psychiatrie und Psychotherapie im Kindes- und Jugendalter

Brambilla P, Cipriani A, Hotopf M et al. (2005) Side-effect profile of fluoxetine in comparison with other SSRIs, tricyclic and newer antidepressants: a meta-analysis of clinical trias. Pharmacopsychiatry 38(2): 69–77

Brent DA, Holder D, Kolko D (1997) A clinical psychotherapy trial for adolescent depression comparing cognitive, family, and supportive therapy. Arch Gen Psychiatry 54: 877–885

Bridge JA, Jyengar S, Salary CB et al. (2007) Clinical response and risk for suicidal ideation and suicide attempts in pediatric antidepressant treatment. JAMA 297: 1683–1696

Brody AL, Saxena S, Stoessel P et al. (2001) Regional brain metabolic changes in patients with major depression treated with either paroxetine or interpersonal therapy: preliminary findings. Arch Gen Psychiatry 58: 631–640

Cohen JA, Deblinger E, Mannarino AP, Steer A (2004) A multisite, randomized controlled trial for children with sexual abuse – related PTSD symptoms. J Am Acad Child Adolesc Psychiatry 43: 393–402

Cohen JA, Mannarino AP, Deblinger E (2006) Treating trauma and traumatic grief in children and adolescents: a clinician's guide. Guilford, New York

Cohrs S, Tergau F, Riech S, Kastner S, Paulus W, Ziemann U et al. (1998) High-frequency repetitive transcranial magnetic stimulation delays rapid eye movement sleep. Neuroreport 9(15): 3439–3443

Deblinger E, Heflin AH (1996) Treating sexually abused children and their non-offending parents. Sage, Thousand Oaks

DeJong M, Fombonne E (2006) Citalopram to treat depression in pediatric oncology. J Child Adolesc Psychopharmacol 17(3): 371–377

Deutsche Gesellschaft für Kinder- und Jugendpsychiatrie, Psychosomatik und Psychotherapie et al. (2007) Depressive Episoden und Rezidivierende depressive Störungen (F32,F33), Anhaltende affektive Störungen (F34). In: Warnke A, Lehmkuhl G (Hrsg) Leitlinien zur Diagnostik und Therapie von psychischen Störungen im Säuglings-, Kindes- und Jugendalter, 3. Aufl. Deutscher Ärzte Verlag, Köln, S 57–72

Diamond G, Siqueland L (1995) Family therapy for the treatment of depressed adolescents. Psychotherapy 32: 77–90

Dieterle D, Rüther E (2001) Das Asolo Schema. CD-ROM, Organon GmbH, Oberschleißheim

Döpfner M, Schürmann S, Frölich J (1997) Therapieprogramm für Kinder mit hyperkinetischem und oppositionellem Problemverhalten THOP. Psychologie Verlags Union, Weinheim

Emslie GJ, Rush AJ, Weinberg WA (1997) A double-blind randomized placebo-controlled trial of fluoxetin in children and adolescents with depression. Arch Gen Psychiatry 54: 1031–1037

Emslie GJ, Heiligenstein JH, Wagner KD et al. (2002) Fluoxetine for acute treatment of depression in children and adolescents: a placebo-controlled, randomized trial. J Am Acad Child Adolesc Psychiatry 41: 1205–1215

Emslie GJ, Findling RL, Yeung PP, Kunz NR, Li Y (2007) Venlafaxine ER for the treatment of pediatric subjects with depression: results of two placebo-controlled trials. J Am Acad Child Adolesc Psychiatry 43: 1397–1405

Essau CA (2002) Depression bei Kindern und Jugendlichen. Psychologisches Grundlagenwissen. Ernst Reinhard, München

Fegert JM (2004) Depressionsbehandlung mit SSRI in der Kinder- und Jugendpsychiatrie – Ein Forschungs- oder ein Informationsdebakel? Nervenheilkunde 23: 60–64

Fegert JM (2007) Umfeldbezogene Maßnahmen. In: Remschmidt H, Mattejat F, Warnke A (Hrsg) Therapie psychischer Störungen bei Kindern und Jugendlichen. Thieme, Stuttgart, S 81–88

Fegert JM, Herpertz-Dahlmann B (2004) Zum Einsatz von selektiven Serotonin-Wiederaufnahmehemmern (SSRI) bei depressiven Kindern und Jugendlichen. Deutsche Z Kinder Jugendpsychiatr Psychother 32(2): 74–75

Fegert JM, Kölch M, Zito JM et al. (2006) Antidepressant use in children and adolescents in Germany. J Child Adol Psychopharmacol 16(1–2): 197–206

Fintelmann V, Menßen HG, Siegers C-P (1993) Phytotherapie Manual. Pharmazeutischer, pharmakologischer und therapeutischer Standard, 2., vollständig überarbeitete und erweiterte Aufl. Hippokrates, Stuttgart

Fombonne E (2001) Interpersonal therapy for adolescents. In: Remschmidt H (ed) Psychotherapy with children and adolescents. Cambridge University Press, Cambridge, pp 124–137

Freisleder FJ, Jagusch W (1998) Experience with venlafaxine in adolescents with depressive disorders. Poster 11. ECNP Congress, Paris

Friedrich S, Friebel V (1993) Entspannung für Kinder – Übungen zur Konzentration und gegen Ängste. Rowohlt, Reinbek

Gallin PF, Terman M, Reme CE et al. (1995) Ophthalmologic examination of patients with seasonal affective disorder, before and after bright light therapy. Am J Ophthalmol 119: 202–210

Gastpar M (2002) Sicherheit und Verträglichkeit von Antidepressiva. In: Möller HJ, Müller WE, Rüther E, Bandelow B (Hrsg) Moderne Antidepressiva. Thieme, Stuttgart, S 101–115

Geddes J, Freemantle N, Mason J et al. (2007) Selective serotonin reuptake inhibitors versus other antidepressants. Cochrane Database Syst Rev 18(3): CD001851

George MS, Wassermann EM, Kimbrell TA (1997) Mood improvement following daily left prefrontal repetitive transcranial magnetic stimulation in patients with depression: a placebo-controlled crossover trial. Am J Psychiatry 154:1752–1756

Gerlach M, Rothenhöfer S, Mehler-Wex C et al. (2005) Therapeutisches Drug Monitoring in der Kinder- und Jugendpsychiatrie. Psychopharmakotherapie 4: 118–120

Gerlach M, Rothenhöfer S, Mehler-Wex C et al. (2006) Therapeutisches Drug-Monitoring in der Kinder- und Jugendpsychiatrie – Grundlagen und praktische Empfehlungen. Z Kinder Jugendpsychiatrie Psychother 1: 5–12

Gibbons RD, Hur K, Bhaumik DK et al. (2006) The relationship between antidepressant prescription rates and the rate of early adolescent suicide. Am J Psychiatry 163: 1898–1904

Greenwald R (2001) EMDR in der Psychotherapie mit Kindern und Jugendlichen. Ein Handbuch. Junfermann, Paderborn

Groen G, Petermann F (1998) Depression. In: Petermann F, Kusch M, Niebank K (Hrsg) Entwicklungspsychopathologie. Psychologie Verlags Union, Weinheim, S 327–361

Gross M, Nakamura L, Pascual-Leone A, Fregni F (2007) Review: Has repetitive transcranial magnetic stimulation (rTMS) treatment for depression improved? A systematic review and meta-analysis comparing the recent vs. the earlier rTMS studies. Acta Psychiatr Scand 116: 165–173

Guelfi DJ, Ansseau M, Timmermann L et al. (2001) Mirtazapine versus Venlafaxine Study Group. Mirtazapine versus venlafaxine in hospitalized severely depressed patients with melancholic features. J Clin Psychopharmacol 21(4): 425–431

Gundelfinger R (2002) Saisonal abhängige Depression bei Kindern und Jugendlichen. In: Braun-Scharm H (Hrsg) Depressionen und komorbide Störungen bei Kindern und Jugendlichen. Wissenschaftliche Verlagsgesellschaft mbH, Stuttgart, S 189–200

Haddad PM (1998) The SSRI discontinuation syndrome. J Psychopharmacol 12(3): 305–313

Haddad PM (2001) Antidepressant discontinuation syndrome. Drug Saf 24(3): 183–197

Hammad TA, Laughren T, Racoosin J (2006). Suicidality in pediatric patients treated with antidepressant drugs. Arch Gen Psychiatry 63(3): 332–339

Harrington RC (2001) Kognitive Verhaltenstherapie bei depressiven Kindern und Jugendlichen. Übersetzt und bearbeitet von Jans T, Warnke A, Remschmidt H. Hogrefe, Göttingen

Hautzinger M (1997) Depression. In: Petermann F (Hrsg) Fallbuch der Klinischen Kinderpsychologie. Hogrefe, Göttingen, S 147–158

Hautzinger M (1998) Depression. Fortschritte der Psychotherapie, Bd. 4. Hogrefe, Göttingen

Hazell P, O'Connell D, Heathcole D et al. (1995) Efficacy of tricyclic drugs in treating child and adolescent depression: a meta-analysis. Br J Med 310: 897–907

Heiden A, Kasper S (2002) Antidepressive Wirksamkeit bei schwerer Depression: moderne und traditionelle Antidepressiva im Vergleich. In: Möller HJ, Müller WE, Rüther E, Bandelow B (Hrsg) Moderne Antidepressiva. Thieme, Stuttgart, S 49–60

Heiser P, Remschmidt H (2002) Die selektiven Serotonin-Wiederaufnahmehemmer und die neueren Antidepressiva in der Kinder- und Jugendpsychiatrie. Z Kinder Jugendpsychiatrie Psychother 3:173–183

Herpertz-Dahlmann B (1997) Depressive Syndrome und Suizidhandlungen. In: Remschmidt H (Hrsg) Psychotherapie im Kindes- und Jugendalter. Thieme, Stuttgart, S 232–242

Hetrick S, Merry S, McKenzie J et al. (2007) Selective serotonin reuptake inhibitors (SSRI) for depressive disorders in children and adolescents. Cochrane Database Syst Rev 18(3): CD004851

Hiemke Ch (2002) Cytochrom P450 – Interaktionen mit Antidepressiva. In: Möller HJ, Müller WE, Rüther E, Bandelow B (Hrsg) Moderne Antidepressiva. Thieme, Stuttgart, S 17–34

Hjalmarsson L, Corcos M, Jeammet P (2005) Selective serotonin reuptake inhibitors in major depressive disorders in children and adolescents: ratio of benefits/risks. Encephale 31(3): 309–316

Holtmann M, Bölte S, Wöckel L, Poustka F (2005) Antidepressive Therapie bei Kindern und Jugendlichen. Anwendung und Stellenwert der Serotonin-Wiederaufnahmehemmer. Dtsch Ärztebl 102(14): A976–A978

Holtmann M, Bölte S, Poustka F (2006) Suizidalität bei depressiven Kindern und Jugendlichen unter Behandlung mit SSRI. Nervenarzt 77(11): 1332–1337

Horn H, Geiser-Elze A, Reck C et al. (2005) Efficacy of psychodynamic short-term psychotherapy for children and adolescents with depression. Prax Kinderpsychol Kinderpsychiatr 54(7): 578–597

Ihle W, Herrle J (2003) Stimmungsprobleme bewältigen. Ein kognitiv-verhaltenstherapeutisches Gruppenprogramm zur Prävention, Behandlung und Rückfallprophylaxe depressiver Störungen im Jugendalter nach Clarke, Lewinsohn und Hops, 2 Bde. dgvt, Tübingen

Ihle W, Jahnke D (2005) Die Wirksamkeit familienbezogener Interventionsansätze bei Angststörungen und depressiven Störungen im Kindes- und Jugendalter. Kindheit und Entwicklung 4: 491–514

Ihle W, Frenzel T, Esser G (2008) Entwicklungspsychopathologie und Entwicklungsepidemiologie. In: Esser G (Hrsg) Lehrbuch der Klinischen Psychologie und Psychotherapie bei Kindern und Jugendlichen, 3. Aufl. Thieme, Stuttgart, S 13–30

Jacobson E (1938) Progressive relaxation. University of Chicago Press, Chicago

Juckel G, Mendlin A, Jacobs BL (1999) Electrical stimulation of rat medial prefrontal cortex enhances forebrain serotonin output. Neuropsychopharmacology 21(3): 391–398

Kazdin AE (2003) Problem-solving skills training and parent management training for conduct disorder. In: Kazdin AE, Weisz JR (eds) Evidence-based psychotherapies for children and adolescents. Guilford, New York, pp 101–119

Keller MB (1998) A multicenter double-blind placebo-controlled study of paroxetine and imipramine in adolescents with unipolar depression. 15th APA Congress, Toronto

Keller MB, Ryan ND, Strober M et al. (2001) Efficacy of paroxetine in the treatment of adolescent major depression: A randomized controlled trial. J Am Acad Child Adolesc Psychiatry 40: 762–772

Klein-Heßling J, Lohaus A (1998) Bleib locker. Ein Stresspräventionsprogramm für Kinder im Grundschulalter. Hogrefe, Göttingen

Kogan AO, Guilford PM (1998) Side effects of short-term 10.000 lux light therapy. Am J Psychiatry 155: 293–294

Kölch M, Fegert JM (2007) Medikamentöse Therapie der Depression bei Minderjährigen. Prax Kinderpsychol Kinderpsychiatrie 56: 224–233

Kölch M, Bücheler R, Fegert JM et al. (2006) Johanniskraut – eine evidenzbasierte Alternative in der Behandlung kindlicher und juveniler Depressionen? Eine Übersicht zu Indikationen, Wirkung, Evidenz und Verschreibungspraxis von Johanniskraut. Psychopharmakotherapie 13: 95–99

Kole MH, Fuchs F, Ziemann U, Paulus E, Ebert U (1999) Changes in 5HT1A and NMDA binding sites by a single rapid transcranial magentic stimulation procedure in rats. Brain Research 826(2): 309–312.

Kratochvil C, Vitiello B, Walkup J et al. (2006) Selective Serotonin Reuptake Inhibitors in pediatric Depression: Is the balance between benefits and risks favorable? J Child Adolesc Psychopharmacology 16(1/2): 11–24

Lader M (2007) Pharmacotherapy of mood disorders and treatment discontinuation. Drugs 67(12): 1657–1663

Lam RW, Levitt AJ (1999) (eds) Canadian Consensus Guidelines for the Treatment of Seasonal Affective Disorder. Clinical & Academic Publishing, Vancouver BC/Can J Diagn (Suppl), October 2-15

Landreth G, Sweeney D (1997) Child-centered play therapy in theory and practice. Wiley, New York

Laux G (2002) Langzeitwirkung der Antidepressiva. In: Möller HJ, Müller WE, Rüther E, Bandelow B (Hrsg) Moderne Antidepressiva. Thieme, Stuttgart, S 61–72

Laux G (2003) Depressive Episode und rezidivierende depressive Störung. In: Möller HJ, Laux G, Kapfhammer HP (Hrsg) Psychiatrie und Psychotherapie, 2. Aufl. Springer, Berlin Heidelberg New York Tokio, S 1211–1231

Laux G, Baumann P, Hiemke C, The TDM group of the Arbeitsgemeinschaft Neuropsychopharmakologie and Pharmakopsychiatrie (AGNP) (2007) Therapeutic drug monitoring of antidepressants – clinical aspects. Journal of Neural Transmission (Suppl) 72: 261–267

Leichsenring F, Leibing E (2007) Psychodynamic psychotherapy: A systematic review of techniques, indications and empirical evidence. Psychol Psychother 80: 217–228

Leon AC, Marzuk PM, Tardiff K et al. (2004) Paroxetine, other antidepressants, and youth suicide in New York City: 1993 through 1998. J Clin Psychiatry 65: 915–918

Libal G, Plener P, Fegert JM, Kölch M (2006) Chemical restraint: »Pharmakologische Ruhigstellung« zum Management aggressiven Verhaltens im stationären Bereich in Theorie und Praxis. Praxis Kinderpsychol Kinderpsychiatrie 10: 783–801

Loo CK, McFarquhar TF, Mitchell PB (2007) A review of the safety of repetitive transcranial magnetic stimulation as a clinical treatment for depression. Int J Neuropsychopharmacol 20: 1 28

Louik C, Lin AE, Werler MM, Hernández-Díaz S, Mitchell AA (2007) First-trimester use of selective serotonin-reuptake inhibitors and the risk of birth defects. N Engl J Med 356(28): 2675–2683

Lustig JL, Wolchik SA, Weiss L (1999) The New Beginnings parenting program for divorced mothers: Linking theory and intervention. In: Essau CA & Petermann F (eds) Depressive disorders in children and adolescents: Epidemiology, risk factors, and treatment. Jason Aronson Inc, Northvale NJ, pp 361–381

Mandoki MW, Tapia MR (1997) Venlafaxine in the treatment of children and adolescents with major depression. Psychopharmacol Bull 33: 149–154

March J, Silva S, Petrycki S et al. (2004) Treatment for Adolescents with Depression Study (TADS) Team. JAMA 292: 807–820

Martin S, Martin E, Rai S et al. (2001) Brain blood flow changes in depressed patients treated with interpersonal psychotherapy or venlafaxine hydrochlorid. Arch Gen Psychiatry 58: 641–648

Mattejat F (2006) Kognitiv-behaviorale Elternarbeit und Familientherapie. In: Hiller W, Leibing E, Leichsenring F, Sulz SKD (Hrsg) Lehrbuch der Psychotherapie, 4. Bd.: Verhaltenstherapie mit Kindern, Jugendlichen und ihren Familien (Hrsg: Mattejat F). CIP-Medien, München, S 363–382

Mattejat F (2007) Familienbezogene Interventionen. In: Remschmidt H, Mattejat F, Warnke A (2007) Therapie psychischer Störungen bei Kindern und Jugendlichen. Thieme, Stuttgart, S 65–78

Mehler-Wex C (2007) Schlaf und Schlafstörungen. In: Herpertz-Dahlmann B, Resch F, Schulte-Markwort M, Warnke A (Hrsg) Entwicklungspsychiatrie. Biopsychologische Grundlagen und die Entwicklung psychischer Störungen, 2. Aufl. Schattauer, Stuttgart, S 919–939

Mehler-Wex C, Kölch M (2008) Depressive Störungen im Kindes- und Jugendalter. Dtsch Ärztebl 105(9): 149–155

Mehler-Wex C, Fegert JM (in Vorb.) Psychopharmakotherapie bei Kindern und Jugendlichen. In: Riederer P, Laux G (Hrsg) Neuro-Psychopharmaka, 1. Bd.: Allgemeine Grundlagen, 2. Aufl. Springer, Wien New York

Merod R (2001) Entspannungsverfahren. In: Borg-Laufs M (Hrsg) Lehrbuch der Verhaltenstherapie mit Kindern und Jugendlichen, 2. Bd. Interventionsmethoden. dgvt, Tübingen, S 301–325

Montes LGA, Uribe MPO, Sotres JC, Martin GH (2003) Treatment of primary insomnia with melatonin: a double blind, placebo-controlled crossover study. J Psychiatry Neurosci; 28: 191–196

Moreau D, Mufson L, Weissman MM et al. (1991) Interpersonal psychotherapy for adolescent depression: description of modification and preliminary application. J Am Acad Child Adolesc Psychiatry 30:642 651

Moses-Kolko EL, Bogen D, Perel J et al. (2005) Neonatal signs after late in utero exposure to serotonin reuptake inhibitors. JAMA 293: 2372–2383

Mrochen S, Bierbaum-Luttermann H (2001) Spieltherapie und Verhaltenstherapie. In: Borg-Laufs M (Hrsg) Lehrbuch der Verhaltenstherapie bei Kindern und Jugendlichen, 2. Bd.: Interventionsmethoden. dgvt, Tübingen, S 769–786

Mufson L, Dorta KP, Wickramaratne P et al. (2004) A randomized effectiveness trial of interpersonal psychotherapy for depressed adolescents. Arch Gen Psychiatry 61: 577–584

Mukherjee S, Sackeim HA, Schnur DB (1994) Electroconvulsive therapy of acute manic episodes. A review of 50 years' experience. Am J Psychiatry 151: 169–176

Möller HJ, Müller WE, Rüther E, Bandelow B (Hrsg) (2002) Moderne Antidepressiva. Thieme, Stuttgart

Müller D (1994) Phantasiereisen im Unterricht. Braunschweig, Praxis Pädagogik

Müller WE (2002) Pharmakologie der neuen Antidepressiva im Vergleich. In: Möller HJ, Müller WE, Rüther E,

Bandelow B (Hrsg) Moderne Antidepressiva. Thieme, Stuttgart, S 1–15

Muratori F, Picchi L, Bruni G, Patarnello M, Romagnoli G (2003) A two-year follow-up of psychodynamic psychotherapy for internalizing disorders in children. J Am Acad Child Adolesc Psychiatry 42(3): 331–339

Naber G (2001) Psychotherapeutische Behandlung im Kindes- und Jugendalter. In: Freisleder FJ, Schlamp D, Naber G (Hrsg) Depression, Angst, Suizidalität. Affektive Störungen im Kindes- und Jugendalter. Zuckschwerdt, München, S 55–65

Nachtmann A, Hajak G (1995) Gegen Schlafstörung ist so manches Kraut gewachsen. Extracta Geriatrica 9: 11–12

National Commission for the Protection of Human Subjects of Biomedical and Behavioral Research (1979) The Belmont Report. Ethical Principles and Guidelines for the Protection of Human Subjects of Biomedical and Behavioral Research. http://www.hhs.gov/ohrp/humansubjects/guidance/belmont.htm

National Institute for Clinical Excellence (2005) Depression in Children and Young People Identification and management in primary, community and secondary care. National Clinical Practice Guideline No. 28, developed by National Collaborating Centre for Mental Health, published by The British Psychological Society & The Royal College of Psychiatrists

Nolte U (1996) Progressive Relaxation mit Kindern. In: Gröninger S, Stade-Gröninger J (Hrsg) Progressive Relaxation. Pfeiffer, München, S 244–263

Olfson M, Shaffer D, Marcus SC et al. (2003) Relationship between antidepressant medication treatment and suicide in adolescents. Arch Gen Psychiatry 60: 978–982

Olfson M, Marcus SC, Shafer D (2006) Antidepressant drug therapy and suicide in severely depressed children. Arch Gen Psychiatry 63: 865–872

Papakostas GI, Thase ME, Fava M et al. (2007) Are antidepressant drugs that combine serotoninergic and noradrenergic mechanisms of action more effective than the selective serotonin reuptake inhibitors in treating major depressive disorder? A meta-analysis study of newer agents. Biol Psychiatry, Epub ahead PMID 17588546

Petermann E, Vaitl D (1994) Handbuch der Entspannungsverfahren, 2. Bd.: Anwendungen. Psychologie Verlags Union, Weinheim

Petermann F, Groen G (2006) Soziales Kompetenztraining. In: Hiller W, Leibing E, Leichsenring F, Sulz SKD (Hrsg) Lehrbuch der Psychotherapie, 4. Bd.: Verhaltenstherapie mit Kindern, Jugendlichen und ihren Familien (Hrsg: Mattejat F). CIP-Medien, München, S 319–330

Petermann U, Petermann F (2006) Training mit sozial unsicheren Kindern, 9. Aufl. Beltz PVU, Weinheim

Polender A (1982) Entspannungsübungen. Eine Modifikation des Autogenen Trainings für Kleinkinder. Prax Kinderpsychol Kinderpsychiatrie 4: 108–109

Pössel P, Hautzinger M (2006) Effekte pharmakologischer und psychotherapeutischer Interventionen auf Depressionen bei Kindern und Jugendlichen. Z Kinder Jugendpsychiatrie Psychother 34: 243–255

Pössel P, Horn AB, Seemann S, Hautzinger M (2004) Trainingsprogramm zur Prävention von Depressionen bei Jugendlichen. LARS&LISA: Lust An Realistischer Sicht & Leichtigkeit Im Sozialen Alltag. Reihe: Therapeutische Praxis 23. Hogrefe, Göttingen

Quintana H (2005) Transcranial magnetic stimulation in persons younger than the age of 18. JECT 21(2): 88–95

Riddle MA, Scahill L, King RA (1992) Double-blind crossover trial of fluoxetine and placebo in children and adolescents with obsessive-compulsive disorder. J Am Acad Child Adolesc Psychiatry 31: 1062–1069

Rieger M (2001) Schlafentzugsbehandlungen bei depressiven Jugendlichen. In: Freisleder FJ, Schlamp D, Naber G (Hrsg) Depression, Angst, Suizidalität. Zuckschwerdt, München, S 75–84

Rieger M, Althoff A (1999) Sleep deprivation in combination with antidepressants. Eur Child Adolesc Psychiatry 8: 136

Rogers C (1951) Client-centered therapy. Houghton Mifflin, Boston

Rowe DL (2007) Off-label prescription of quetiapine in psychiatric disorders. Expert Rev Neurother 7(7):841–852

Safer DJ, Zito JM (2006) Treatment-Emergent Adverse Events from Selective Serotonin Reuptake Inhibitors by Age Group: Children versus Adolescents. J Child Adolesc Psychopharmacol 16(1/2): 159–169

Schauenburg H (2000) Zum Verhältnis zwischen Bindungsdiagnostik und psychodynamischer Diagnostik. In: Schneider W, Freyberger HJ (Hrsg) Was leistet die OPD? Empirische Befunde und klinische Erfahrungen mit der Operationalisierten Psychodynamischen Diagnostik. Bern, Huber, S 196–217

Schlamp D (1999) Remergil in der Kinder- und Jugendpsychiatrie. Psychiatrie im Dialog 4: 21–24

Schmidtchen S (1974) Klientenzentrierte Spieltherapie. Beltz, Weinheim

Schmidtchen S (1996) Psychotherapieforschung in der personenzentrierten Kinderpsychotherapie. In: Boeck-Singelmann C, Ehlers B, Hensel T, Kemper F, Monden-Engelhardt C (Hrsg) Personzentrierte Psychotherapie bei Kindern und Jugendlichen, 1. Bd. Hogrefe, Göttingen, S 99–140

Schramm E (2003) Interpersonelle Psychotherapie, 3. Aufl. Schattauer, Stuttgart

Schulte-Körne G (2006) Lese-Rechtschreibstörung. In: Hiller W, Leibing E, Leichsenring F, Sulz SKD (Hrsg) Lehrbuch der Psychotherapie, 4. Bd.: Verhaltenstherapie

mit Kindern, Jugendlichen und ihren Familien (Hrsg: Mattejat F). CIP-Medien, München, S 433–444
Schulte-Körne G, Mathwig F (2001) Das Marburger Rechtschreibtraining. Bochum, Winkler
Schulte-Markwort M, Forouher N (2003) Affektive Störungen. In: Herpertz-Dahlmann B, Resch F, Schulte-Markwort M, Warnke A (Hrsg) Entwicklungspsychiatrie. Schattauer, Stuttgart, S 609–636
Schulz JH (1978) Das autogene Training. Thieme, Stuttgart
Schwartz JA, Kaslow NJ, Racusin GR et al. (1998) Interpersonal family therapy for childhood depression. In: Van Hasselt VB, Hersen M (eds) Handbook of psychological treatment protocols for children and adolescents. Erlbaum, New Jersey, pp 109–151
Segal Z, Vincent P, Levitt A (2002) Efficacy of combined, sequential and crossover psychotherapy and pharmacotherapy in improving outcomes in depression. J Psychiatr Neur 27: 281–290
Shure MB, Spivack G (1981) Probleme lösen im Gespräch. Erziehung als Hilfe zur Selbsthilfe. Klett-Cotta, Stuttgart
Simeon J, Nixon M, Milin R, Jovanovic R, Walker S (2005) Open-label pilot study of St. John's wort in adolescent depression. J Child Adolesc Psychopharmacol 15: 293–301
Spence SH, Sheffield J (2000) Problem solving for life program: Preventing depression in Australian youth. Reaching Today's Youth 4: 67–72
Stark KD, Swearer S, Kurowski C et al. (1997) Targeting the child and the family: a holistic approach to treating child and adolescent depressive disorders. In: Hibbs ED, Jensen PS (eds) Psychosocial treatments for child and adolescent disorders, 3rd edn. American Psychological Association, Washington, DC
Stieglitz RD (2002) Familientherapie aus verhaltenstherapeutischer Sicht. In: Wirsching M, Scheib P (Hrsg) Paar- und Familientherapie. Springer, Berlin Heidelberg New York Tokio, S 121–135
Strik W, Moggi F (2006) Interaktion zwischen Psychotherapie und Pharmakotherapie bei Depressionen. In: Nissen G, Warnke A, Badura F (Hrsg) Therapie altersabhängiger psychischer Störungen. Schattauer, Stuttgart, S 121–130
Strunk DR, DeRubeis RJ (2001) Cognitive therapy for depression: a critical review. J Cogn Psychother 15:289–297
Swedo SE, Allen AJ, Glod CA et al. (1997) A controlled trial of light therapy for the treatment of pediatric seasonal affective disorder. J Am Acad Child Adolesc Psychiatry 36(6): 816–821
Target M, Fonagy P (1994) Efficacy of psychoanalysis for children with emotional disorders. J Am Acad Child Adolesc Psychiatry 33(3): 361–71
The Treatment for Adolescents with Depression Study (TADS) Team (2004) Fluoxetine, Cognitive-Behavioral Therapy, and Their Combination for Adolescents With Depression Treatment for Adolescents With Depression Study (TADS). Randomized Controlled Trial. JAMA 292(7): 807–820
Thomsen PH, Ebbesen C, Persson C (2001) Long-term experience with citalopram in the treatment of adolescent OCD. J Am Acad Child Adolesc Psychiatry 40(8): 895–902
Trowell J, Joffe I, Campbell J et al. (2007) Childhood depression: A place for psychotherapy. An outcome study comparing individual psychodynamic psychotherapy and family therapy. Eur Child Adolesc Psychiatry 16: 157–167
Usala T, Clavenna A, Zuddas A et al. (2007) Randomised controlled trials of serotonin reuptake inhibitors in treating depression in children and adolescents: A systematic review and meta-analysis. Eur Neuropsychopharmacol, Epub ahead PMID 17662579
Van den Hoofdacker RH (1997) Total sleep deprivation. Clinical and theoretical aspects. In: Honig A, van Praag HM (eds) Depression: Neurobiological, psychophenological and therapeutic advances. Wiley, Chichester, pp 563–589
Varley CK, McClellan J (1997) Case study: two additional sudden deaths with tricyclic antidepressants. J Am Child Adolesc Psychiatry 36: 390–394
Vasa RA, Carlino AR, Pine DS (2006) Pharmacotherapy of depressed children and adolescents: current issues and potential directions. Biol Psychiatry 59: 1021–1028
Volz HP (2002) Moderne Antidepressiva im Vergleich. In: Möller HJ, Müller WE, Rüther E (Hrsg) Moderne Antidepressiva. Thieme, Stuttgart, S 35–48
Wagner KD (2005) Pharmacotherapy for major depression in children and adolescents. Prog Neuropsychopharmacol Biol Psychiatry 29(5): 819–826
Wagner KD, Ambrosini P, Rynn M et al. (2003) Efficacy of sertraline in the treatment of children and adolescents with major depressive disorder. Two randomized controlled trials. JAMA 290: 1033–1041
Wagner KD, Berard R, Stein MB et al. (2004a) A multicenter, randomized, double blind, placebo-controlled trial of paroxetine in children and adolescents with social anxiety disorder. Arch Gen Psychiatry 61: 1153–1162
Wagner KD, Robb AS, Findling RL et al. (2004b) A randomized, placebo-controlled trial of citalopram for the treatment of major depression in children and adolescents. Am J Psychiatry 61: 1079–1083
Walter G, Rey JM (1997) An epidemiological study of the use of ECT in adolescents. J Am Acad Child Adolesc Psychiatry 36(6): 809–815
Warnke A, Hemminger U, Plume E (2004a) Lese-Rechtschreibstörungen. Leitfaden Kinder- und Jugendpsychiatrie, Bd 6. Göttingen, Hogrefe
Warnke A, Seifert J, Knapp D, Wewetzer Ch (2004b). Schlafstörungen. In: Gerlach M, Warnke A, Wewetzer Ch (Hrsg) Neuro-Psychopharmaka im Kindes und Jugendalter. Grundlagen und Therapie. Springer, Wien S 291–296

Weisz JR, Jensen PS (1999) Efficacy and effectiveness of child and adolescent psychotherapy and pharmacotherapy. Ment Health Serv Res 1(3): 125–157

Weisz JR, Thurber CA, Sweeney L et al. (1997) Brief treatment of mild to moderate child depression using primary and secondary control enhancement training. J Consult Clin Psych 65: 703–707

Weller TE, Weller RA, Davis GP (2000) Use of venlafaxine in children and adolescents: a review of the current literature. Depress Anxiety (Suppl) 12: 85–99

Wewetzer Ch, Warnke A, Gerlach M (2004) Antidepressiva. In: Gerlach M, Warnke A, Wewetzer Ch (Hrsg) Neuro-Psychopharmaka im Kindes und Jugendalter. Grundlagen und Therapie. Springer, Wien, S 69–93

Whittington C, Kendall T, Fonagy P et al. (2004) Selective serotonin reuptake inhibitors in childhood depression: systematic review of published versus unpublished data. Lancet 363: 1341–1345

Wiesner R (2006) SGB VIII, Kinder- und Jugendhilfe. Beck, Berlin

Wong IC, Besag FM, Santosh PJ et al. (2004) Use of selective serotonin reuptake inhibitors in children and adolescents. Drug Safety 27(13): 991–1000

Zito JM, Tobi H, de Jong-van den Berg LT et al. (2006) Antidepressant prevalence for youths: a multi-national comparison. Pharmacoepidemiol Drug Saf 15(11): 793–798

6

Der Blick voraus: Verlauf und Prognose

Depressive Erkrankungen in Kindheit und Jugend erhöhen das Risiko für spätere Rezidive. Dies gilt für unipolare Entwicklungen und zu 10–30% auch für bipolare Entwicklungen (Essau 2002; Essau u. Petermann 2000; Harrington et al. 1994). Hierbei spielt sowohl der Schweregrad der Depression als auch das Vorliegen komorbider Störungen eine signifikante Rolle für den Verlauf (Schulte-Markwort 2003). Je früher der Beginn, desto ausgeprägter vermutlich die biologische Vulnerabilität, desto geringer die Coping-Strategien und desto größer das Risiko für Rezidive im Erwachsenenalter sowie für spätere Leistungsschwächen im Beruf, für Substanzmissbrauch und Suizidrisiko (Essau u. Petermann 2000; Petermann et al. 1998).

Der **Verlauf** von Depressionen im Kindes- und Jugendalter scheint mit durchschnittlich 30 Wochen Dauer vs. 24 Wochen bei Erwachsenen chronischer zu verlaufen (Essau u. Petermann 1997). Katamnestisch wurden über 40% der Patienten nach einem Jahr und 10% nach zwei Jahren noch immer als depressiv beschrieben (Lewinsohn et al. 1993). Es gibt jedoch auch Katamnesestudien, die nach einem Jahr günstigere Remissionsraten von 66–98% bei Kindern und Jugendlichen mit Major Depression feststellten (Sanford et al. 1995; Emslie et al. 1997). Eine Untersuchung von Strober et al. (1993) an 58 13- bis 16-jährigen Patienten ergab eine Genesung nach zwölf Wochen bei knapp 7%, nach 20 Wochen bei knapp 30%, nach 24 Monaten bei 90%. Bemerkenswert ist eine große, langfristige Nachuntersuchung von Nissen (1971), bei der 96 der 105 Patienten nach durchschnittlich 9,1 Jahren eine ungünstige Prognose aufwiesen: Nur knapp 15% der Patienten waren psychiatrisch unauffällig, es waren keine manisch-depressiven Manifestationen ermittelt worden, hingegen wiesen 9% der Nachuntersuchten schizophrene Symptome auf.

Das Auftreten einer Depression oder Angsterkrankung bei Minderjährigen induzierte bei jungen Erwachsenen bis ins vierte Lebensjahrzehnt hinein ein 2- bis 3-fach höheres Risiko, eine Angststörung oder depressive Störung auch im Erwachsenenalter auszubilden (Pine et al. 1998). Als Folgestörungen bei Erwachsenen überwiegen internalisierende vs. externalisierende Störungen (Feehan et al. 1994). Grundsätzlich besteht eine Tendenz zu dysthymen Stimmungslagen und negativen Denkweisen auch im jungen Erwachsenenalter im Vergleich zu im Vorfeld nichtdepressiven Kontrollpersonen fort (Lewinsohn et al. 1999).

Insgesamt sind die Verlaufsstudien durch unterschiedliche Methoden (Wahl der Instrumente, retrospektive oder prospektive Erhebung, Längsschnitt oder Querschnitt) und Stichproben (Allgemeinbevölkerung vs. klinische Populationen) nicht einfach zu vergleichen und kommen mitunter zu sehr divergierenden Ergebnissen.

In der Literatur beschriebene **Rückfallquoten** bei Kindern und Jugendlichen betragen gemäß verschiedener Studien 12–47% innerhalb des ersten Jahres, 40–70% innerhalb des zweiten, 54% innerhalb des dritten und 33% innerhalb des vierten Jahres (Essau u. Petermann 2000). Diese Prozentsätze scheinen im Vergleich zu anderen Arbeiten und dem klinischen Eindruck sehr hoch. Studien mit mehrjährigem Follow-up-Zeitraum beschreiben Rezidivraten von 40% für den Beobachtungszeitraum von fünf Jahren (Kinder, die vor dem 14. Lebensjahr erkrankten; Harrington et al. 1990) sowie 69% bzw. 64% nach sieben bzw. acht Jahren (10- bis 18-Jährige bei Ersterkrankung; Rao et al. 1995). Bei einem Rezidiv noch vor dem Erreichen der Volljährigkeit stieg die weitere Rezidivhäufigkeit im Rahmen einer 18 Jahre währenden Nachuntersuchung auf 95% an (Harrington et al. 1990).

Studien an Hochrisikopatienten zwischen 12 und 18 Jahren mit depressiven Eltern zeigten eine 2-Jahres-Inzidenzrate von 8,5% sowie eine 2-Jahres-Rückfallrate von 16% und 2-Jahres-Remis-

Tab. 6.1. Ungünstige Prognosefaktoren der Depression mit Beginn im Kindes- und Jugendalter. (Mod. nach Essau 2002; Essau u. Petermann 2000)

Persönlichkeitsaspekte	– selbstabwertende Kognition – pessimistische Grundhaltung – Ängstlichkeit – mangelhafte Coping-Strategien
Soziale Aspekte	– mangelnde soziale Kompetenz – geringe Anzahl der Freundschaften – schwache Qualität der Freundschaften
Krankheitscharakteristika	– höheres Alter bei Erkrankungsbeginn – kurze Dauer der ersten Episode – hohe Anzahl depressiver Episoden – schwere Ausprägung – chronifizierter Verlauf – Suizidalität (Gedanken und Versuche bzw. hohe Anzahl der Versuche)
Neurobiologische Aspekte	– genetische Belastung (v.a. depressive Mutter)
Komorbidität	– hohe Anzahl der komorbiden Störungen – Angststörungen – Substanzmissbrauch – Verhaltensstörungen
Äußere Faktoren	– niedriger Sozialstatus – hohes Maß an expressed emotions – negative Lebensereignisse – negativer Emotionsausdruck in der Familie – psychiatrische Erkrankung in der Familie

sionsraten von 87% (Warner et al. 1992). Risikokinder benötigten zur Genesung durchschnittlich 54 Wochen, Kinder ohne genetische Belastung hingegen 23 Wochen (Weissman et al. 1982). Zu den Prädiktoren für die Inzidenz und den Verlauf depressiver Störungen zählten Dauer und Schweregrad der elterlichen Erkrankung, Anzahl und Art gegebenenfalls vorhandener komorbider psychiatrischer Störungen der Eltern, Beginn der Erkrankung bei den Eltern sowie Auswirkung der elterlichen Störung auf das familiäre Funktionsniveau (Zusammenhalt vs. Konflikte, Scheidungen oder Trennungen, Eltern-Kind-Interaktionsprobleme). Kinder depressiver Mütter wiesen die höchste Rate depressiver Störungen auf, meist in der Adoleszenz auftretend und chronisch verlaufend (Hammen et al. 1991).

Ungünstige Prognosefaktoren sind Tabelle 6.1 zu entnehmen.

Literatur

Emslie GJ, Rush AJ, Weinberg WA et al. (1997) Recurrence of major depressive disorder in hospitalized children and adolescents. J Am Acad Child Adolesc Psychiatry 36: 785–792

Essau CA (2002) Depression bei Kindern und Jugendlichen. Psychologisches Grundlagenwissen. Ernst Reinhard, München

Essau CA, Petermann U (1997) Mood disorders. In: Essau CA, Petermann F (eds) Developmental psychopathology: Epidemiology, diagnostics and treatment. Harwood, London, pp 265–310

Essau CA, Petermann U (2000) Depression. In: Petermann F (Hrsg) Lehrbuch der Klinischen Kinderpsychologie und -psychotherapie, 4. Aufl. Hogrefe, Göttingen, S 291–322

Feehan M, McGee R, Nada-Raja S, Williams M (1994) DSM-III-R disorders in New Zealand 18-year-olds. Aust N Z J Psychiatry 28: 87–99

Hammen C (1991) Depression runs in families: the social context of risk and resilience of children of depressed mothers. Springer, New York

Harrington RC, Pickles A, Hill J (1990) Adult outcomes of childhood and adolescent depression. Arch Gen Psychiatry 47: 465–473

Harrington RC, Bredenkamp D, Groothues C et al. (1994) Adult outcomes of childhood and adolescent depression. J Child Psychol Psychiatry 35: 1309–1319

Lewinsohn PM, Hops H, Roberts RE et al. (1993) Adolescent psychopathology. Prevalence and incidence of depression and other DSM-III-R disorders in high school students. J Abnorm Psychol 102: 133–144

Lewinsohn PM, Allen NB, Seeley JR, Gotlib ICH (1999) First onset versus recurrence of depression: differential processes of psychosocial risk. J Abnorm Psychol 108(3): 483–489

Nissen G (1971) Habilitationsschrift. In: Hippius H, Janzarik W, Müller M (Hrsg) Monographien aus dem Gesamtgebiet der Psychiatrie, Bd. 4. Springer, Berlin Heidelberg New York Tokio

Petermann F, Kusch M, Niebank K (1998) Entwicklungspsychopathologie. Ein Lehrbuch. Psychologie Verlags Union, Weinheim

Pine DS, Cohen JA, Gurley D, Brook J, Ma Y (1998) The risk for early-adulthood anxiety and depressive disorders in adolescents with anxiety and depressive disorders. Arch Gen Psychiatry 55: 56–64

Rao U, Ryan ND, Birmaher B et al. (1995) Unipolar depression in adolescents: Clinical outcome in adulthood. J Am Acad Child Adolesc Psychiatry 34: 566–578

Sanford M, Szatmari P, Spinner M et al. (1995) Predicting the one-year course of adolescent major depression. J Am Acad Child Adolesc Psychiatry 34: 1618–1628

Schulte-Markwort M, Forouher N (2003) Affektive Störungen. In: Herpertz-Dahlmann B, Resch F, Schulte-Markwort M, Warnke A (Hrsg) Entwicklungspsychiatrie. Schattauer, Stuttgart, S 609–636

Strober M, Lampert C, Schmidt S, Morrell W (1993) The course of major depressive disorder in adolescents. Recover and risk of manic switching in a follow-up of psychotic and non-psychoatic subtypes. J Am Acad Child Adolesc Psychiatry 32: 34–42

Warner V, Weissman MM, Fendrich M, Wickramaratne P, Moreau D (1992) The course of major depression in the offspring of depressed parents: incidence, recurrence, and recovery. Arch Gen Psychiatry 49: 95–801

Weissman MM, Kidd KK, Prusoff BA (1982) Variability in rates of affective disorders in relatives of depressedand normal probands. Arch Gen Psychiatry 39: 1397–1403

Was wir nicht wissen: offene Fragen

7.1 Symptomatik, Klassifikation und Diagnosestellung – 180

7.2 Biologische Pathogenese – 180

7.3 Therapieforschung – 180

7.1 Symptomatik, Klassifikation und Diagnosestellung

Weil die frühen Symptome der depressiven Störungen von denjenigen im Erwachsenenalter oft abweichen, ist eine zusätzliche ungewisse Dunkelziffer der Prävalenz im Kindes- und Jugendalter anzunehmen. Da somatische Syndrome oft im Vordergrund stehen, sind pädiatrische und Allgemeinarztpraxen die ersten Anlaufstellen, wo nicht unbedingt – bzw. abhängig von der Frequenz und dem Schweregrad der Beschwerden – ohne pathologisches Korrelat eine weiterführende psychiatrische Abklärung initiiert wird. Somit ist anzunehmen, dass gerade bei sehr jungen Kindern nur eine selektierte Gruppe schwergradiger Fälle mit Kinder- und Jugendpsychiatern in Kontakt tritt.

Auch dysthyme Störungen werden sehr selten diagnostiziert, wenngleich von einer hohen Prävalenz auszugehen ist. Hier fehlen in der ICD-10 jedoch auf das Kindes- und Jugendalter bezogene spezifische Diagnosekriterien.

Insgesamt wäre es wünschenswert, dass in den Klassifikationsschemata mehr alters- und entwicklungsspezifische Kriterien depressiver Störungen aufgenommen werden. Dies gilt auch für die symptomatisch in manchen Aspekten verwandte Posttraumatische Belastungsstörung, deren Symptompräsentation ebenfalls von dem erwachsenentypischen Bild divergiert.

7.2 Biologische Pathogenese

Auch hier gilt: Die meisten Studien wurden an Stichproben erwachsener Patienten durchgeführt und berücksichtigen somit keine alters- und entwicklungsspezifischen Besonderheiten, die insbesondere in jungen Kollektiven aber eine wesentliche Rolle spielen, da die Gehirnentwicklung bis ins dritte Lebensjahrzehnt andauert. Besonderheiten auf zerebralmorphologischer, neurobiochemischer, neuropsychologischer und endokrinologischer Ebene können sich bei Kindern und Jugendlichen abweichend von der Pathophysiologie des Erwachsenen darstellen.

7.3 Therapieforschung

Generell ist die empirische Datenlage zu Wirksamkeit und unerwünschten Effekten therapeutischer Interventionen bei depressiven Störungen im Kindes- und Jugendalter unbefriedigend. Lediglich kognitiv-behaviorale und interpersonale Psychotherapieverfahren zeigen gute Evidenzgrade; bei den Antidepressiva bietet der selektive Serotonin-Wiederaufnahmehemmer Fluoxetin den besten Studienhintergrund. In Bezug auf alle anderen Maßnahmen im Kindes- und Jugendalter, ob nun psycho- oder pharmakotherapeutische, ist der Kenntnisstand in keiner Weise mit dem vergleichbar, der sich auf Erwachsene bezieht. Sowohl in den Studien zu Psychotherapieverfahren als auch in jenen zur Psychopharmakotherapie sind zumeist kleine Fallzahlen und heterogene Patientenkollektive (u. a. bezüglich Begleitdiagnosen, Komedikationen bzw. begleitenden psychotherapeutischen Strategien) zu beklagen. Psychosoziale Belastungsfaktoren oder genetische Risikofaktoren sind selten erfasst. Geschlechts- und alters- oder entwicklungsbezogene Unterschiede sind wenig beachtet oder kaum differenziert. Es gibt nur wenige Kinderstudien. Kotherapien wie Entspannungsverfahren oder kreative Therapien finden in den Auswertungen keine Berücksichtigung. Im Bereich der Interventionsforschung ergibt sich somit ein ganzer Katalog an noch zu fordernden Studien, insbesondere zu

- Wirksamkeit (Plazebo-Vergleiche!) und unerwünschten Wirkungen moderner Antidepressiva,
- Effekten psychotherapeutischer Verfahren,

- krankheitsspezifischen Wirkungen kotherapeutischer Behandlungsverfahren,
- Wirksamkeit von Therapiealternativen oder -ergänzungen wie Lichttherapie und Schlafentzug,
- neuen Verfahren wie transkranielle Magnetstimulation.

Um die Kenntnisse in Bezug auf Psychopharmaka zu vertiefen und die Patientensicherheit zu fördern, bietet sich ein standardisiertes therapeutisches Drug Monitoring an, welches Folgendes umfasst:

- eine exakte Dokumentation von Dosierung, Begleitmedikationen, Behandlungsdauer,
- Patientendaten wie Alter, Geschlecht, Ethnie, somatische Erkrankungen,
- eine umfassende Dokumentation von unerwünschten Wirkungen,
- Erfassung der Wirksamkeit über standardisierte, möglichst störungsspezifische psychometrische Skalen,
- Plasma- oder Serumspiegelmessungen der Arzneimittelkonzentrationen im Blut der Patienten.

Könnte ein solches Prozedere in die Routine-Verlaufsdiagnostik der kinder- und jugendpsychiatrischen Pharmakotherapie implementiert werden, ließen sich über multizentrische Sammlung und Auswertung der Daten entwicklungsspezifischere therapeutische Plasma- oder Serumspiegelbereiche definieren, die eine maximal therapeutische Wirkung bei möglichst geringen unerwünschten Wirkungen ermöglichen könnten. Zudem wäre die Möglichkeit gegeben, spezifische Fragestellungen anzuschließen, z. B. zu bestimmten Interaktionsmustern bei häufigen Komedikationen.

Anhang

A1 Glossar – 184

A2 Juristische Grundlagen – 186

A3 Elternratgeber/Adressen von Institutionen und Selbsthilfegruppen – 190

A4 Leitlinien und empirische Datenbanken – 192

A5 Literatur – 193
Weiterführende Literatur – 193
Lehr- und Handbücher (Auswahl) – 195

A6 Farbtafel – 196

A.1 Glossar

Augmentation
Indirekte Steigerung eines Arzneimittelserumspiegels durch Kombination mit einem anderen Wirkstoff, der über gleiche Mechanismen (v.a. Cytochrom-P450-Enzyme) metabolisiert wird und diese somit kompetitiv hemmt; Ziel ist eine Wirksamkeitsoptimierung

Bindungsstörung
Gemäß ICD-10 sind hierunter »anhaltende Auffälligkeiten im Muster der sozialen Bindungen« eines Kindes zu verstehen (Beginn vor dem 5. Lebensjahr), die von emotionalen Besonderheiten (Ängste, depressive Symptome, Überempfindsamkeit) und Verhaltensbesonderheiten (u.a. Auto-/Aggressivität, widersprüchlich-ambivalente soziale Reaktionen) begleitet sind. Auslöser können deprivierende Umstände oder Missbrauch/Misshandlung sein; zu unterscheiden sind eine gehemmte und eine enthemmte (distanzgeminderte) Unterform

Depression, anaklitische
Synonyme: Anlehnungsdepression, Säuglingsdepression; Depressionszeichen, die bei Säuglingen nach Trennung von enger Bezugsperson auftreten und bei Aufrechterhaltung der Trennung in Hospitalismus münden können (Weinerlichkeit, Schlaflosigkeit, Gewichtsverlust, anklammerndes Verhalten, psychomotorische Entwicklungsverzögerung)

Depression, endogene
Somatisch nicht begründbare Depression unklarer Ätiologie, oft mit familiärer Häufung (genetische Komponente); äußere Belastungsfaktoren können Auslöser sein

Depression, larvierte
Durch diffuse somatische Beschwerden maskiertes depressives Syndrom

Depression, psychogene
Depressive, oft reaktiv ausgelöste Entwicklungen, die auf bestimmten prädisponierenden Denkstilen (z.B. negativ attribuierend, generalisierend) oder Persönlichkeitsmerkmalen (z.B. ängstlich-unsichere Wesenszüge) beruhen

Depression, reaktive
Mit belastendem Ereignis assoziierte Depression

Depression, somatogene
Durch eine körperlich-neurologische Grunderkrankung biologisch ausgelöste Depression

Dysthymie
Leichtere Ausprägung der klassischen depressiven Symptome, z.T. mit Schlaf- und Appetitstörungen, Energielosigkeit, Erschöpfungsgefühlen, eingeschränktem Selbstwert, kognitiven Defiziten und Beeinträchtigung der Alltagsfunktionen

Katecholamine
Derivate der Aminosäure Tyrosin, die zunächst zu 3,4-Dihydroxyphenylalanin (Dopa) hydroxyliert wird und in weiteren Schritten zur Synthese der Neurotransmitter Dopamin → Noradrenalin → Adrenalin führt

Kognitive Umstrukturierung
Psychotherapieverfahren, das auf die Veränderung dysfunktionaler Wahrnehmungs-, Denk- und Einstellungsmuster abzielt, die wichtigsten kognitiven Fehler können z.B. sein: Übergeneralisierung (Verallgemeinerung), Katastrophisieren (überzogen pessimistische Wahrnehmung), dichotomes Denken (Schwarz-weiß-Denken), Bezug negativer Ereignisse auf die eigene Person

Life Event
Herausragendes Lebensereignis, welches mit einschneidenden Veränderungen einhergeht

Melancholie
Schwermut; historische Bezeichnung, vor allem für endogene Depression

Metabolismus
Verstoffwechselung, d.h. Ab- oder Umbau von Wirkstoffen durch den Organismus (in der Regel durch Leberenzyme der Cytochrom-P450-Gruppe)

Neurotransmitter
Botenstoffe des Zentralnervensystems, die zur Informationsübertragung und -verschaltung notwendig sind (z.B. Noradrenalin, Adrenalin, Acetylcholin, Dopamin, Serotonin, Glutamat, Histamin)

Minussymptome
s. Negativsymptome

Negativsymptome
Synonym: Minussymptome; Symptom-Subgruppe schizophrener Erkrankungen, die im Gegensatz zu den produktiven Plus- oder Positivsymptomen, wie Wahn, Halluzinationen, Denkstörungen etc., durch psychomotorische Antriebslosigkeit, affektive Verflachung, sozialen Rückzug, Passivität, Interessenverlust und kognitive Beeinträchtigungen (Konzentrations-, Aufmerksamkeits- und Gedächtniseinbußen, Verminderung der Abstraktionsfähigkeit und gedanklichen Transferleistungen etc.) gekennzeichnet sind

Präsuizidales Syndrom
Emotionale Auffälligkeiten und Verhaltensbesonderheiten, die sich bei der Konkretisierung von suidizidalen Plänen abzeichnen, z.B. sozialer Rückzug, Interessenverlust, Verfassen von Abschiedsbriefen, Regeln wichtiger Angelegenheiten, Andeutung von Suizidalität, konkrete Planung des Vorhabens, selbstverletzendes Verhalten

Psychoedukation
Auf den Kenntnis- und Bildungsstand sowie auf das Alter bezogene Vermittlung von Wissen über eine Erkrankung (Auslöser, neurobiologische Hintergründe, Symptomatik, Therapiemöglichkeiten etc.) an den Patienten selbst und/oder an seine Bezugspersonen; von besonderer Bedeutung sind hierbei das Verständnis für exogene und intrapsychische Einflüsse und Wechselwirkungen, um krankheitsaufrechterhaltende Faktoren zu reduzieren und stabilisierende Bedingungen im direkten Umfeld zu optimieren

Somatisierung
Manifestation oder Begleiterscheinung psychischer Konflikte und Störungen durch körperliche Beschwerden

Therapeutisches Drug Monitoring
Eine möglichst standardisierte Beobachtung und Dokumentation von Wirkungen und unerwünschten Wirkungen einer psychopharmakotherapeutischen Behandlung; als weitere Strategie können auch Arzneimittelserumspiegelbestimmungen einbezogen werden; Ziel ist eine Förderung der Patientensicherheit über Minimierung des Nebenwirkungsrisikos und eine höhere Effizienz durch eine individuell optimierte Dosiseinstellung

Tryptophan
Aminosäure, aus der über Hydroxylierung zu 5-Hydroxytryptophan und Decarboxylierung der Neurotransmitter Serotonin synthetisiert wird

Werther-Effekt
Phänomen der massenhaften Nachahmungssuizide nach erfolgtem Suizid durch eine prominente oder in den Medien dargestellte Person; Begriff geht zurück auf die Suizidwelle nach der Veröffentlichung von Goethes »Die Leiden des jungen Werther« (1774)

Zyklothymie
Wechselnde Phasen hypomaner und subdepressiver Symptome

A.2 Juristische Grundlagen

A2

Auszüge aus dem Kinder- und Jugendhilfegesetz nach Sozialgesetzbuch VIII

§ 35a Eingliederungshilfe für seelisch behinderte Kinder und Jugendliche

(1) Kinder oder Jugendliche haben Anspruch auf Eingliederungshilfe, wenn

1. ihre seelische Gesundheit mit hoher Wahrscheinlichkeit länger als sechs Monate von dem für ihr Lebensalter typischen Zustand abweicht, und

2. daher ihre Teilhabe am Leben in der Gesellschaft beeinträchtigt ist oder eine solche Beeinträchtigung zu erwarten ist.

Von einer seelischen Behinderung bedroht im Sinne dieses Buches sind Kinder oder Jugendliche, bei denen eine Beeinträchtigung ihrer Teilhabe am Leben in der Gesellschaft nach fachlicher Erkenntnis mit hoher Wahrscheinlichkeit zu erwarten ist. § 27 Abs. 4 gilt entsprechend.

(1a) Hinsichtlich der Abweichung der seelischen Gesundheit nach Abs. 1 Satz 1 Nr. 1 hat der Träger der öffentlichen Jugendhilfe die Stellungnahme

1. eines Arztes für Kinder- und Jugendpsychiatrie und -psychotherapie,

2. eines Kinder- und Jugendpsychotherapeuten oder

3. eines Arztes oder eines psychologischen Psychotherapeuten, der über besondere Erfahrungen auf dem Gebiet seelischer Störungen bei Kindern und Jugendlichen verfügt,

einzuholen. Die Stellungnahme ist auf der Grundlage der Internationalen Klassifikation der Krankheiten in der vom Deutschen Institut für medizinische Dokumentation und Information herausgegebenen deutschen Fassung zu erstellen. Dabei ist auch darzulegen, ob die Abweichung Krankheitswert hat oder auf einer Krankheit beruht. Die Hilfe soll nicht von der Person oder dem Dienst oder der Einrichtung, der die Person angehört, die die Stellungnahme abgibt, erbracht werden.

(2) Die Hilfe wird nach dem Bedarf im Einzelfall

1. in ambulanter Form,

2. in Tageseinrichtungen für Kinder oder in anderen teilstationären Einrichtungen,

3. durch geeignete Pflegepersonen und

4. in Einrichtungen über Tag und Nacht sowie sonstigen Wohnformen geleistet.

(3) Aufgabe und Ziel der Hilfe, die Bestimmung des Personenkreises sowie die Art der Leistungen richten sich nach § 53 Abs. 3 und 4 Satz 1, den §§ 54, 56 und 57 des Zwölften Buches, soweit diese Bestimmungen auch auf seelisch behinderte oder von einer solchen Behinderung bedrohte Personen Anwendung finden.

(4) Ist gleichzeitig Hilfe zur Erziehung zu leisten, so sollen Einrichtungen, Dienste und Personen in Anspruch genommen werden, die geeignet sind, sowohl die Aufgaben der Eingliederungshilfe zu erfüllen als auch den erzieherischen Bedarf zu decken. Sind heilpädagogische Maßnahmen für Kinder, die noch nicht im schulpflichtigen Alter sind, in Tageseinrichtungen für Kinder zu gewähren und lässt der Hilfebedarf es zu, so sollen Einrichtungen in Anspruch genommen werden, in denen behinderte und nicht behinderte Kinder gemeinsam betreut werden.

§ 36 Mitwirkung, Hilfeplan

(1) Der Personensorgeberechtigte und das Kind oder der Jugendliche sind vor der Entscheidung über die Inanspruchnahme einer Hilfe und vor einer notwendigen Änderung von Art und Umfang der Hilfe zu beraten und auf die möglichen Folgen für die Entwicklung des Kindes oder des Jugendlichen hinzuweisen. Vor und während einer langfristig zu leistenden Hilfe außerhalb der eigenen Familie ist zu prüfen, ob die Annahme als Kind in Betracht kommt. Ist Hilfe außerhalb der eigenen Familie erforderlich, so sind die in

Satz 1 genannten Personen bei der Auswahl der Einrichtung oder der Pflegestelle zu beteiligen. Der Wahl und den Wünschen ist zu entsprechen, sofern sie nicht mit unverhältnismäßigen Mehrkosten verbunden sind. Wünschen die in Satz 1 genannten Personen die Erbringung einer in § 78a genannten Leistung in einer Einrichtung, mit deren Träger keine Vereinbarungen nach § 78b bestehen, so soll der Wahl nur entsprochen werden, wenn die Erbringung der Leistung in dieser Einrichtung nach Maßgabe des Hilfeplans nach Absatz 2 geboten ist.

(2) Die Entscheidung über die im Einzelfall angezeigte Hilfeart soll, wenn Hilfe voraussichtlich für längere Zeit zu leisten ist, im Zusammenwirken mehrerer Fachkräfte getroffen werden. Als Grundlage für die Ausgestaltung der Hilfe sollen sie zusammen mit dem Personensorgeberechtigten und dem Kind oder dem Jugendlichen einen Hilfeplan aufstellen, der Feststellungen über den Bedarf, die zu gewährende Art der Hilfe sowie die notwendigen Leistungen enthält; sie sollen regelmäßig prüfen, ob die gewählte Hilfeart weiterhin geeignet und notwendig ist. Werden bei der Durchführung der Hilfe andere Personen, Dienste oder Einrichtungen tätig, so sind sie oder deren Mitarbeiter an der Aufstellung des Hilfeplans und seiner Überprüfung zu beteiligen.

(3) Erscheinen Hilfen nach § 35a erforderlich, so soll bei der Aufstellung und Änderung des Hilfeplans sowie bei der Durchführung der Hilfe die Person, die eine Stellungnahme nach § 35a Abs. 1a abgegeben hat, beteiligt werden; vor einer Entscheidung über die Gewährung einer Hilfe zur Erziehung, die ganz oder teilweise im Ausland erbracht werden soll, soll zum Ausschluss einer seelischen Störung mit Krankheitswert die Stellungnahme einer in § 35a Abs. 1a Satz 1 genannten Person eingeholt werden. Erscheinen Maßnahmen der beruflichen Eingliederung erforderlich, so sollen auch die Stellen der Bundesagentur für Arbeit beteiligt werden.

§ 41 Hilfe für junge Volljährige, Nachbetreuung

(1) Einem jungen Volljährigen soll Hilfe für die Persönlichkeitsentwicklung und zu einer eigenverantwortlichen Lebensführung gewährt werden, wenn und solange die Hilfe aufgrund der individuellen Situation des jungen Menschen notwendig ist. Die Hilfe wird in der Regel nur bis zur Vollendung des 21. Lebensjahres gewährt; in begründeten Einzelfällen soll sie für einen begrenzten Zeitraum darüber hinaus fortgesetzt werden.

(2) Für die Ausgestaltung der Hilfe gelten § 27 Abs. 3 und 4 sowie die §§ 28 bis 30, 33 bis 36, 39 und 40 entsprechend mit der Maßgabe, dass an die Stelle des Personensorgeberechtigten oder des Kindes oder des Jugendlichen der junge Volljährige tritt.

(3) Der junge Volljährige soll auch nach Beendigung der Hilfe bei der Verselbständigung im notwendigen Umfang beraten und unterstützt werden.

§ 42 Inobhutnahme von Kindern und Jugendlichen

(1) Das Jugendamt ist berechtigt und verpflichtet, ein Kind oder einen Jugendlichen in seine Obhut zu nehmen, wenn

1. das Kind oder der Jugendliche um Obhut bittet oder

2. eine dringende Gefahr für das Wohl des Kindes oder des Jugendlichen die Inobhutnahme erfordert und

a) die Personensorgeberechtigten nicht widersprechen oder

b) eine familiengerichtliche Entscheidung nicht rechtzeitig eingeholt werden kann oder

3. ein ausländisches Kind oder ein ausländischer Jugendlicher unbegleitet nach Deutschland kommt und sich weder Personensorge- noch Erziehungsberechtigte im Inland aufhalten.

Die Inobhutnahme umfasst die Befugnis, ein Kind oder einen Jugendlichen bei einer

A2

geeigneten Person, in einer geeigneten Einrichtung oder in einer sonstigen Wohnform vorläufig unterzubringen; im Fall von Satz 1 Nr. 2 auch ein Kind oder einen Jugendlichen von einer anderen Person wegzunehmen.

(2) Das Jugendamt hat während der Inobhutnahme die Situation, die zur Inobhutnahme geführt hat, zusammen mit dem Kind oder dem Jugendlichen zu klären und Möglichkeiten der Hilfe und Unterstützung aufzuzeigen. Dem Kind oder dem Jugendlichen ist unverzüglich Gelegenheit zu geben, eine Person seines Vertrauens zu benachrichtigen. Das Jugendamt hat während der Inobhutnahme für das Wohl des Kindes oder des Jugendlichen zu sorgen und dabei den notwendigen Unterhalt und die Krankenhilfe sicherzustellen. Das Jugendamt ist während der Inobhutnahme berechtigt, alle Rechtshandlungen vorzunehmen, die zum Wohl des Kindes oder Jugendlichen notwendig sind; der mutmaßliche Wille der Personensorge- oder der Erziehungsberechtigten ist dabei angemessen zu berücksichtigen.

(3) Das Jugendamt hat im Fall des Absatzes 1 Satz 1 Nr. 1 und 2 die Personensorge- oder Erziehungsberechtigten unverzüglich von der Inobhutnahme zu unterrichten und mit ihnen das Gefährdungsrisiko abzuschätzen. Widersprechen die Personensorge- oder Erziehungsberechtigten der Inobhutnahme, so hat das Jugendamt unverzüglich

1. das Kind oder den Jugendlichen den Personensorge- oder Erziehungsberechtigten zu übergeben, sofern nach der Einschätzung des Jugendamts eine Gefährdung des Kindeswohls nicht besteht oder die Personensorge- oder Erziehungsberechtigten bereit und in der Lage sind, die Gefährdung abzuwenden oder

2. eine Entscheidung des Familiengerichts über die erforderlichen Maßnahmen zum Wohl des Kindes oder des Jugendlichen herbeizuführen.

Sind die Personensorge- oder Erziehungsberechtigten nicht erreichbar, so gilt Satz 2 Nr. 2 entsprechend. Im Fall des Absatzes 1 Satz 1 Nr. 3 ist unverzüglich die Bestellung eines Vormunds oder Pflegers zu veranlassen. Widersprechen die Personensorgeberechtigten der Inobhutnahme nicht, so ist unverzüglich ein Hilfeplanverfahren zur Gewährung einer Hilfe einzuleiten.

(4) Die Inobhutnahme endet mit

1. der Übergabe des Kindes oder Jugendlichen an die Personensorge- oder Erziehungsberechtigten,

2. der Entscheidung über die Gewährung von Hilfen nach dem Sozialgesetzbuch.

(5) Freiheitsentziehende Maßnahmen im Rahmen der Inobhutnahme sind nur zulässig, wenn und soweit sie erforderlich sind, um eine Gefahr für Leib oder Leben des Kindes oder des Jugendlichen oder eine Gefahr für Leib oder Leben Dritter abzuwenden. Die Freiheitsentziehung ist ohne gerichtliche Entscheidung spätestens mit Ablauf des Tages nach ihrem Beginn zu beenden.

(6) Ist bei der Inobhutnahme die Anwendung unmittelbaren Zwangs erforderlich, so sind die dazu befugten Stellen hinzuzuziehen.

Auszüge aus dem Bundesgesetzbuch

§ 1631 Inhalt und Grenzen der Personensorge

(1) Die Personensorge umfasst insbesondere die Pflicht und das Recht, das Kind zu pflegen, zu erziehen, zu beaufsichtigen und seinen Aufenthalt zu bestimmen.

(2) Kinder haben ein Recht auf gewaltfreie Erziehung. Körperliche Bestrafungen, seelische Verletzungen und andere entwürdigende Maßnahmen sind unzulässig.

(3) Das Familiengericht hat die Eltern auf Antrag bei der Ausübung der Personensorge in geeigneten Fällen zu unterstützen.

§ 1631b Mit Freiheitsentziehung verbundene Unterbringung

Eine Unterbringung des Kindes, die mit Freiheitsentziehung verbunden ist, ist nur mit Genehmigung des Familiengerichts zulässig. Ohne die Genehmigung ist die Unterbringung nur zulässig, wenn mit dem Aufschub Gefahr verbunden ist; die Genehmigung ist unverzüglich nachzuholen. Das Gericht hat die Genehmigung zurückzunehmen, wenn das Wohl des Kindes die Unterbringung nicht mehr erfordert.

§ 1666 Gerichtliche Maßnahmen bei Gefährdung des Kindeswohls

(1) Wird das körperliche, geistige oder seelische Wohl des Kindes oder sein Vermögen durch missbräuchliche Ausübung der elterlichen Sorge, durch Vernachlässigung des Kindes, durch unverschuldetes Versagen der Eltern oder durch das Verhalten eines Dritten gefährdet, so hat das Familiengericht, wenn die Eltern nicht gewillt oder nicht in der Lage sind, die Gefahr abzuwenden, die zur Abwendung der Gefahr erforderlichen Maßnahmen zu treffen.

(2) In der Regel ist anzunehmen, dass das Vermögen des Kindes gefährdet ist, wenn der Inhaber der Vermögenssorge seine Unterhaltspflicht gegenüber dem Kind oder seine mit der Vermögenssorge verbundenen Pflichten verletzt oder Anordnungen des Gerichts, die sich auf die Vermögenssorge beziehen, nicht befolgt.

(3) Das Gericht kann Erklärungen des Inhabers der elterlichen Sorge ersetzen.

(4) In Angelegenheiten der Personensorge kann das Gericht auch Maßnahmen mit Wirkung gegen einen Dritten treffen.

A.3 Elternratgeber/Adressen von Institutionen und Selbsthilfegruppen

www.neurologen-und-psychiater-im-netz.de

Depressive Störungen (Achse I)

Kerns LL (1997) Hilfen für depressive Kinder – ein Ratgeber (dt. Hrsg.: Aster S von und Aster M von). Huber, Bern

Rabenschlag U (2000) Wenn Kinder nicht mehr froh sein können – Depressionen bei Kindern erkennen und bewältigen. Freiburg: Herder

Entspannung

Kowatschek D (1997) Ich kann ruhig sein. Übungen zur Entspannung von Kindern. Borgmann, Dortmund

Kowatschek D (1998) Entspannung für Jugendliche. Borgmann, Dortmund

Saisonale Depression

Society for Light Treatment and Biological Rhythms (SLTBR): www.websciences.org/sltbr/

Homepage des Herausgebers der kanadischen Konsensus-Guideline zu SAD: www.Psychiatry.ubc.ca/mood/md_sad.html

Psychiatrische Erkrankungen mit häufigen depressiven Begleitsymptomen (Achse I)

Aufmerksamkeitsdefizit-/Hyperaktivitätssyndrom

Frölich J, Döpfner M, Biegert H, Lehmkuhl G (2002) Praxis des pädagogischen Umgangs von Lehrern mit hyperkinetisch-aufmerksamkeitsgestörten Kindern im Schulunterricht. Prax Kinderpsychol Kinderpsychiatr 51: 494–506

Warnke A, Satzger-Harsch U (2004) ADHS. Das Aufmerksamkeitsdefizit-Syndrom. Trias, Stuttgart

Bundesverband Arbeitskreis »Überaktives Kind«: www.bv-auek.de

Bundesverband Aufmerksamkeit/Hyperaktivität e.V.: www.bv-ah.de

Essstörungen

Universitätsklinik der RWTH Aachen, Klinik für Kinder- und Jugendpsychiatrie und -psychotherapie: www.was-ist-magersucht.de

Persönlichkeitsstörungen

Arbeitsgemeinschaft Wissenschaftliche Psychotherapie Freiburg: www.borderline-online.de

Dachverband Dialektisch-Behaviorale Therapie: www.dachverband-dbt.de

Posttraumatische Belastungsstörungen

Deutsche Gesellschaft für Psychotraumatologie: www.degpt.de

Informationen, Therapie, weiterführende Literatur: www.dissoc.de/issd./issd.htm

Kindertraumainstitut für Fortbildungen: www.kindertraumainstitut.de

The International Society for Traumatic Stress Studies: www.istss.org

Traumafokussierte kognitive Verhaltenstherapie: Zertifizierter Online-Kurs: http://tfcbt.musc.edu

www.childrentraumaacademy.com

www.vivofoundation.net

Schizophrene Erkrankungen

www.kompetenznetz-schizophrenie.de

Substanzmissbrauch

Bundesverband der Elternkreise drogengefährdeter und drogenabhängiger Jugendlicher e.V. (BVEK) (2003) Eltern und ihre suchtkranken Kinder. Ein Leitfaden zur Selbsthilfe. Lambertus, Freiburg (http://home.snafu.de/bvek)

Bundeszentrale für gesundheitliche Aufklärung (BZgA) (Information für Jugendliche): www.drugcom.de

Drogenaffinität Jugendlicher in Deutschland, Stand 2006: www.bzga.de

Suchtvorbeugung: www.prevnet.de

Stationäre Suchtbehandlungsprogramme für Kinder und Jugendliche (Auswahl): www.kinderkrankenhaus-auf-der-bult.de (Konzept »Teen Spirit Island«), www.come-in-hamburg.de, www.ju-s-t.de (Ravensburg)

Ticstörungen, Tourette-Syndrom

Scholz A, Rothenberger A (2001) Mein Kind hat Tics und Zwänge. Vandenhoeck & Ruprecht, Göttingen

Tourette-Gesellschaft Deutschland: www.tourette-gesellschaft.de

Zwangsstörungen

Deutsche Gesellschaft für Zwangserkrankungen: www.zwaenge.de

Österreichische Gesellschaft für Zwangserkrankungen: www.zwaenge.at

Entwicklungsstörungen (Achse II)

Dyskalkulie und Legasthenie

Schulte-Körne G (2004) Elternratgeber Legasthenie. Knaur, München
Warnke A, Hemminger U, Plume E (2004) Ratgeber Lese-Rechtschreibstörung. Hogrefe, Göttingen
Wejda S (2004) Rechenschwäche – der Kampf mit den Zahlen. Hilfen bei Dyskalkulie. Cornelsen, Berlin
Bundesverband Legasthenie und Dyskalkulie e.V.: www.bvl.de
www.legakids.net
www.legasthenie-info.de
www.legasthenie.net
www.legasthenieverband.de

Motorische Entwicklungsstörungen

Blank R (2007) Umschriebene motorische Entwicklungsstörungen. In: Remschmidt H, Mattejat F, Warnke A (Hrsg) Therapie psychischer Störungen bei Kindern und Jugendlichen. Thieme, Stuttgart, S 167–173

Sprech- und Sprachstörungen

Bundesverband Stotterer-Selbsthilfe e.V.: www.bvss.de
Interdisziplinäre Vereinigung für Stottertherapie e.V.: www.ivs-online.de
www.medknowledge.de/kinder-familie/logopädie.htm
Sprech- und Sprachförderung: www.lingoplay.de, www.logoflexis.de, www.trialogo.de

Intelligenzminderung (Achse III)

Bundesvereinigung Lebenshilfe. Zeitschrift »Lebenshilfe«

Chronische körperliche Erkrankungen und Behinderungen (Achse IV)

Asthma bronchiale

www.asthma.versorgungsleitlinien.de
www.versorgungsleitlinien.de/themen/asthma
http://leitlinien.net

Diabetes mellitus

www.diabetes-news.de
www.diabetes-kids.de

Epilepsie

Elternverband: www.epilepsie-elternverband.de
Informationszentrum: www.izepilepsie.de
European Epilepsy Academy: www.eurepa.de
Deutsche Sektion der Internationalen Liga gegen Epilepsie: www.ligaepilepsie.org
Stiftung Michael e.V.: www.stiftung-michael.de

Kopfschmerzen, chronische Schmerzen

Deutsche Migräne- und Kopfschmerzgesellschaft: www.dmkg.org
Deutsche Schmerzgesellschaft: www.schmerzgesellschaft.de
Selbsthilfetraining für Kinder und Jugendliche: www.stopp-den-kopfschmerz.de
www.kopfschmerz-infos.de

Malignome

Association of Oncology Social Work: www.aosw.org
www.kinderkrebsregister.de

Mukoviszidose

Christiane-Herzog-Stiftung: www.christianeherzogstiftung.de
Mukoviszidose e.V., Bundesverband bei Cystischer Fibrose; In den Dauen 6, 53117 Bonn, Tel. 0228/987800 (www.muko.info)

Neurologische Erkrankungen

Elterninitiative »Kind mit Schlaganfall«: http://schlaganfall-nuernberg.de
www.kinder-nach-kopfverletzungen.de

Sinnesbehinderungen

Deutscher Blinden- und Sehbehindertenverband: www.bdsv.org
Portal für Eltern hörbehinderter Kinder: www.kestner.de
Portal für Hörgeschädigte: www.taubenschlag.de
Stationäre Behandlung psychisch kranker, hörbehinderter Kinder und Jugendlicher: www.salus-lsa.de

Transplantationen

www.herzkranke-kinder-bvhk.de
www.leberkrankes-kind.de
www.transplantationsbegleitung.de
www.transplantationshilfe.de

Kindeswohlgefährdung, Misshandlung, Missbrauch (Achse V)

Fegert JM, Fetzer A, König C, Thomas H, Jeschke K, Lehmkuhl U, Ziegenhain U (2007) Ich bestimme mein Leben... und Sex gehört dazu. Geschichten zur Selbstbestimmung, Sexualität und sexueller Gewalt für junge Menschen mit geistiger Behinderung. Arbeitsbuch und Begleitband. Schirmer, Ulm

Beratung bei sexuellem Missbrauch: www.wildwasser.de
Deutsche Gesellschaft gegen Kindesmisshandlung und -vernachlässigung: www.dggkv.de
Deutsches Jugendinstitut München: www.dji.de/asd
Deutscher Kinderschutzbund: www.dksb.de
Dunkelziffer e.V. für sexuell missbrauchte Kinder: www.dunkelziffer.de
Hilfe für Kriminalitätsopfer: www.weisser-ring.de
International Society for Prevention of Child Abuse and Neglect: www.ispcan.org
Kinderschutz und Mutterschutz: www.kibs.de
Online-Beratung für unter 21-Jährige: www.kids-hotline.de

Migration (Achse V)

www.integrationsbeauftragte.de
www.infodienst.bzga.de/migration

Seelische Behinderung

Sozialgesetzbuch VIII: http://www.gesetze-im-internet.de/sgb_8/__35a.html

A.4 Leitlinien und empirische Datenbanken

AACAP American Academy of Child and Adolescent Psychiatry (1998) Practice Parameters for the Assessment and Treatment of Children and Adolescents with Depressive Disorders: http://www.aacap.org/galleries/PracticeParameters/Depress.pdf

Arbeitsgemeinschaft der Wissenschaftlichen Medizinischen Fachgesellschaften: Leitlinie der Deutschen Gesellschaft für Kinder- und Jugendpsychiatrie, Psychosomatik und Psychotherapie: www.awmf.org, www.dgkjp.de

National Institute for Clinical Excellence NICE (2005) Depression in Children and Young People. Identification and management in primary, community and secondary care. National Clinical Practice Guideline No. 28, developed by National Collaborating Centre for Mental Health, published by The British Psychological Society & The Royal College of Psychiatrists: www.nice.org.uk

Remschmidt H, Schmidt MH, Poustka F (2001) Multiaxiales Klassifikationsschema für psychische Störungen des Kindes- und Jugendalters nach ICD-10 der WHO, 4. Aufl. Huber, Bern

WHO (World Health Organisation) Weltgesundheitsorganisation (2004) Internationale Klassifikation psychischer Störungen ICD-10 Kapitel V (F). Dilling H, Mombour W, Schmidt H, Schulte-Markwort E (Hrsg) Klinisch-diagnostische Leitlinien. Bern, Huber

AACAP (American Academy of Child and Adolescent Psychiatry): www.aacap.org

Cochrane Datenbank: www.cochrane.org/reviews

A.5 Literatur

Weiterführende Literatur

Depressive Störungen (Achse I)

Beck N, Caesar S, Leonhardt B (2006) Training sozialer Fertigkeiten. dgvt, Tübingen

Harrington R, Whittaker J, Shoebridge P (1998) Psychological treatment of depression in children and adolescents. A review of treatment. Br J Psychiatry 173: 291–298

Harrington R (2001) Kognitive Verhaltenstherapie bei depressiven Kindern und Jugendlichen. Jans T, Warnke A, Remschmidt H (Übersetzung). Hogrefe, Göttingen

Lam RW, Levitt AJ (eds) (1999) Canadian Consensus Guidelines for the Treatment of Seasonal Affective Disorder. Clinical & Academic Publishing, Vancouver BC

Petermann U (1996) Entspannungstechniken für Kinder und Jugendliche. Beltz PVU, Weinheim

Psychiatrische Erkrankungen mit häufigen depressiven Begleitsymptomen (Achse I)

Angststörungen

Petermann F, Petermann U (2003) Training mit sozial unsicheren Kindern, 8., korr. Aufl. Hogrefe, Göttingen

Petermann U (1996) Entspannungstechniken für Kinder und Jugendliche. Beltz PVU, Weinheim

Schneider S (2004) Angststörungen bei Kindern und Jugendlichen. Springer, Berlin Heidelberg New York Tokio

Aufmerksamkeitsdefizit-/Hyperaktivitätssyndrom

Döpfner M, Frölich J, Lehmkuhl G (2000) Hyperkinetische Störungen. Leitfaden Kinder- und Jungendpsychiatrie. Hogrefe, Göttingen

Lehmkuhl U, Adam Ch, Döpfner M (1998) Impulskontrollgestörte Kinder und ihre weitere Entwicklung. In: Klosterkötter J (Hrsg) Frühdiagnostik und Frühbehandlung psychischer Störungen. Springer, Berlin Heidelberg New York Tokio, S 97–121

Essstörungen

American Psychiatric Association Work Group on Eating Disorders: Practice Guideline for the treatment of patients with eating disorders, 3rd edn. Am J Psychiatry 163 (Suppl): S4–S54

Herpertz-Dahlmann B, Müller B, Herpertz S, Heussen N, Neudörfl A, Hebebrand H, Remschmidt H (2001) Prospective 10-year follow-up in adolescent anorexia nervosa: course, outcome and psychiatric comorbidity. J Child Psychol Psychiatry 42: 603–612

Holtkamp K, Herpertz-Dahlmann B (2005) Anorexia und Bulimia nervosa im Kindes- und Jugendalter. Dtsch Ärztebl 102: A50–A58

Posttraumatische Belastungsstörungen

Children's Revised Impact of Events Scale CRIES-13-D: Download unter http://www.childrenandwar.org

Cohen JA, Mannarino AP, Zhitova AC, Capone ME (2003) Treating child abuse – related posttraumatic stress and comorbid substance abuse in adolescents. Child Abuse Negl 27: 1345–1365

DeBellis M, van Dillen T (2005) Childhood post traumatic stress disorder: an overview. Child Adolesc Psychiatr Clin N Am 14: 745–772

Deblinger E, Behl LE, Glickman AR (2006) Treating children who have experienced sexual abuse. In: Kendall PC (eds) Child and Adolescent Therapy. Cognitive-behavioral procedures. Guilford, New York, pp 383–418

Herpertz-Dahlmann B, Hahn F, Hempt A (2005) Diagnostik und Therapie der posttraumatischen Belastungsstörung im Kindes- und Jugendalter. Nervenarzt 76: 546–556

Kolko DJ, Swenson CC (2002) Assessing and treating physically abused children and their families. A cognitive-behavioral approach. Sage, Thousand Oaks

Lieberman AF, van Horn P, Ippen CG (2005) Toward evidence-based treatment: child-parent psychotherapy with preschoolers exposed to marital violence. J Am Acad Child Adolesc Psychiatry 44: 1241–1248

Somatoforme Störungen

Campo JV, Fritz GK (2001) A management model for pediatric somatisation. Psychosomatics 42: 467–476

Noeker M, Petermann F (2002) Diagnostik und Therapieplanung bei rekurrierendem Bauchschmerz und somatoformer Störung. Kindheit und Entwicklung 11(3): 171–184

Störung des Sozialverhaltens

Baving L (2006) Störungen des Sozialverhaltens. Springer, Berlin Heidelberg New York Tokio

Substanzmissbrauch

Europäische Beobachtungsstelle für Drogen und Drogensucht (EBDD): Jahresbericht 2005: http://ar2005.emcdda.europa.eu/de/home-de.html

European Monitoring Centre for Drugs and Drug Addiction (EMCDDA): Statistical bulletin 2005. http://stats05.emcdda.europa.eu/en/home-en.html

Tic-Störungen, Tourette-Syndrom

Döpfner M, Roessner V, Rothenberger A (2007) Ticstörungen. Hogrefe, Göttingen

Entwicklungsstörungen (Achse II)

Amorosa H (2006) Expressive und rezeptive Sprachstörungen. In: Petermann U, Petermann F (Hrsg) Diagnostik sonderpädagogischen Förderbedarfs. Hogrefe, Göttingen, S 163–185

Chen HF, Cohn ES (2003) Social participation for children with developmental coordination disorder: conceptual, evaluation and intervention considerations. Phys Occup Ther Pediatr 23: 61–78

Grünke M (2006) Zur Effektivität von Fördermethoden bei Kindern und Jugendlichen mit Lernstörungen. Eine Synopse vorliegender Metaanalysen. Z Kindheit und Entwicklung 15: 239–254

Sandrieser P, Schneider P (2004) Stottern im Kindesalter, 2. Aufl. Thieme, Stuttgart

Schulte-Körne G (2007) Legasthenie und Dyskalkulie in Wissenschaft, Schule und Gesellschaft. Dr. Winkler Verlag, Bochum

Suchodoletz W von (2004) Welche Chancen haben Kinder mit Entwicklungsstörungen? Hogrefe, Göttingen

Suchodoletz W von (2007) (Hrsg) Prävention von Entwicklungsstörungen. Hogrefe, Göttingen

Warnke A, Hemminger U, Plume E, Schneck S (2002) Legasthenie. Leitfaden für die Praxis. Hogrefe, Göttingen

Warnke A, Hemminger U, Plume E (2004) Lese-Rechtschreibstörungen. Leitfaden Kinder- und Jugendpsychiatrie, Bd. 6. Hogrefe, Göttingen

Wogau J von, Eimmermacher H, Lanfranchi A (Hrsg) Therapie und Beratung von Migranten. Systemischinterkulturell denken und handeln. Beltz PVU, Weinheim

Intelligenzminderung (Achse III)

Mehler-Wex C, Warnke A (2003) Medizinische Grundlagen und Perspektiven bei geistiger Behinderung. In: Fischer E (Hrsg) Pädagogik für Menschen mit geistiger Behinderung. Sichtweisen, Theorien, aktuelle Herausforderungen. Athena-Verlag, Oberhausen, S 128–142

Warnke A, Mehler-Wex C (2006) Intelligenzminderung. In: Rupprecht, Hampel (Hrsg) Roter Faden Psychiatrie und Psychotherapie. Wissenschaftliche Verlagsgesellschaft mbH, Stuttgart, S 550–559

Chronische körperliche Erkrankungen und Behinderungen (Achse IV)

Brambinberg M, Beelmann A, Buitenhuis S (1995) Frühförderung blinder Kinder. Kindheit und Entwicklung 4: 149–156

Hintermair M (2005) Familie, kindliche Entwicklung und Hörschädigung. Theoretische und empirische Analysen. Universitätsverlag Winter, Heidelberg

Kammerer E (2007) Besondere psychotherapeutische Erfordernisse bei Kindern bzw. Jugendlichen mit Sinnesbehinderungen. In: Remschmidt H, Mattejat F, Warnke A (Hrsg) Therapie psychischer Störungen bei Kindern und Jugendlichen. Thieme, Stuttgart, S 503–514

Kammerer E, Köster S, Monninger M, Scheffler U (2003) Jugendpsychiatrische Aspekte von Sehbehinderung und Blindheit. Prax Kinderpsychol Kinderpsychiatr 52: 316–328

Könning J, Theiling S (1994) Verhaltensschulung in der Asthmabetreuung. In: Könning J, Sczepanski R, von der Schlippe A (Hrsg) Betreuung asthmakranker Kinder im sozialen Kontext. Die Bewältigung einer chronischen Krankheit als Herausforderung für Kind, Familie und interdisziplinäres Team. Enke, Stuttgart, S 115–124

Lehmkuhl U (2007) Chronische körperliche Erkrankungen. In: Remschmidt H, Mattejat F, Warnke A (Hrsg) Therapie psychischer Störungen bei Kindern und Jugendlichen. Thieme, Stuttgart, S 399–444

Noeker M, Petermann F (2002) Interventionsverfahren bei chronisch kranken Kindern und deren Familien. In: Petermann F (Hrsg) Lehrbuch der klinischen Kinderpsychologie und -psychotherapie, 4. Aufl. Hogrefe, Göttingen, S 513–540

Kindeswohlgefährdung, Misshandlung, Missbrauch (Achse V)

Deegener G, Körner W (2005) Kindesmisshandlung und Vernachlässigung. Ein Handbuch. Hogrefe, Göttingen

Deutsches Jugendinstitut München, Allgemeiner Sozialer Dienst: Handbuch der Kindeswohlgefährdung nach § 1666 BGB: www.dji.de/asd

Fegert JM (2001) Begutachtung sexuell missbrauchter Kinder. Fachliche Standards im juristischen Verfahren. Luchterhand, Neuwied

Fegert JM (2004) Kindesmisshandlung und sexueller Missbrauch. In: Eggers C, Fegert JM, Resch F (Hrsg) Psychiatrie und Psychotherapie des Kindes- und Jugendalters. Springer, Berlin Heidelberg New York Tokio

Frank R (2007) Therapie psychischer Störungen bei körperlicher Misshandlung. In: Remschmidt H, Mattejat F, Warnke A (Hrsg) Therapie psychischer Störungen bei Kindern und Jugendlichen. Thieme, Stuttgart, S 445–451

Helfer ME, Kempe RS, Krugmann RD (2002) (Hrsg) Das misshandelte Kind, 5. Aufl. Suhrkamp, Frankfurt/Main

König C, Fegert JM (2004) Psychotherapie bei misshandelten und missbrauchten Kindern. In: Egle UT, Hofmann SO, Joraschky P (Hrsg) Sexueller Missbrauch, Misshandlung, Vernachlässigung, 3. Aufl. Schattauer, Stuttgart, S 501–516

König C, Fegert JM (2007) Sexueller Missbrauch. In: Remschmidt H, Mattejat F, Warnke A (Hrsg) Therapie psychischer Störungen bei Kindern und Jugendlichen. Thieme, Stuttgart, S 452–463

Lehmkuhl U (2001) Gemeinsame Ethikkommission der Deutschen Gesellschaft für Kinder- und Jugendpsychiatrie, der Bundesarbeitsgemeinschaft der leitenden Ärzte in der Kinder- und Jugendpsychiatrie und des Berufsverbandes für Kinder- und Jugendpsychiatrie und Psychotherapie. Z Kinder Jugendpsychiatr 29: 151–152

Psychosoziale Belastungen (Achse V)

Beauftragte der Bundesregierung für Migration, Flüchtlinge und Integration (2005) Bericht der Beauftragten Bundesregierung für Migration, Flüchtlinge und Integration über die Lage der Ausländerinnen und Ausländer in Deutschland. Bonner Universitäts-Buchdruckerei, Berlin

Bundesministerium für Familie, Senioren, Frauen und Jugend (2000) Sechster Familienbericht. Familien ausländischer Herkunft in Deutschland. Leistungen, Belastungen, Herausforderungen. Deutsches Jugendinstitut e.V., München

Haasen C, Yagdiran O (2000) Beurteilung psychischer Störungen in einer multikulturellen Gesellschaft. Lambertus, Freiburg

Kirkcaldy B, Wittig U, Furnham AF, Merbach M, Siefen RG (2006) Migration und Gesundheit: Psychosoziale Determinanten. Bundesgesundheitsblatt Gesundheitsforschung Gesundheitsschutz 49: 873–883

Schepker R, Siefen RG (2007) Therapiefragen in Migrantenfamilien. In: Remschmidt H, Mattejat F, Warnke A (Hrsg) Therapie psychischer Störungen bei Kindern und Jugendlichen. Thieme, Stuttgart, S 493–502

Sen I, Schepker R, Eggers C (2003) Ambulante kinderpsychiatrische Versorgung von Migrantenfamilien. Hrsg.: Ministerium für Gesundheit, Soziales, Frauen und Familien des Landes Nordrhein-Westfalen. Thoennes, Erkrath (www.mags.nrw.de/pdf/gesundheit/ambulante-kinderpsychia-versorg.pdf)

Steier M, Kunz D, Kampe H (1994) Drogentherapie und Kindererziehung. Bewältigung von Erziehungsaufgaben durch Verbesserung der Problemlösekompetenz: ein Trainingsprogramm für Eltern. In: Arenz Greiving I, Dilger H (Hrsg) Elternsüchte – Kindernöte. Berichte aus der Praxis, 2. Aufl. Lambertus, Freiburg, S 217–225

Seelische Behinderung

Mehler-Wex C, Warnke A (2002) Diagnostische Möglichkeiten zur Feststellung einer seelischen Behinderung (§ 35a SGB VIII). Online-Handbuch (www.SGBVIII.de)

Lehr- und Handbücher (Auswahl)

Bandelow B, Heise CO, Banaschewski T, Rothenberger A (2006) Handbuch Psychopharmaka für das Kindes- und Jugendalter, Deutsche Bearbeitung. Hogrefe, Göttingen

Borg-Laufs M (Hrsg) Lehrbuch der Verhaltenstherapie mit Kindern und Jugendlichen, 2. Bd.: Interventionsmethoden. dgvt, Tübingen

Esser G (2002) (Hrsg) Lehrbuch der klinischen Psychologie und Psychotherapie des Kindes- und Jugendalters, 2. Aufl. Thieme, Stuttgart

Gerlach M, Warnke A, Wewetzer Ch (2004) Neuro-Psychopharmaka im Kindes- und Jugendalter. Springer, Wien

Herpertz-Dahlmann B, Resch F, Schulte-Markwort M, Warnke A (2007) (Hrsg) Entwicklungspsychiatrie. Biopsychologische Grundlagen und die Entwicklung psychischer Störungen, 2. Aufl. Schattauer, Stuttgart

Knölker U, Mattejat F, Schulte-Markwort M (2007) Kinder- und Jugendpsychiatrie und -psychotherapie systematisch. UNI-MED, Bremen

Mattejat F (2006) (Hrsg) Lehrbuch der Psychotherapie, 4. Bd.: Verhaltenstherapie mit Kindern, Jugendlichen und ihren Familien. CIP-Medien, München

Nissen G, Fritze J, Trott GE (2004) Psychopharmaka im Kindes- und Jugendalter, 2. Aufl. Urban & Fischer, München

Remschmidt H (2005) Kinder- und Jugendpsychiatrie. Thieme, Stuttgart

Remschmidt H, Mattejat F, Warnke A (2007) Therapie psychischer Störungen bei Kindern und Jugendlichen. Thieme, Stuttgart

A.6 Farbtafel

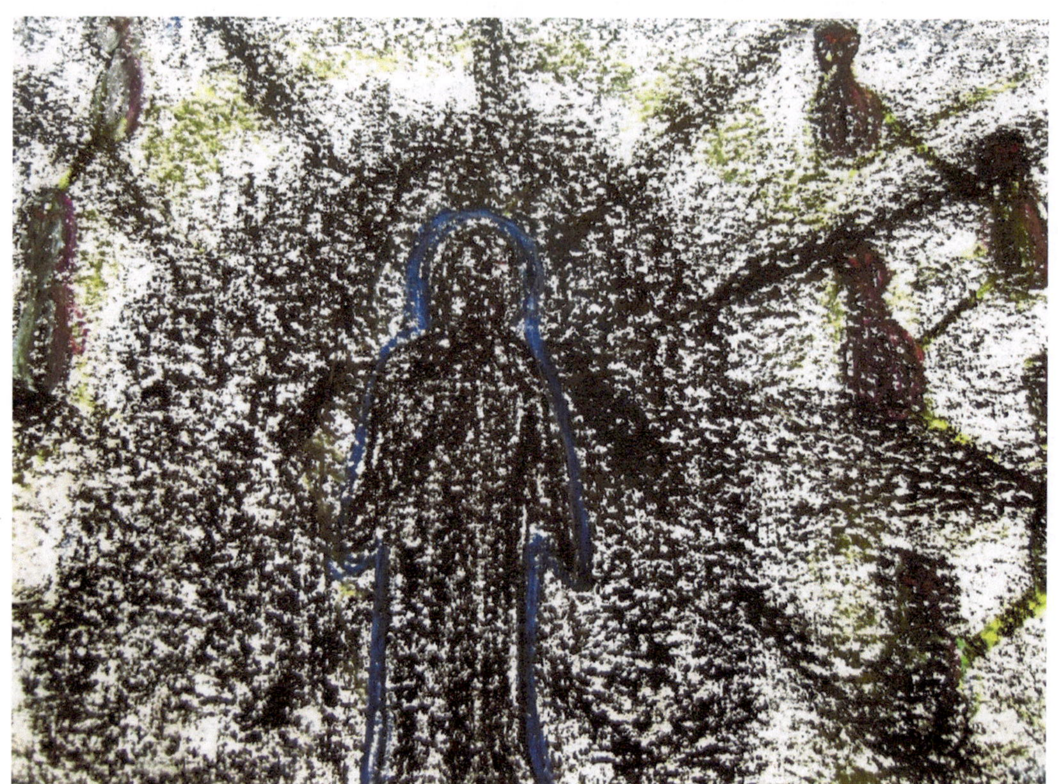

Abb. 1.1. Dasein im Dunkeln

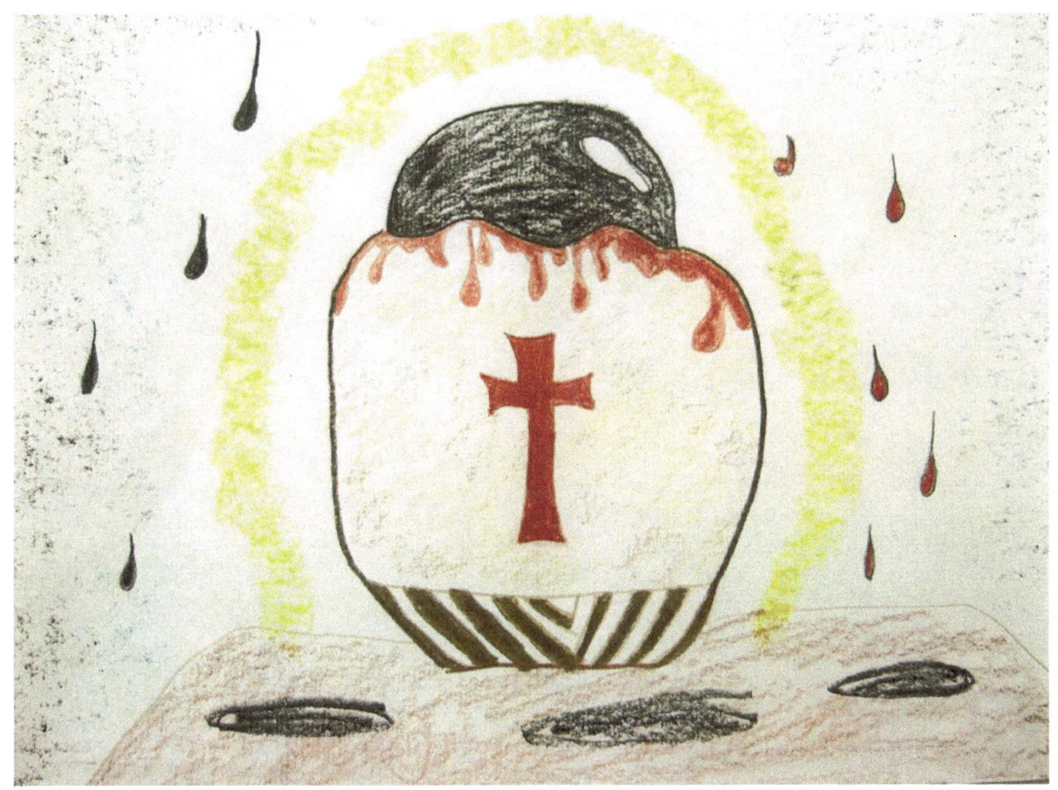

Abb. 2.2. Suizidideen eines Schulkindes

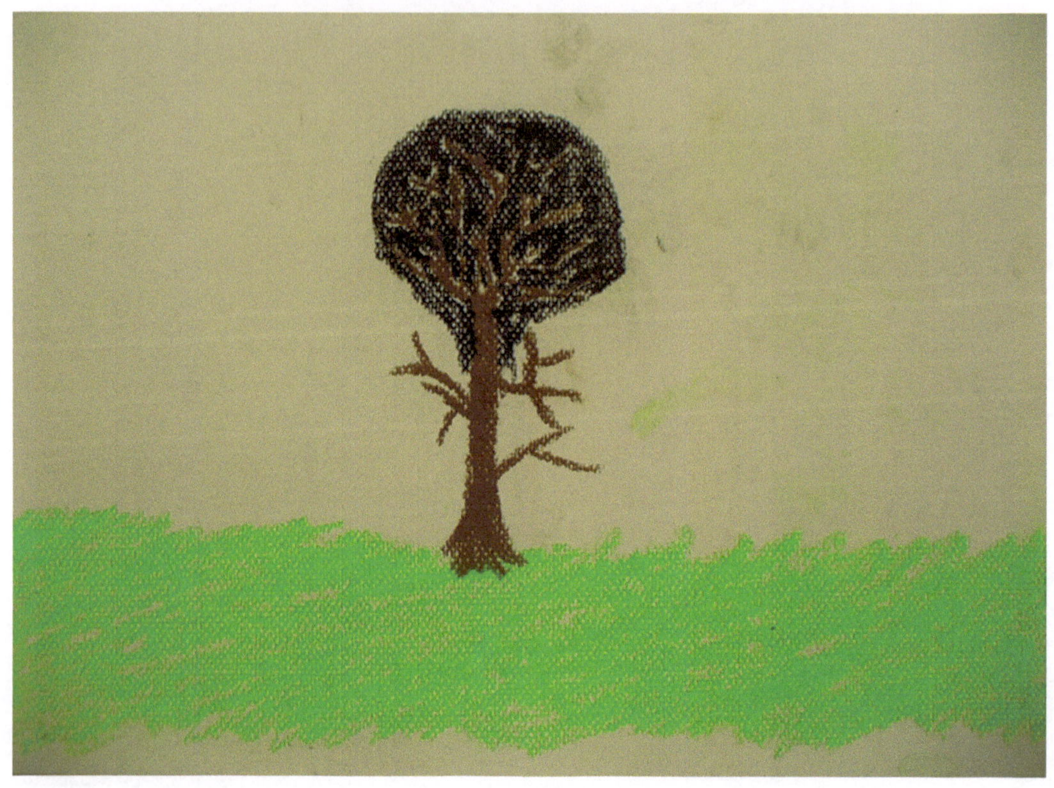

Abb.2.3. Baumzeichnung einer 16-Jährigen: Emotionale Leere, Ausdrucksarmut und Perspektivlosigkeit

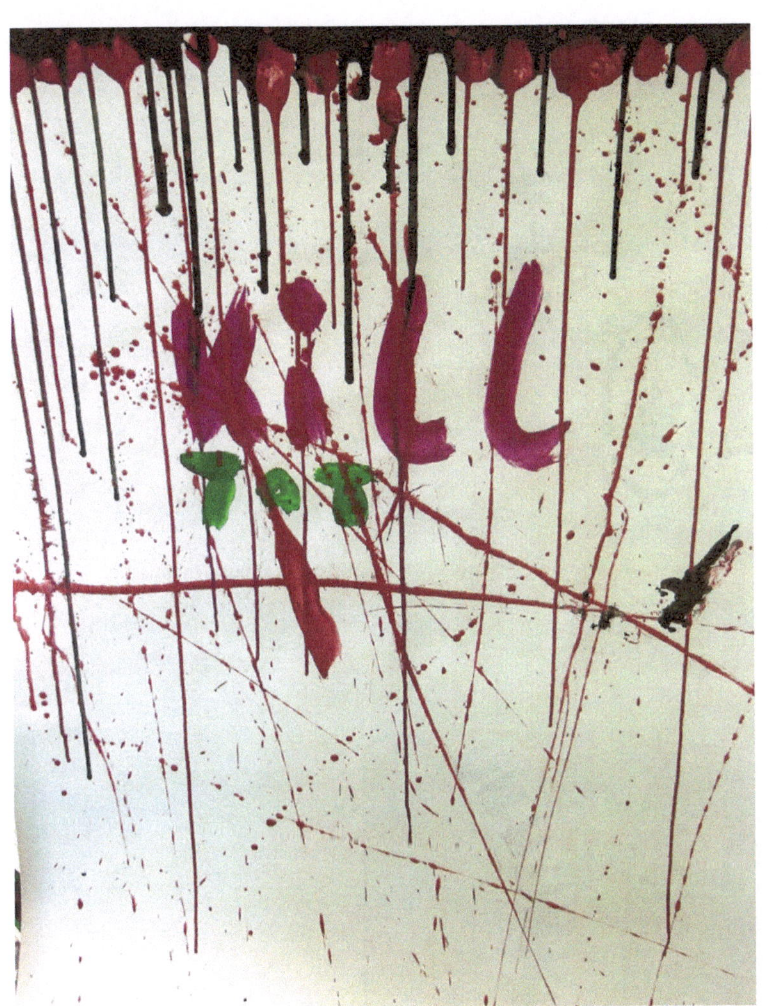

Abb. 2.6. Suizidalität eines Kindes

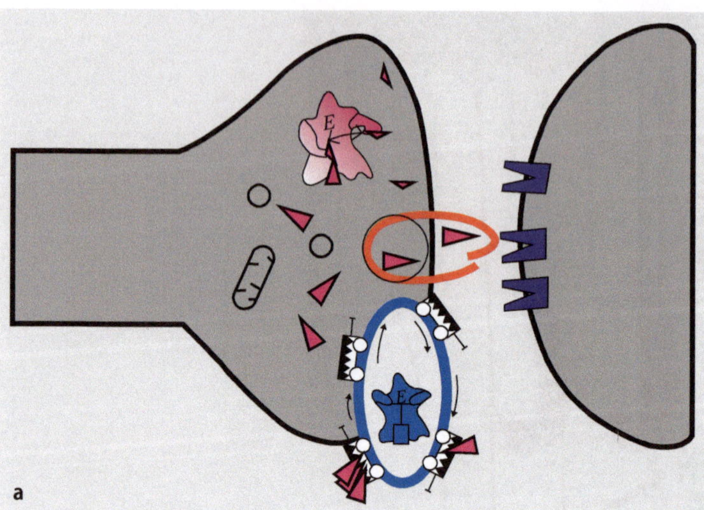

Abb. 3.2 a Ausgangssituation in der Depression: Serotonin-Mangel sowie herabregulierte postsynaptische Serotonin-Rezeptoren

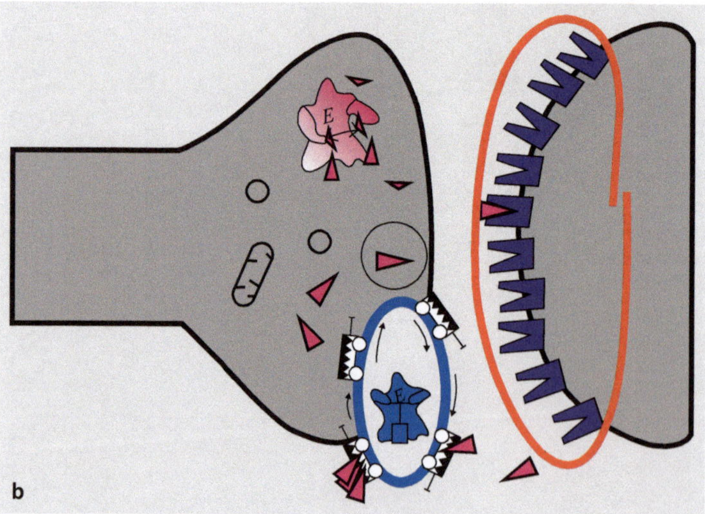

Abb. 3.2 b Im chronischen Verlauf der Depression: Kompensatorische Hochregulation der Konzentration der postsynaptischen Serotonin-Rezeptoren

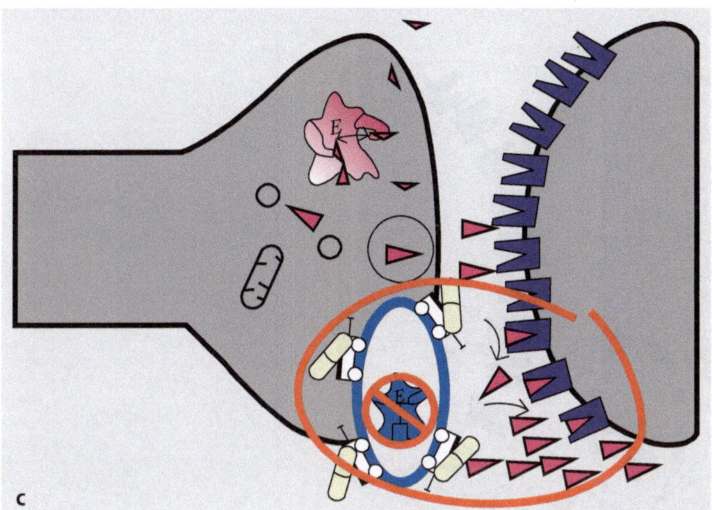

Abb. 3.2 c Gabe von SSRI: Hemmung der Serotonin-Wiederaufnahme präsynaptisch, dadurch erhöhte Verfügbarkeit von Serotonin im synaptischen Spalt

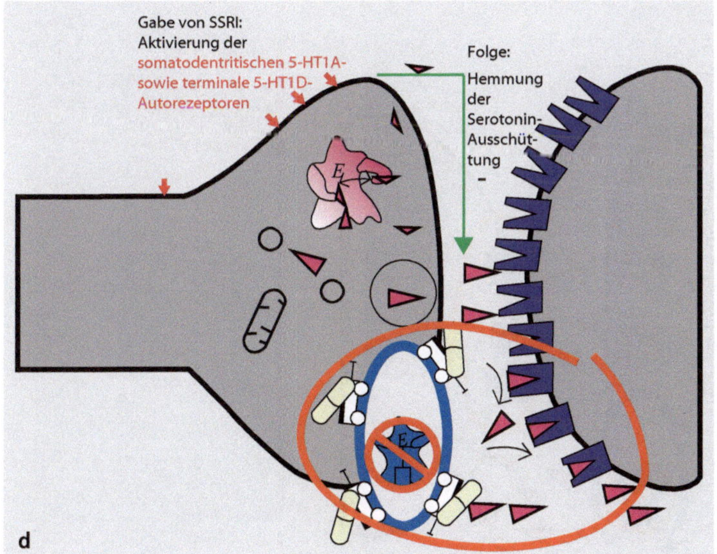

Abb. 3.2 d Die unmittelbar nach Einnahme der SSRI erhöhte Verfügbarkeit extrazellulären Serotonins aktiviert somatodendritische 5-HT1A- sowie terminale 5-HT1D-Autorezeptoren und reduziert somit im Sinne eines negativen Feedbacks die Serotonin-Ausschüttung (Nemeroff 2002)

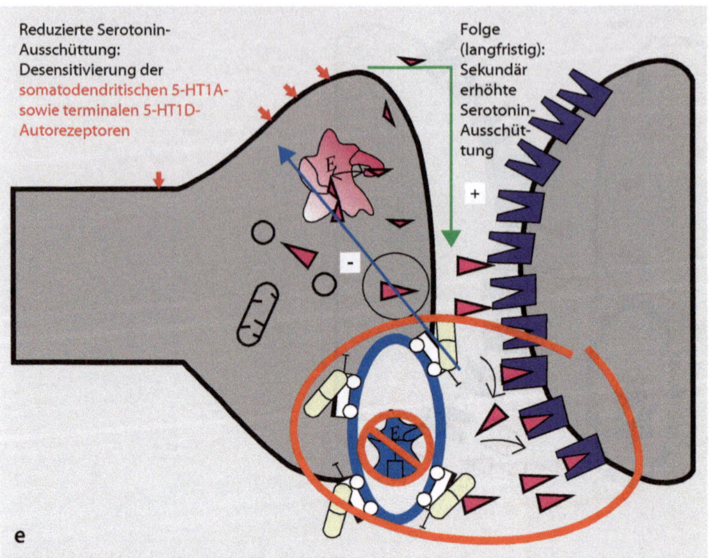

Abb. 3.2 e Die Desensitivierung der 5-HT1A- und 5-HT1D-Rezeptoren soll sekundär wiederum eine erhöhte Feuerungsrate der serotoninergen Neurone bedingen (Nemeroff 2002).

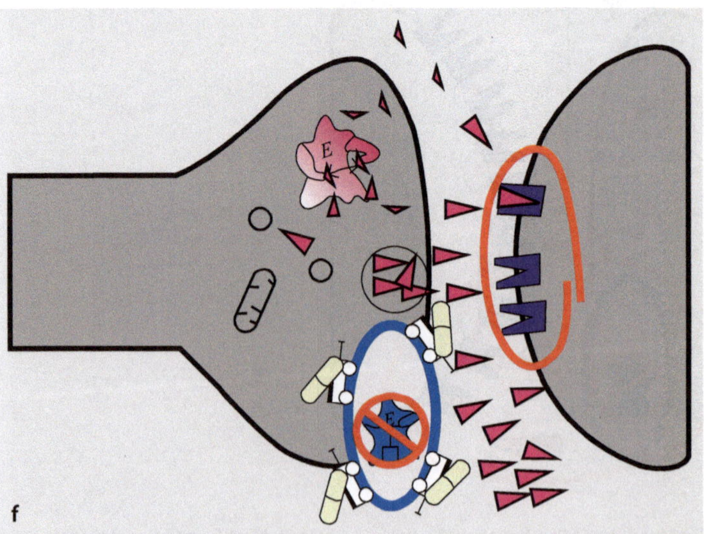

Abb. 3.2 f Die erhöhte Serotonin-Verfügbarkeit bedingt langfristig eine Herabregulation der postsynaptischen Rezeptoren auf ein physiologisches Maß.

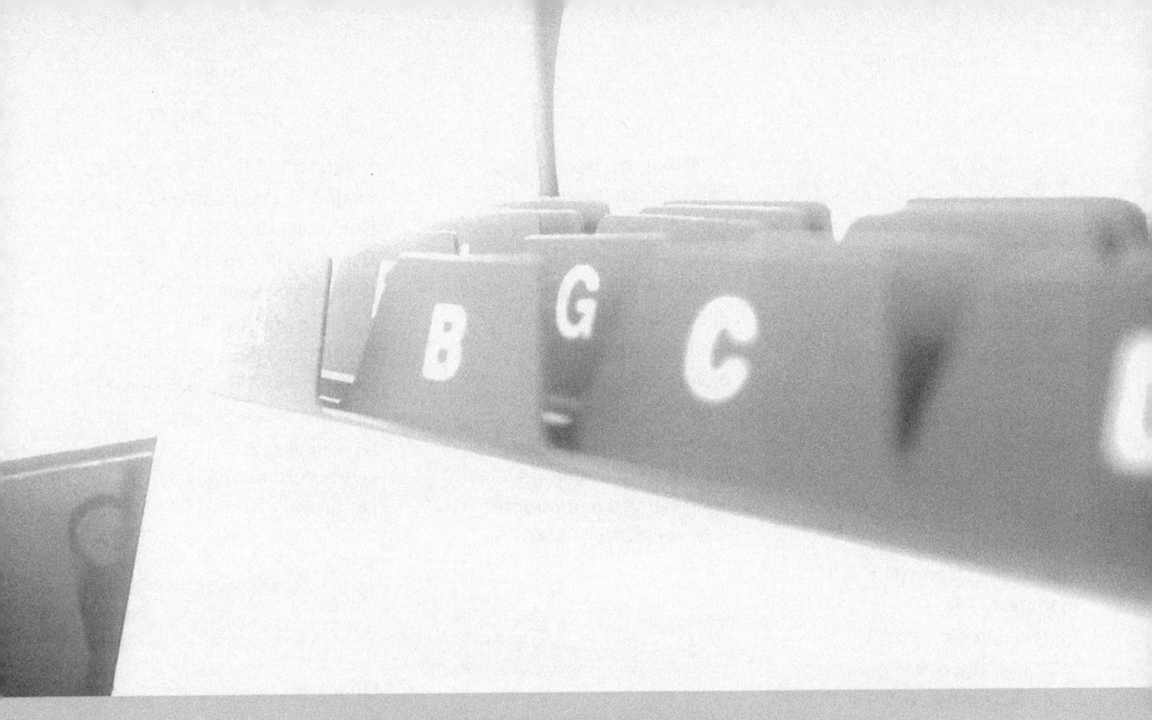

Sachverzeichnis

A

Absetzen 130
Absetzphänomene 148
Acetylcholin 41
Adolescent Coping with Depression Course 116
Aggressivität 59, 87
Aktivierung 134
Aktivitätenplan 103
ambulante Behandlung 157
Amygdala 55
anaklitische Depression 4, 61
Anamnese 74
Angsthierarchie 120
Angststörungen 83
Anorexia nervosa 8, 85
Anpassungsstörung 9, 81
anticholinerges Syndrom 126
Antisuizidvertrag 99
Antriebssteigerung 134
Arbeitstherapie 155
Arzneimittelgesetz 166
Asperger Syndrom 9
Assoziationsanalysen 34
Asthma bronchiale 50
Aufklärung 143
Aufmerksamkeitsdefizit-Hyperaktivitätssyndrom 8
Augmentation 140, 146
Autoaggressivität 25
autogenes Training 114

B

BDNF (brain derived neurotrophic factor) 35, 40
Behandlung gegen den Willen 167
Behandlung
- stationäre 160
- teilstationäre 159
Behandlungsdauer 147
Belastbarkeit 98
Belastungssteigerung 160
berufliche Integration 155
berufsvorbereitende Maßnahmen 155
Bildgebung 42
Bindungsstörungen 61
Biological Priming 57
bipolare Störungen 81
Bipolar-II-Störungen 14
Bipolar-I-Störungen 14
Brain-derived neurotrophic factor (BDNF) 35, 40

C

cAMP-response element binding protein (CREB) 35, 40
Catecholamin-o-Methyltransferase COMT 35
Citalopram 134, 138
Cognitive-behavioral Treatment Program for Depressed Youths 117
Cortisol 55
CREB (cAMP response element binding protein) 35, 40
Cytochrom (CYP) P450 134, 139

D

Dauer depressiver Episoden 23
Depressionsfragebögen 80
Depressionsinventar für Kinder und Jugendliche (DIKJ 80
Depressionsmodell
- nach Beck 64, 103
- nach Lewinsohn 65
- nach Seligman 64
Depressionstest für Kinder (DTK) 80
Diabetes mellitus 50
Diagnostik 74
diagnostische Interviews 78
Dopamin 40
DSM-IV-Kriterien 13
dual-serotonerge Antidepressiva 126
dysfunktionale Eltern-Kind-Interaktionen 60
dysfunktionale Gedanken 105
Dyskalkulie 9
Dysmorphophobie 8
Dysthymie 13

E

Eigenanamnese 76
Eindosierung 144
Eingliederungshilfe 163
Elektrokonvulsionstherapie 165
Elimination 139
emotionale Störung mit Geschwisterrivalität 84
Emotionstraining 103
endogene Depression 4, 10
Entlassung 98
Entspannungstechniken 114
Entwicklungstests 78
Entwicklungsverzögerung 18
Epidemiologie 20
Epilepsie 50
Ergotherapie 153
erlernte Hilflosigkeit 64
erzieherische Unsicherheit 61
Erziehungsberatungsstelle 162
Escitalopram 134
Essstörungen 8, 85
ethische Fragen 165
Eye Movement Desensitization and Reprocessing (EMDR) 121

F

Familienanamnese 76
Familienkooperationsprogramm 111
familientherapeutische Ansätze 110
Family Therapy for Depressed Adolescents (FTDA) 114
Fluoxetin 129, 133, 138
funktionelle Übungsbehandlungen 153

G

genetische Faktoren 34
Genusstraining 97
Geschlechtervergleich 22
Geschlechtsunterschiede 25
geschlossene Unterbringung 100
Glukokortikoide 39, 46
Glutamat 40
Güterabwägung 167

H

Hausbesuche 160
Heilpädagogik 154
Hilfe zur Erziehung 163
Hippocampus 39, 43, 47
Hypochondrie 8

I

iatrogene Faktoren 46
ICD-10-Kriterien 10
ICD-9-Kriterien 12
Imitationssuizide 29
Inobhutnahme 164
Intelligenztest 78
interpersonale Therapie 108

J

Johanniskraut 132, 138, 139
Jugendhilfe 161
Jugendhilfeeinrichtungen 163

K

Katamnesestudien 176
Kinder- und Jugendhilfegesetz 162
kognitive Umstrukturierung 105
kognitive Verhaltenstherapie 102
kognitiv-verhaltenstherapeutische Programme 103
Kombinationstherapie 145
Komorbidität 84
Konfrontation (Flooding) 121
Konkordanzraten 34
Kontrolluntersuchungen 147
Kopplung 34
Korikosteroide 41
körperbezogene Verfahren 154
Kortisol 41, 55, 57, 66
Krankheitsgewinn 119
kreativ-künstlerische Verfahren 154

L

larvierte Depression 4
Legasthenie 9
Leistungsdiagnostik 78
Lichttherapie 151
Life-Events 54
Linkage-Analysen 34
Logopädie 153

M

maligne Erkrankung 51
manische Symptome 14
Medikationswahl 140
Melatonin 66, 151
Metabolismus 42
Migration 57
Minussymptomatik 87
Mirtazapin 124, 128, 132
moderne Antidepressiva 124
Monoaminoxidase(MAO)-Hemmer 132
Montgomery Asberg Depression Rating Scale (MADRS) 80
Motologie 153
Motopädie 153
Mukoviszidose 51
multiaxiales Klassifikationsschema (MAS) 81
Musiktherapie 139

N

Nebennierenrindenhormon 41
Nebenwirkungen 123
Nefazodon 126, 128
negativer Attributionsstil 106
Negativsymptomatik 9, 87
Neurodermitis 51
Neuroendokrinologie 41
Neurotransmitter 35
non-REM (rapid-eye-movement)-Phase 43
Noradrenalin 39
Notfallkoffer 99

P

Paroxetin 122, 129, 133
PASCET 116

Persönlichkeitsdiagnostik 80
Pharmakoepidemiologie 138
Pharmakokinetik 139
Pharmakotherapie 122
Phase-1-Metabolismus 139
Physiotherapie 153
postpartale Depression 62
posttraumatische Belastungsstörung (PTSD) 54, 81, 83, 121
präfrontaler Kortex 43, 122, 153
präsuizidales Syndrom 26
Prävalenz 20
Präventionsprogramm 117
Problembewältigung 65
Problemlösetraining 107
Prognose 175
progressive Muskelrelaxation 115
projektive Verfahren 79
psychisch kranke Eltern 62
psychoanalytische Therapie 109
psychodynamische Fokaltherapie 108
Psychoedukation 94, 119
psychogene Depression 4, 10
psychologische Modelle 64
Psychopharmakastudien 165
psychosoziale Beeinträchtigung 79
psychosoziale Integration 162
Psychotherapie 100
psychotische Symptome 11

R

Reboxetin 124
Rehabilitationsmaßnahmen 94
Remissionsraten 176
REM-Phase 43
repetitive transkranielle Magnetstimulation 152
Rezeptor-Profil 126
Rezidivraten 176
Rückfallquoten 176

S

saisonale affektive Störung (SAD) 12
saisonale Depression 12, 66, 152
Schilddrüsenhormone 41
schizophrene Erkrankungen 87
Schlafentzug 152
Schlafregulation 43
Schlafstörung 148
schulische Förderung 154
Schweregrad 9, 11
sedierende Antidepressiva 135
seelische Behinderung 163
Selbstinstruktion 106
Selbstmanagement 103
selbstverletzendes Verhalten 24
selektive Noradrenalin–Serotonin-Wiederaufnahmehemmer (SSNRI) 124
selektive Noradrenalin-Wiederaufnahmehemmer (SNRI) 124
selektive Serotonin-Noradrenalin-Wiederaufnahmehemmer (SSNRI) 124, 132
Serotonin 35
Serotonin-Syndrom 128
Serotonin-Wiederaufnahmehemmer (SSRI) 124
Sertralin 133, 138
Serumspiegelbestimmung 140, 145
Sinnesbehinderungen 53
somatische Symptome 119
Somatisierung 8
somatogene Depression 4, 10
SORK-Modell 103
soziale Dysfunktionen 59
soziales Kompetenztraining 110
Sozialgesetzbuch VIII 162
sozialpädagogische Familienhilfe 163
Spieltherapie 117
SSRI 133, 139
SSRI-Debatte 134
Stimmungstagebuch 103
Störung des Sozialverhaltens und der Emotionen 9, 84
Studienlage 130
Substanz P 42
Substanzmissbrauch 8
Suizidalität 23, 26, 77, 99, 144
Suizidprävention 29
Suizidrisiko 136, 135
symbiotische Beziehung 63
systematische Desensibilisierung 121

T

Teilhabe 162
Teilleistungsstörungen 9
teilstationäre Hilfe 163
teratogenes Risiko 128
therapeutisches Drug Monitoring 145, 181
tiergestützte Therapie 154
Transfer in den Alltag 98
traumafokussierte kognitive Verhaltenstherapie 121
trizyklische Antidepressiva 124, 131, 139

U

Umstellung 145

V

Venlafaxin 122, 124, 132
vergleichende Therapieforschung 122

verhaltensdiagnostische Verfahren 80
Verlauf 175
Verstärker-Verlust-Hypothese 65
Voruntersuchung 143

W

Wechselwirkungen 140
Werther-Effekt 26
Wirksamkeit 130
Wirkungen 123
Wirkungseintritt 130

Z

Zwänge 85
zyklothyme Störungen 14
zystische Fibrose 51